消費者と「食」にかかわる人のための

新しい食品表示がわかる本

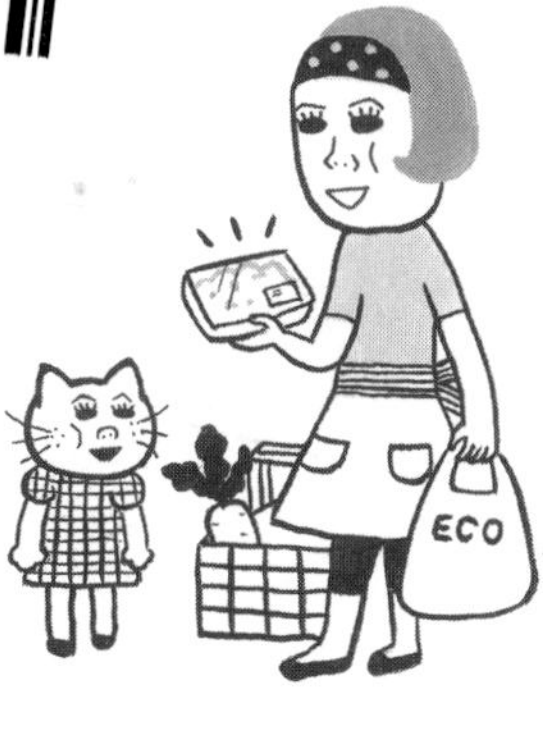

女子栄養大学出版部

はじめに

私が子どものころ、食品表示は今のようにたくさんの文字が書かれたものではありませんでした。製造者や内容量の表示はあったものの、原材料や食品添加物などのこまかい表示は義務づけられていなかったからです。当時は品質の悪いものも売られており、たとえばジャムなどは果物がちゃんと入っていないような怪しい商品もありました。びんには果物の絵が大きく書かれているのに、だまされたような気持ちになったことを覚えています。

その後、中身の情報を消費者に伝えるために、そして消費者をだますような表示を禁止するために、少しずつ法律が整備されていきました。1990年代には食品添加物、原材料名の表示が義務づけられるようになり、2000年代からは食物アレルギーのアレルゲン、原産地、遺伝子組換え食品の表示の義務化など制度が充実していきます。しかし、項目が増えるにつれて制度が複雑になり、消費者団体などから法律を一つにしてほしいという声が寄せられるようになりました。

こうしてできた新しい法律が、2015年に施行された「食品表示法」です。法律名のとおり、食品表示にかかる基準をまとめた唯一の法律です。消費者庁がつくったので、消費者の視点に立って基準が細かく見直され、より充実した情報が伝わるように生まれ変わりました。

本書では変更点を中心に、表示の意味や事例を紹介しました。

第1章は、一括表示といわれる部分の表示項目をみていきます。ここには、アレルギー表示、消費期限、保存方法など、食の安全にかかわる大事な情報が含まれています。添加物や原産地などの気になる情報も、どのようなルールで表示されているのかを解説します。

第2章は、新法で義務づけられた栄養表示についてです。基本5項目は、熱量、脂質、たんぱく質、炭水化物、食塩相当量ですが、表示方法がこまかく見直されました。「20％減塩」といった強調表示も、国際基準に合わせてきびしくなりました。健康な食生活のためにも、ぜひ知ってもらいたい内容をまとめました。

第3章は、健康食品に関する表示です。日本では、食品に薬のような効果をうたうことは禁止されていますが、一部で有効性が表示できる保健機能食品制度があります。ここには、トクホでおなじみの特定保健用食品と栄養機能食品があり、新たに機能性表示食品という第3のジャンルが加わりました。これらを利用する際の注意点を知っていただきたいと思います。

第4章は、食品表示がこれまで果たしてきた役割、今後のゆくえを国際的な動向を含めて考えます。第5章は、実際の新表示を紹介しながら食品ごとに表示のポイントをみていきます。

以上は、食品に表示をしなければならない項目を中心にまとめたものです。他にも、消費者が誤認する表示などを禁止するような法令もありますが、これらを含めて表示のルールは時代に応じて見直されていきます。最新情報については、消費者庁などのウェブサイトをご確認いただければと思います。

食品表示に関心がなかったかたも、まずは容器包装の裏面の表示に原材料名などが書かれている一括表示と、その近くにある栄養表示を確認してみてください。表示の見方がわかれば、私たちが安全に、健康に食べるための情報がたくさん詰まっていることに気づくはずです。本書が、そのガイドになればうれしく思います。

目次

第2章 栄養成分表示が義務表示に

第3章 健康食品の表示を読みとく

第4章 食品表示をもっと活用するために

第5章

食品ごとに見る新表示 ここに注目

本書は、月刊誌『栄養と料理』の連載に加筆し、まとめたものです。

（２０１３年４月号「レポート＆ニュース」、２０１３年８月号〜12月号まで「食品表示法」として隔月連載、２０１５年１月号〜12月号まで「暮らしに生かす食品表示法」として連載）

第1章

食品表示のルールが変わる

1-1

「食品表示法」誕生 食品表示の法律が一つになった

食品を選ぶとき、食品表示を見ていますか？　食品表示とは、パッケージなどに書かれた、さまざまな情報のことです。

「小さな文字でいろいろと書いてあって、どうも読む気がしないし、読んでもよくわからない」――。そんな声をよく耳にします。せっかくの情報が伝わりにくく、活用されていないようです。

わかりやすい表示を目指して消費者庁が動いた

食品表示をわかりにくくしてきた一つの要因として、食品表示の法律が複雑だからだといわれてきました。食品衛生法、JAS法（農林物資の規格化及び品質表示の適正化に関する法律）、健康増進法、計量法、景品表示法（不当景品類及び不当表示防止法）など、たくさんの法律がかかわっていて、それぞれが異なる目的でルールを定めていたのです。その結果、表示項目によっては、たとえば賞味期限のように2つの法律で重なって定められているものもありました（**図1**）。

これらは縦割り行政の弊害ともいわれ、なんとか法律を一つにしてわかりやすくできないかという声が十数年前からあがっていました。また、この間に偽装表示事件が多発し、違反をきびしくとりしまるように法律の見直しが求められるようになりました。

そこで動き出したのが、新しい省庁として２００９年に設立された消費者庁です。消費者庁には、設置と同時にＪＡＳ法、食品衛生法、健康増進法の食品表示に関する部分が管轄として移されることになりました。そして、３つの法律の食品表示に関する部分を一つにして新しい法律を作るために「食品表示一元化検討会（２０１１年９月～２０１２年８月）」を設置したのです。

検討会で決まったのは、おもに以下の３点です。１つ目は、会の目的のとおり、３つの法律を一つにまとめて新しい法律を作ること。２つ目は、食品表示の目的は、安全性の情報を伝えることが最重要であること。３つ目は栄養成分表示について、すべての加工食品に原則として義務づけていく、ということです。

この検討会の報告書を受けて、消費者庁は新

図1　旧法と新法（食品表示法）のイメージ

3つの法律が一つになり、同じ目的のもとに一元化された。

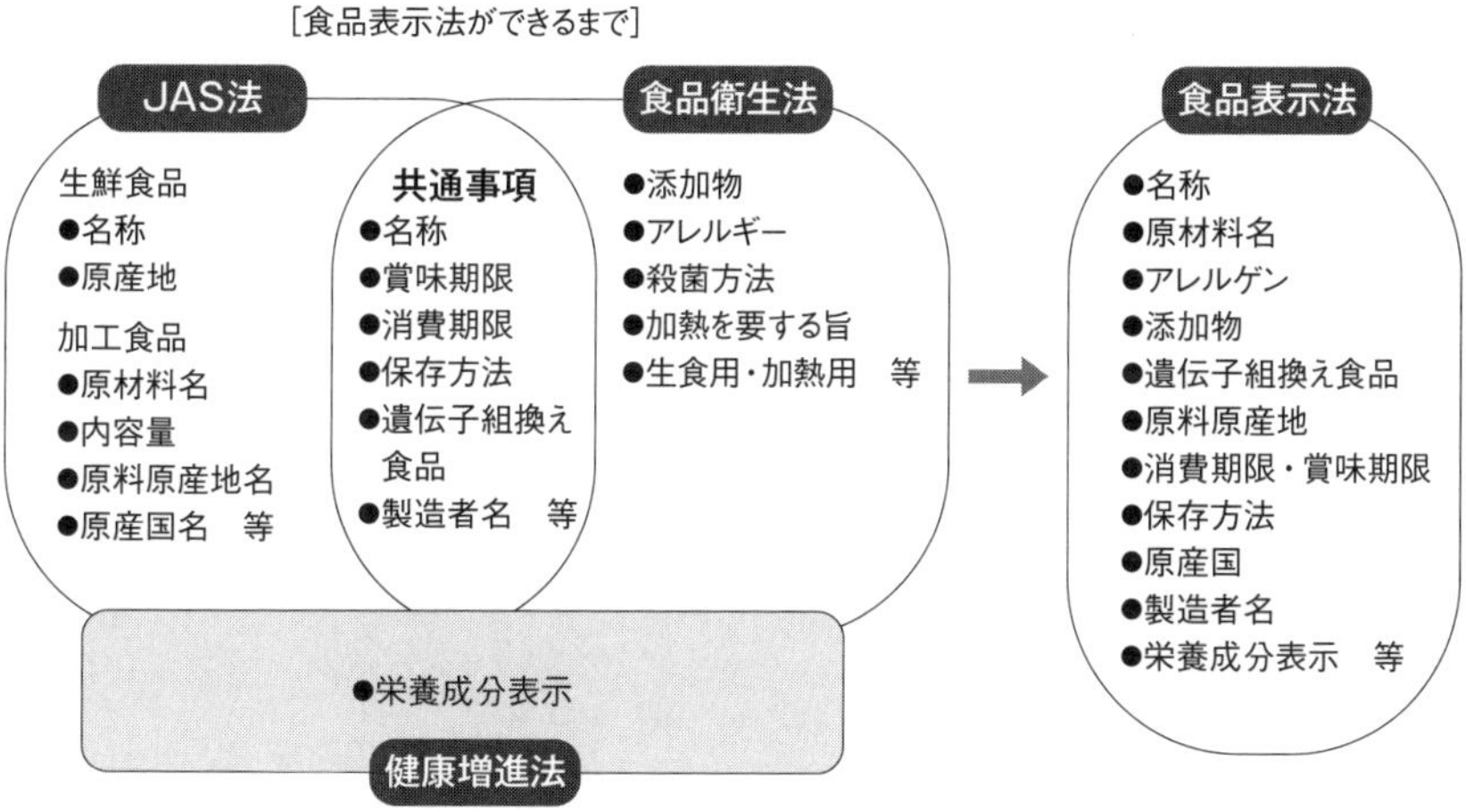

旧法は3つの法律で食品表示の項目を規定していたが、内容が重なるものもあり、消費者、事業者双方にとってわかりにくく複雑になっていた。

新しい食品表示法は、3法を一元化し、表示項目を一つの基準として定めた。

しい法律「食品表示法」として法案を作成。同法は2013年6月に国会で成立し、その後、細かい基準である「食品表示基準（平成27年内閣府令第10号）」（以下「新基準」という場合があります）が定められ、2015年4月1日に施行されました。

新しい食品表示基準にはたくさんの変更点が加わった

では、新法の概要をご説明しましょう。

まず、この法律を作ったのが消費者庁であることから、いちばんの特徴は「消費者のための食品表示」がより強調されたことにあります。これまでは、どちらかというと「事業者がどう表示すればよいか」というところに重きを置いていました。それが、法律の基本理念には「消費者の権利の尊重」と「消費者の自立の支援」が盛り込まれて、小規模事業者に配慮しながらも表示の充実を目指していくことになりました。また、違反したときの罰則も統一され、これまでよりも違反のさいの枠組みや罰金等がきびしくなりました。

実際の細かいルールは、食品表示法のもとに定められた「食品表示基準」に従うことになります。新基準は**図1**のとおり、3つの法律の旧基準をすべて一つにまとめたもので、700ページを超えるものです。しかも、単にまとめただけではなく、さまざまな観点から見直しを加えています。

おもな変更点について次にまとめ、そのイメージを**図2**に示しました。

❶加工食品と生鮮食品の用語の定義を定め、区分を統一した

❷原材料名欄の原材料と食品添加物を明確に区分して、わかりやすくした

❸アレルギー表示のルールを改善し、確実に情報が届くように表示方法を見直した

❹製造所固有記号のルールを改善し、これまで自由に使えた記号に限定条件を定めた

❺栄養成分表示を義務化し、義務表示のナトリウムを食塩相当量に変更した

❻栄養強調表示のルールを国際基準にあわせてきびしくした

図2　食品表示基準のおもな変更点

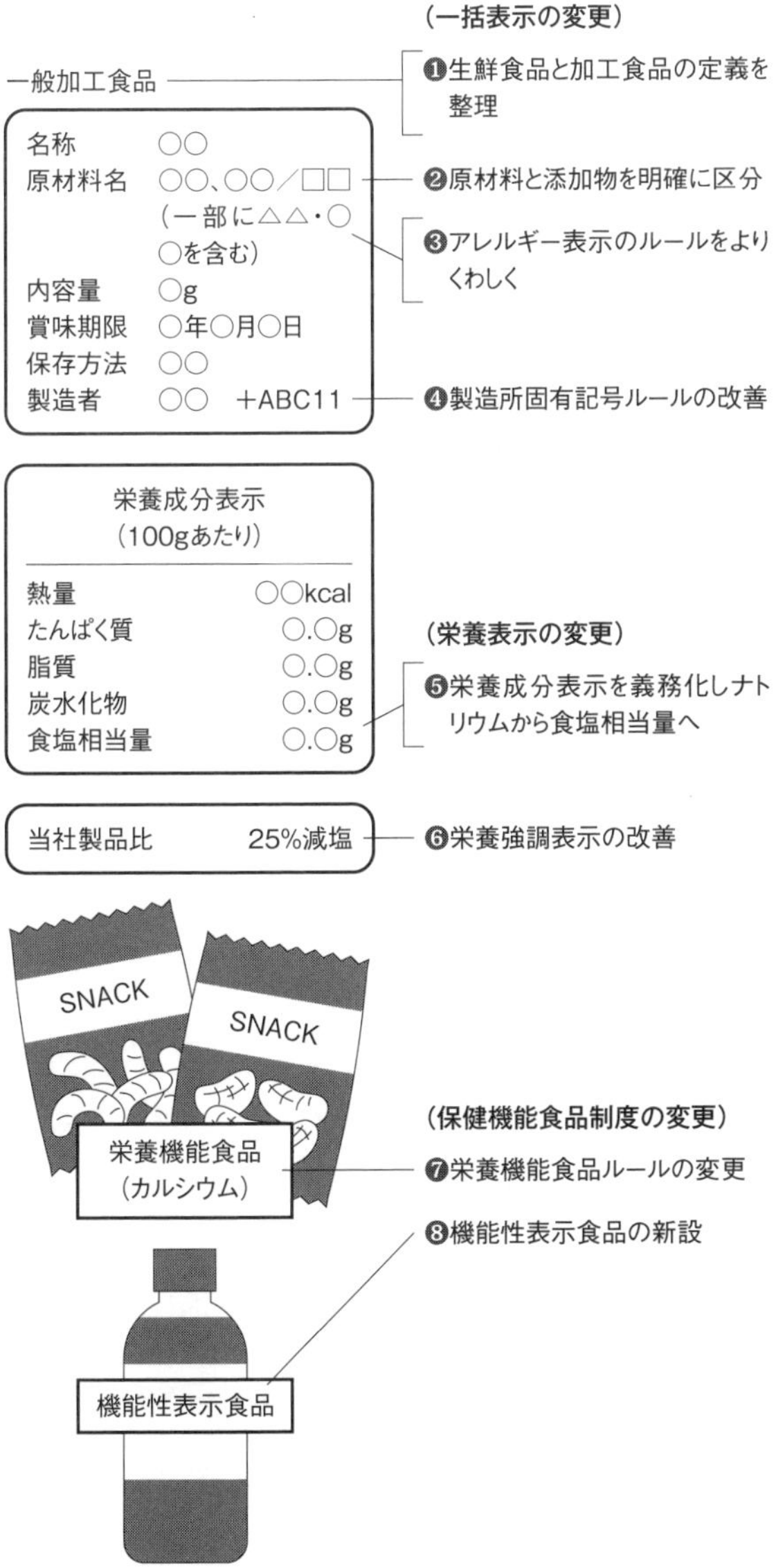

(一括表示の変更)
一般加工食品
❶生鮮食品と加工食品の定義を整理
名称　○○
原材料名　○○、○○／□□（一部に△△・○○を含む）
内容量　○g
賞味期限　○年○月○日
保存方法　○○
製造者　○○　＋ABC11
❷原材料と添加物を明確に区分
❸アレルギー表示のルールをよりくわしく
❹製造所固有記号ルールの改善
栄養成分表示（100gあたり）
熱量　○○kcal
たんぱく質　○.○g
脂質　○.○g
炭水化物　○.○g
食塩相当量　○.○g
(栄養表示の変更)
❺栄養成分表示を義務化しナトリウムから食塩相当量へ
当社製品比　25%減塩
❻栄養強調表示の改善
SNACK
SNACK
(保健機能食品制度の変更)
栄養機能食品（カルシウム）
❼栄養機能食品ルールの変更
❽機能性表示食品の新設
機能性表示食品

❼栄養機能食品のビタミン・ミネラルの項目を増やし、生鮮食品も対象とした
❽機能性表示食品の制度を新設した

第1章では、一括表示にかかわる表示の考え方や、❶から❹を含めたさまざまな変更点、これから見直しが予定されている原料原産地表示などについて、くわしくご説明します。なお、❺❻の栄養成分表示、❼❽の健康食品に関する変更点を先にお知りになりたいかたは、本章を飛ばしてお読みください。

新基準への移行期間は、加工食品は5年間の移行期間（生鮮食品は1年6か月）が設けられており、加工食品なら2020年3月31日製造分までは、旧法による表示でも違法ではありません。このため、お店には移行期間の間は旧表示と新表示の食品が並ぶことになり、ちょっと混乱するかもしれません。表示をする側にとっても、見る側にとっても、新表示に慣れるまでにはもう少し時間がかかりそうです。

1-2 食品表示の役割とは

新基準の項目を説明する前に、食品表示の分類についてふれておきましょう。食品表示は販売形態に応じて、書かなければならないこと、書いてはならないことが法律や基準で定められています。消費者にとってたいせつな表示とはなにか、食品表示の目的から考えます。

食品表示には、義務表示と任意表示がある

法令上、食品表示を分類すると、「義務表示（法律で定められている書かなければいけない事項）」と「任意表示（自由に書ける内容）」に分けられます（**図**）。

食品表示法で定めているのは義務表示です。食品の裏側や側面などに、「名称、原材料……」とまとめて表示される一括表示と、「熱量、たんぱく質……」とまとめて表示される栄養成分表示を義務づけています。

任意表示は、義務表示以外で事業者が消費者に伝えたい内容です。表面に「天然○○」「おいしい○○」など、消費者に訴えたい特徴や宣伝などが書かれたり、裏面に使い方や料理方法などのお役立ち情報、注意点があったりします。任意表示は読んで字のごとく「書いても書かなくてもよい表示」なので

図　義務表示と任意表示

①安全に食べるための情報（**義務表示**）
　アレルゲン、消費期限、保存方法など
②商品選択のための情報（**義務表示**）
　原材料、原産地、栄養表示など
（①②→ 一括表示、栄養表示）
③商品選択のための表示（**任意表示**）
　使い方、料理方法、使用上の注意など
④宣伝のための情報（**任意表示**）
　「天然○○」「おいしい○○」など

すが、多くの食品で、任意表示のほうが義務表示よりも大きく配置され、全体のデザインの中で、一括表示や栄養成分表示は埋もれてしまいがちです。

だからこそ、表示を見るときには、まずは義務表示から。くるっとひっくり返して、裏面から確認してください。ここには、その食品のたいせつな情報が並び、選ぶ目安となる品質に関するさまざまな情報や、健康な食生活をおくるために不可欠な栄養情報があります。表面に大きく書いてあるキャッチコピー（任意表示）に目がいきがちですが、まずは義務表示の部分を探して、チェックするようにしましょう。

安全に食べるための情報が、いちばん大事

新法を検討する過程で、消費者庁の食品表示一元化検討会では、すべての食品表示の中でなにが優先かを考えました。そこで、数ある表示項目の中でも「安全性」に関する表示が最重要として、その項目はアレルギー表示、消費期限、保存方法の3つであると決めました。

❶アレルギー表示

アレルギー表示は、食物アレルギーを持つかたにとっては命にかかわる大事な情報です。まちがえばアナフィラキシーという重篤な症状に至ることもあるからです。

❷消費期限

消費期限は、この期限を過ぎると商品の劣化が急速に進み、食中毒のリスクが高まります。賞味期限の場合は期限を過ぎても食べることはできるので、安全性の観点から見ると消費期限とは重みが違います。このため安全性にかかわる項目は消費期限となりました。

❸保存方法

保存方法は、表示項目としては見落とされがちです。しかし、現在のように商品形態が複雑になっている状況では、見た目だけで判断するのは禁物です。真空パックの容器に入っているのでレトルト食品のように殺菌されていて常温保存かと思えば、じつは「要冷蔵」だったというようなケースもあります。かならず確認してください。

これら安全にかかわる表示は、小さな容器包装であっても省略はできません。新基準では、表示可能面積がおおむね30㎠以下の場合は省略規定を設けていて、原材料名や食品添加物、原料原産地表示などは省略できますが、この3項目は省略不可です。

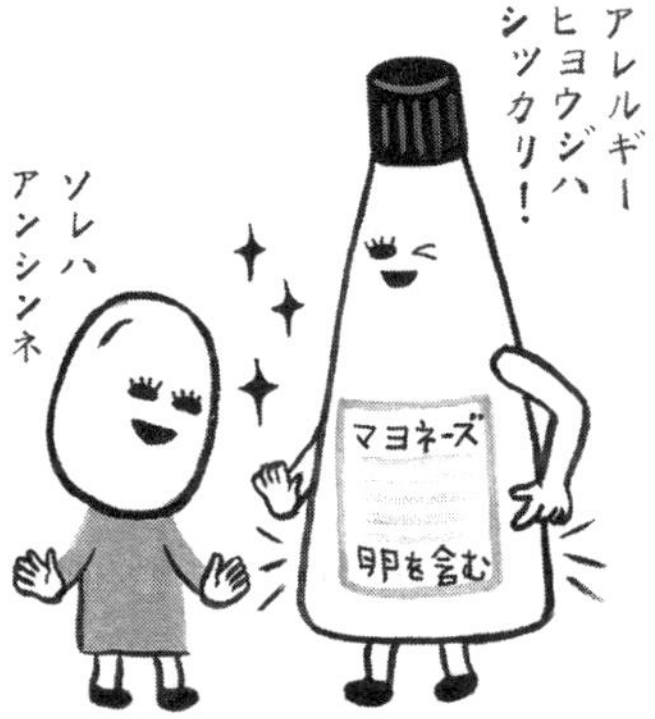
アレルギーヒョウジハシッカリ!
マヨネーズ
卵を含む
ソレハアンシンネ

また、食品表示法では違反の内容によって罰則が異なりますが、安全に関する事項で問題があった場合は、回収を命令できるなど、他の項目とは別格にきびしくなっています。実際、アレルギー表示の欠落や消費期限でまちがいがあれば、自主回収が行なわれます。現在、食品の自主回収は年間1000件を超えますが、このうち表示に関するものが半数以上です。アレルギー表示違反は原材料変更の確認不足、消費期限表示違反は印字ミスなどが目立ちます。

これらは、消費者庁のウェブサイト「リコール情報サイト」に、随時掲載されています。民間のサイト「リコールプラス」もあり、原因ごとに検索することもできます。アレルギー表示

消費者庁リコール情報サイト　http://www.recall.go.jp/
RecallPlus（リコールプラス）　http://www.recall-plus.jp/

違反の自主回収は年間３００件近くになり、毎日のように自主回収が行なわれているのが実状です。これらのサイトは、食物アレルギーのかたにとっては重要な情報源となっています。

消費者の商品選択のための情報も書かれている

食品表示の役割は、安全に関する情報伝達だけではありません。私たちが食品を選ぶさいには、原材料の種類、原産地、食品添加物、栄養などさまざまな情報を手がかりとします。それが価格に見合っているかということも大事です。人によっては、信頼できるブランドか、環境に配慮しているかといった観点で選ぶこともあるでしょう。これらは、安全性には直接関係ありませんが、消費者にとってはたいせつなことです。

義務表示では、これらの中から消費者の選択のために重要である表示項目を定めています。たとえば、原材料名では使用された原材料を重量の多いものの順に書くルールとなっています。どんな原材料がどのくらい使われているのか、ここでは知ることができます。

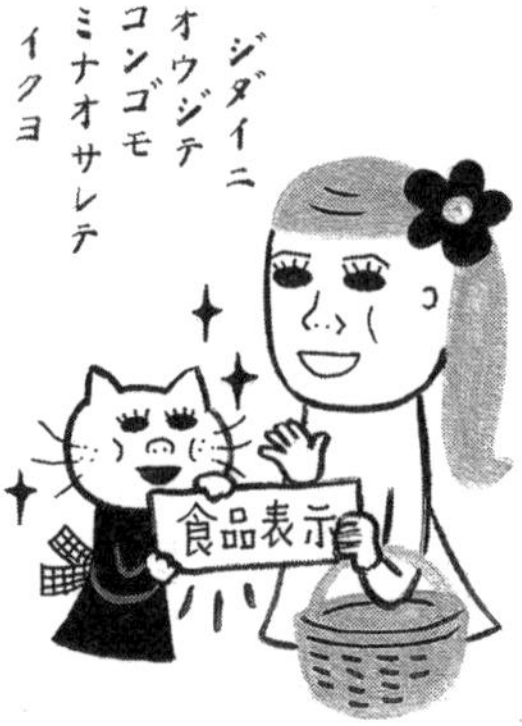
ジダイニ
オウジテ
コンゴモ
ミナオサレテ
イクヨ
食品表示

選択のための表示がどこまで求められるかは、その時代、社会の変化によって変わります。遺伝子組換え食品の表示は、２０００年代に当時の消費者の関心を受けてルールが定められたものです。輸入食品が増えた今では、消費者の関心が高いのは原産地、原産国表示でしょうか。今後は、すべての加工食品の原料原産地表示が見直されることになっています。

一方、任意表示の中で目立つのは、強調表示として「○○産使用」「無添加」「長期熟成」など、特定の産地や製法をアピールする場合です。中には、全体の原料のごくわずかしか使っていないのに、大きく表示してある商品も見られます。たとえ任意表示であっても、根拠もなく勝手に書いて、消費者を著しく誤認させることは景品表示法上、許されません。食品表示法で表示禁止項目も定めています。それでも、任意表示なので、多少大げさな表示が書かれてしまうことも知っておきましょう。

森田の視点

私たちは、たくさんの情報の中から食品を選びます。表面に大きく書かれている任意表示は、その商品の特徴をアピールしたものが多く、実際の中身よりもキャッチコピーなどでよく見せようとする場合も見られます。きちんと確認してほしいのは、裏面の一括表示や注意表示です。小さい字でわかりにくいと思われるかもしれませんが、たいせつなことが書かれています。

まとめ

- 食品表示は、裏面にある義務表示の一括表示、栄養成分表示を確認が大事
- 義務表示の中でも、安全性の3項目「アレルギー表示」「消費期限」「保存方法」
- 最初に目に入る任意表示に惑わされないよう気をつけて

1-3 新基準でアレルギー表示の方法が変わる

食物アレルギーのかたがアレルゲン（アレルギーの原因となる物質）を含む食品を食べると、皮膚がかゆくなる、せきが出るなどの症状や、さらには意識がなくなる、ショック状態になるなど重い症状に至ることもあります。最近は症状を持つかたが増える傾向にあり、深刻な問題となっています。

少しでも原因となる食物を避けることができるよう、日本で加工食品の食物アレルギー表示制度ができたのは、２００１年のことでした。それ以来、命にかかわる表示として、たいせつな役割を果たしてきました。時代に応じて対象品目などが増やされ、そのルールは食品表示法にも引き継がれました。新基準では、食物アレルギーのかたに確実に情報が伝わるように、表示方法が変更されました。

義務表示7品目、推奨表示20品目の対象品目はそのまま

食物アレルギーとひと言でいっても原因はさまざまです。まずは、表示しなければならない項目がどのようにして決められるのか、見ていきましょう。現在の食物アレルギー表示は27品目が対象で、重要度に応じて「特定原材料」と「特定原材料に準ずるもの」とに分かれます（**表1**）。新法ではこれらを「アレルゲン」と呼びます。

「特定原材料」とは、卵、乳、小麦、かに、えび、落花生、そばの7品目です。これらは義務表示、つまり、表示をしなければ法律違反になります。

一方、「特定原材料に準ずるもの」は20品目あります。こちらはアレルギー表示を推奨するものであり、表示をしなくても法律違反にはなりません。この考え方や品目数は、食品表示法の新基準でも変更はありません。

「特定原材料」と「特定原材料に準ずるもの」との分類のベースになるのが、国が2001年から3〜4年ごとに行なっている「食物アレルギーによる健康被害の全国実態調査」です。この調査は、全国のアレルギー専門医約1000名の協力(ボランティア)によるものです。

表1 アレルギー表示の対象品目

表示	用語	名称
義務	特定原材料(7品目)	えび、かに、小麦、そば、卵、乳、落花生
推奨	特定原材料に準ずるもの(20品目)	あわび、いか、いくら、オレンジ、キウイフルーツ、牛肉、くるみ、さけ、さば、大豆、鶏肉、バナナ、豚肉、まつたけ、もも、やまいも、りんご、ゼラチン、カシューナッツ、ごま

表2 食物アレルギーの原因の上位20品目(2011・12年度消費者庁調査)

		原因食品	症例数	%
1	◎	鶏卵	1153	39.0
2	◎	牛乳	645	21.8
3	◎	小麦	347	11.7
4	◎	落花生	151	5.1
5	○	いくら	104	3.5
6	◎	えび	80	2.7
7	◎	そば	65	2.2
8	○	キウイフルーツ	41	1.4
9	○	くるみ	40	1.4
10	○	大豆	28	0.9
11	○	バナナ	24	0.8
11	○	やまいも	24	0.8
13	◎	かに	19	0.6
14	※	カシューナッツ	18	0.6
15	○	もも	13	0.4
16	※	ごま	12	0.4
17	○	さば	11	0.4
18	○	さけ	10	0.3
18	○	いか	10	0.3
20	○	鶏肉	7	0.2

◎は「特定原材料」、○は「特定原材料に準ずるもの」。
※カシューナッツとごまは調査時は「特定原材料に準ずるもの」ではなかった。

現在、日本アレルギー学会に所属するアレルギー専門医は約3000名なので、すべてを網羅しているわけではありませんが、食物アレルギー表示を検討するさいの貴重な情報となっています。

2011・12年度の調査では、医療機関を受診した食物アレルギーの2954例が報告されています。内訳は0歳児が34・2％と最も多く、5歳以下までで80・3％を占めますが、近年は、大人になって食物アレルギーを発症するケースも増えています。

食物アレルギーを引き起こす原因となる食品を見てみましょう（**表2**）。上位3品目は、鶏卵、牛乳、小麦で、これで全体の72・5％を占めます。そして、落花生、いくら、えび、そばと続き、10位の大豆までで89・7％になります。

この上位10品目は、この10年間の調査でほとんど変わりありませんが、14位のカシューナッツ、16位のごまが、2013年に「特定原材料に準ずるもの」に加わり、現在の27品目になりました。カシューナッツの症例は急に増えてきて、急性で症状が重いアレルギー反応も報告されています。ごまは、カレールーの隠し味など思いがけない食品に幅広く使われている点に特徴が見られます。

また、対象品目ではありませんが、実態調査では、まったく新しいタイプの食物アレルギーも報告されました。低カロリー食品などに用いられる甘味料を原因とするアレルギーです。たとえば、「エリスリトール」はお菓子や飲料などに幅広く用いられる低カロリー甘味料ですが、これを原因とする食物アレルギーがこの十数年、ポツポツと報告されるようになりました。エリスリトールによる食物アレルギーは、13年前は100万人に1人程度のごく低い発生頻度でした。しかし健康志向を受けて、この10年間で低カロリー食品のマーケットは急速に拡大していて、使用量も増えています。また、同じ低カロリー甘味料であるキシリトールやステビアなどによる症例を合わせると、疑い症例を含め33例が報告されています（**表3**）。

食物アレルギーを引き起こす原因になる物質は、たんぱく質が一般的ですが、甘味料はそのもの自体が原因になっていることもわかってきました。くわしいメカニズムは不明ですが、継続して実態調査が行なわれ、調査結果によっては今後、対応策が講じられることになるかもしれません。

表示方法が変わる① 個別表示が原則になる

アレルゲンの表示は、原材料名欄に書かれますが、書き方は2通りあります。一つは、原材料それぞれに（○○を含む）、（△△を含む）などと記す「個別表示」。もう一つは、原材料の最後にまとめて（一部に○○・△△を含む）などと記す「一括表示」です（**図1**）。

アレルギー表示が導入された当時は、食物アレルギーの

図1　個別表示と一括表示の例

個別表示（一つ一つの原材料ごとに表示）

原材料：卵、生乳、砂糖、洋酒、乳化剤（大豆を含む）、香料

一括表示（原材料の最後にまとめて表示）

原材料：卵、生乳、砂糖、洋酒、乳化剤、香料、（一部に卵・乳・大豆を含む）

表3　甘味料の摂取による食物アレルギー全国調査（2012年度）

原因物質	確定症例	疑い症例
エリスリトール	8	7
キシリトール	3	7
ステビア	2	
サッカリン	1	
ガラクトオリゴ糖	1	
ソルビトール		1
エリスリトール、ソルビトール、マルチトール		1
アセスルファムK　または スクラロース		1
アセスルファムK		1
計（33例）	15	18

かたがそれを食べないようにとの警告表示の意味合いが強かったので、見落とさないように「一括表示」のほうがよいとされました。しかし最近は、あれもダメこれもダメではなく、専門医の指導のもと、「一部の患者を除き、アレルギー症状が出る食べ物を最小限除去して、食べられるものは少しずつ食べるようにする」との治療方針が出されています。この方針に基づいて考えた場合、「少しであれば食べられる」人にとっては、どんな原材料や添加物にどんなアレルゲンが入っているのかがわかる「個別表示」のほうが、親切だといえます。お弁当のおかずなど複数の食品が詰め合わされている場合にも、どのおかずにアレルゲンが入っているのかがわかれば、選択の幅も広がります。新基準はこうした患者会の意見を受けて、「個別表示」を原則とすることになりました。

「個別表示」は、原材料の直後に（○○を含む）とアレルゲンを表示しますが、「乳」だけは、「乳を含む」ではなく「乳成分を含む」と表示します。また、添加物の場合は、添加物の物質名の直後に（○○由来）と表示します。そのアレルゲンを原材料として直接含むわけではなく、添加物の原材料に由来するためです。こうして原材料の一つ一つにアレルゲンが書かれて

図2 アレルギー表示の個別表示事例

アレルゲンを省略しない場合

原材料名	調合ごま油（なたね油、ごま油（ごまを含む））、ごま、砂糖、しょうゆ（大豆・小麦を含む）、マヨネーズ（大豆・卵・小麦を含む）、カスタードクリーム（乳成分を含む）、たん白加水分解物（大豆を含む）、卵黄（卵を含む）、食塩、酵母エキス（小麦を含む）／調味料（アミノ酸等）、増粘剤（キサンタンガム）、甘味料（ステビア）、レシチン（大豆由来）

重複するアレルゲンを省略する場合

原材料名	調合ごま油（なたね油、ごま油（ごまを含む））、ごま、砂糖、しょうゆ（大豆・小麦を含む）、マヨネーズ（卵を含む）、カスタードクリーム（乳成分を含む）、たん白加水分解物、卵黄、食塩、酵母エキス／調味料（アミノ酸等）、増粘剤（キサンタンガム）、甘味料（ステビア）、レシチン

※しょうゆに（大豆を含む）と表示しているので、その後のマヨネーズ、たん白加水分解物、レシチンの（大豆を含む）を省略している。
※しょうゆに（小麦を含む）と表示しているので、マヨネーズ、酵母エキスの（小麦を含む）を省略している。
※マヨネーズに（卵を含む）と表示しているので、卵黄の（卵を含む）を省略している。

いることが原則です（**図2**）。

なお、何度も同じアレルゲンが出てくる場合は、表示の省略も可能です。この省略規定は、旧基準から引き継がれたもので、限られた表示スペースですべてを表示することはむずかしいという理由によるものです。しかし、これでは「できるだけくわしく知りたい」というかたにとっては十分な情報が得られず、すべてを確認したい場合は事業者の相談窓口に連絡をするしかありません。個別表示を原則とした意味がない、という意見も聞かれます。どこまでくわしく表示をすることが可能なのか、そのせめぎ合いの中で表示制度は作られているのです。

いずれにしてもこれまでは個別表示と一括表示の方法のどちらでもよかったのですが、これからは原則の「個別表示」が増えていくことになるでしょう。

表示方法が変わる②　一括表示で見落としがなくなる

新基準では「個別表示」が原則になりましたが、一括表示もかなり普及していますので、食品によっては引き続き使うことができます。たとえばチョコレートケーキのように、一つの食品として調理・加工されていて部分だけを切り分けることがむずかしい場合は、そこに含まれるアレルゲンをまとめて表示する「一括表示」のほうがわかりやすいといえます。パンや菓子など、子どもがよく利用するような食品は、原材料名欄の1か所にまとめて書いてあったほうが見落としはありません。表示をする側が、さまざまな観点から「一括表示」のほうがよいと判断すれば、一括表示も認められます。

その表示方法ですが、新基準で大きく変更されました（**図3**）。これまでは、原材料名に卵、小麦などアレルゲンとわかる表示があれば一括表示では省略できたのですが、省略せずまとめて表記することになりました。また、その書き方も、「一部に○○・△△を含む」と表示方法が変わりました。これまでは「原材料の一部に○○、△△を含む」という書き方でしたので、4文字分が減ります。

このように書き方を変えたのには理由があります。新法は施行後、5年の経過措置期間が設けられていて、その間は新基準と旧基準が混在します。食物アレルギーのかたがどちらか判断がつくように、一括表示を「一部に○○を含む」と表現を変えることにより新基準にのっとって表示されていることがひと目でわかります。「一部に」で始まる新基準は、「原材料名を全部確認しなくても、ここに全部のアレルゲンが表示されている」というメッセージを伝えているのです。一括表示で省略規定がなくなったことは、見落としがなくなるという大きなメリットにつながります。

表示方法が変わる③　マヨネーズでも（卵を含む）と表示

新基準のアレルギー表示の変更点をこまごまと説明してきましたが、最も大きい変更点は「特定加工食品」というルールが廃止されたことでしょう。このルールは旧基準で「アレルゲンが使われてい

図3　アレルギー表示の一括表示事例

旧基準による表示

原材料名	準チョコレート（パーム油、砂糖、全粉乳、ココアパウダー、乳糖、カカオマス、食塩）、小麦粉、ショートニング、砂糖、卵、コーンシロップ、乳又は乳製品を主要原料とする食品、加工油脂、食塩／ソルビトール、乳化剤、膨張剤、香料、（原材料の一部に大豆、牛肉を含む）

※一括表示の新しい表示方法は、「原材料の」の4文字が削除され、「一部に」から始まる。
※原材料名に小麦、卵、乳の文字があり、旧表示ではそれらを省略できたが、新表示では省略できなくなった。

新基準による表示

原材料名	準チョコレート（パーム油、砂糖、全粉乳、ココアパウダー、乳糖、カカオマス、食塩）、小麦粉、ショートニング、砂糖、卵、コーンシロップ、乳又は乳製品を主要原料とする食品、加工油脂、食塩／ソルビトール、乳化剤、膨張剤、香料、（一部に大豆・乳成分・小麦・牛肉・卵を含む）

ることが容易にわかる食品はアレルギー表示の必要なし」というものでしたが、これが廃止されました（**表4**）。

たとえば、原材料にマヨネーズとある場合、卵が使われていることが明らかなので、旧基準では「卵を含む」と記さなくてもよかったのです。また、市販のお弁当のおかずにオムレツがある場合、原材料の欄に「オムレツ」と記せば、その材料である卵は表示されていませんでした。しかし、食をめぐる環境は変わり、常識も変わってきています。マヨネーズを卵から手づくりするような家庭は少なくなりました。また、パンは小麦からできるという常識も、米粉パンを常食とするかたにとっては常識ではないかもしれません。実際に、卵アレルギーの子どもが友だちとコンビニでサンドイッチを購入し、原材料に「卵」の表示がないからだいじょうぶだと思って食べたところ、マヨネーズに含まれる卵でアレルギーを発症してしまった、というケースが報告されています。

こうした時代の変化に対応して、特定加工食品によるアレルゲンの省略規定を廃止し、マヨネーズは（卵を含む）、パンは（小麦を含む）、生クリームは（乳成分を含む）、しょうゆも（大豆・小麦を含む）といった表示が必要となりました。文字数は多くなりますが、アレルゲン情報が確実に伝わり、前述した一括表示の変更と同様に

表4　新基準で廃止された、特定加工食品とその拡大表記

旧基準では、特定加工食品として、一般的に特定原材料等を含むことが予測できると考えられてきたものにはアレルゲンの表示は省略できたが、新基準では省略不可となった。

アレルゲン	特定加工食品の表記	特定加工食品の拡大表記
卵（※）	マヨネーズ、オムレツ、目玉焼き、かに玉、オムライス、親子丼	からしマヨネーズ、チーズオムレツ等
小麦	パン、うどん	ロールパン、焼きうどん等
乳	生クリーム、ヨーグルト、乳糖	フルーツヨーグルト等
大豆	醤油、みそ、豆腐、油揚げ、厚揚げ、豆乳、納豆	納豆巻き、豆乳ケーキ等
やまいも	とろろ、ながいも	とろろ汁等

※卵黄、卵白は特定加工食品には分類されないが、新基準では確実に情報が伝わるように卵黄（卵を含む）、卵白（卵を含む）と表示する必要がある。

食物アレルギーのかたにとっては大きなメリットとなります。

以上のように新基準になって、アレルギー表示は細かく見直しがされています。しかし、複雑なルールであることに変わりはありません。食物アレルギーの患者団体も勉強会を開いたり、まちがえやすい表記の事例集を作成するなどの情報提供を行なったりして、食物アレルギー表示を読みとく力を高めています。こうした、メーカーと消費者の双方の努力の積み重ねも、よりよい表示制度を作ることにつながります。

じつは世界じゅうを見ても、日本ほど食物アレルギー表示が充実している国はありません。新基準では、より安全にくわしく表示が見直されました。その趣旨を事業者がきちんと理解してまちがいがないように表示し、食物アレルギーの事故が少しでも減ることを願いたいと思います。

森田の視点

アレルギー表示は、まちがいがけっして許されない表示です。新基準では、表示項目の中でも最も重要性の高い表示として、より情報が確実に伝わるように表示方法が変更されました。表示が欠落したり、まちがえたりした場合は自主回収が行なわれており、新法では、緊急を要する場合は保健所等が回収を命じることもできるようになりました。

まとめ

- 新基準では、原材料の直後にかっこでアレルゲンを表記する個別表示が原則
- 原材料名欄の最後に（一部に○・△を含む）とまとめて書く一括表示も可能である
- マヨネーズの卵、パンの小麦など、常識でわかりそうなアレルゲンも省略できなくなる

column

欄外のアレルギー情報も参考に

食物アレルギーに関する情報は、事業者にとっては消費者にかならず伝えたい情報でもあります。このため、任意表示として、欄外にさまざまな注意喚起表示が見られます。

まずはコンタミネーション（混入）表示。加工食品にアレルギーの原因物質を使っていなくても、工場での製造の過程で混ざってしまう場合もあり、これを伝えるための情報です。たとえば、落花生が入ったチョコレートを製造したあとに、同じ製造ラインでプレーンタイプのチョコレートを作る場合、機器類に残った落花生の微粉末や油分を洗浄で完全にとり除くことはむずかしく、プレーンタイプのチョコレートに微量ながら混入してしまいます。こういう場合は欄外に「本品の製造ラインでは落花生を含む製品を製造しています」などの注意喚起の表示があります。この注意喚起の表示は表現がばらばらで、「本製品で使用しているタイは、えびを食べています」といったものもあって、パッと見てえびにアレルギーを持つかたへの注意喚起

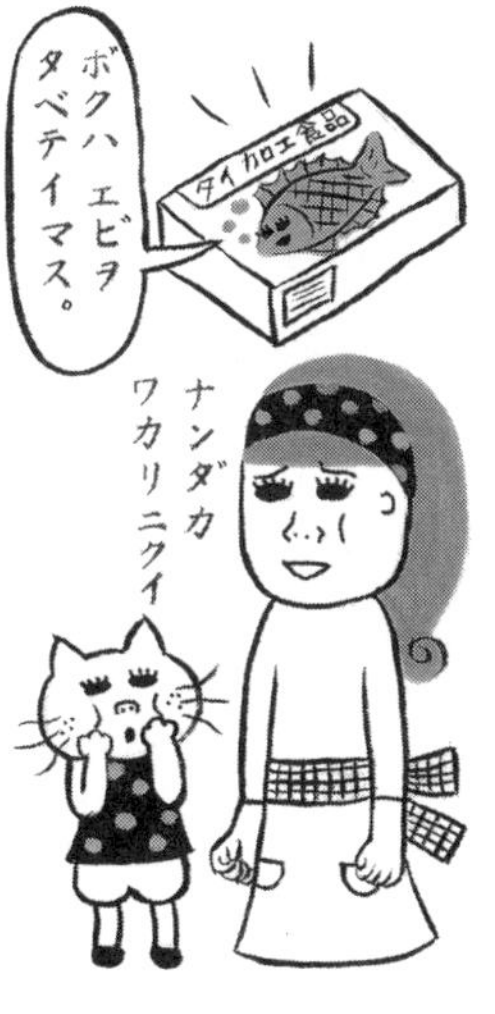
ボクハ エビヲ タベテイマス。
タイ加工食品
ナンダカ ワカリニクイ

だとわからない場合もあります。
また、27品目のアレルゲンの枠を作って、含んでいるものだけをマーキングしたり、アイコンなどで含んでいるものを図示するなど、ひと目でわかるような任意表示も増えています。あくまで自主的な表示ですから、メーカーによって品目の順番が違ったり、マークが統一されていなかったりと、わかりにくい点も残ります。しかし、食物アレルギーのかたに少しでもわかりやすく情報を伝えたいという姿勢が見られ、よいとり組みだといえるでしょう。

メーカーが任意で欄外に表示するアレルギー情報

例1

本製品に含まれるアレルギー物質
（■で表示）

えび	かに	小麦	そば	卵
乳成分	落花生	あわび	いか	いくら
オレンジ	カシューナッツ	キウイ	牛肉	くるみ
ごま	さけ	さば	大豆	鶏肉
バナナ	豚肉	まつたけ	もも	やまいも
りんご	ゼラチン	―	―	―

例2

原材料に含まれるアレルギー物質（27品目中）	乳・大豆・小麦

1-4

添加物と原材料との区分が明確になった

日もちを長くしたり美しく仕上げたりするために、食品にはさまざまな食品添加物が用いられています。どんな食品添加物（以下「添加物」といいます）が使われているのか、気にするかたも多いと思います。ここでは、添加物の表示について見ていきましょう。

どんな添加物が使われているか、ひと目でわかる

食品にどのような添加物が使われているのかは、一括表示の原材料名欄を見ればわかります。この欄は、「原材料」と「添加物」に分けられ、それぞれ使われる量が多い順に表示することが義務づけられています。たくさんの文字が並ぶ中で、旧基準ではどこからが添加物なのか、わかりにくいとされてきました。

新基準ではこの点が見直され、添加物以外の原材料と添加物の間に明確に区分をつけて表示することになりました。

区分の方法としてはいろいろあります。ご紹介しましょう（**図**）。

❶「原材料名」欄の中で、添加物をスラッシュ（／）などの記号で区分して表示する。

❷「原材料名」欄の中で、添加物を改行して表示する。

❸「添加物」の欄を設けて表示する。

ただし、わかりやすくなった一方で、添加物への誤解が広がることも懸念されます。添加物は健康を害するのでわざわざ分けて表示することになった、という誤解です。

そもそも現在国が使用を認めている添加物は、安全性が確認されているものです。人の健康に悪影響を及ぼすようなことはありません。しかし、過去（昭和40年代）には問題のある食品添加物が使用された経緯もあり、ネガティブなイメージも残っています。中学、高校の家庭科の授業で「食品表示をきちんと見て、なるべく添加物の少ないものを選ぶように」と教えられた経験を持つ人も多いでしょう。今後、添加物がわかりやすく区分されて表示されれば、添加物がより少ない商品を選ぼうとする消費者が増えるかもしれません。

こうした消費行動を敏感に察して、事業者側は添加物の使用を減らす動きも出てきそうです。たとえば添加物である低カロリー甘味料「アスパルテーム」の代わりに、添加物に分類されない甘味料（エリスリトールなど）を使うなど、添加物に近い食品素材を使うこともあるでしょう。しかし、これで安全性が向上するわけでもなく、少量で確かな効果を示す添加物のほうが優れていることも多い、ということも知っておいてほしいと思います。

図　添加物の表示方法

❶原材料と添加物を／（スラッシュ）で区分して表示する。

原材料名	いちご、砂糖／ゲル化剤（ペクチン）、酸化防止剤（ビタミンC）

❷原材料と添加物を改行して表示する。

原材料名	豚ばら肉、砂糖、食塩、卵たん白、植物性たん白、香辛料 リン酸塩（Na）、調味料（アミノ酸）、酸化防止剤（ビタミンC）、発色剤（亜硝酸Na）、コチニール色素

❸原材料と添加物を別欄に表示する。

原材料名	豚ばら肉、砂糖、食塩、卵たん白、植物性たん白、香辛料
添加物	リン酸塩（Na）、調味料（アミノ酸）、酸化防止剤（ビタミンC）、発色剤（亜硝酸Na）、コチニール色素

※アレルギー表示は省略しています。

消費者にわかりやすく伝えるための4つの表示ルール

新基準になっても、添加物の表示方法そのものに変更はありません。現在、日本で使用が認められている添加物は、指定添加物、既存添加物、天然香料、一般飲食物添加物があり、あわせて約1500品目となっています。

これらの添加物を使用した場合、原則として容器包装入りの食品には、すべてを表示しなくてはならないことになっています。しかし、添加物の化学物質名をそのまま表示しても消費者にわかりにくいなどの理由から、以下の4つのルールが定められています。

ルール❶　物質名で表示

使用された食品添加物は、すべて物質名で表示するのが原則だが、品名、別名、簡略名、類別名のいずれかでの表示も可能。たとえば、L-アスコルビン酸（物質名）、ビタミンC（別名）、V・C（簡略名）は同一の添加物だが、別名や簡略名が用いられることが多くなっている。

ルール❷　用途名を併記（8種類）

表のように、食品添加物の物質名だけでなく、その用途もあるとわかりやすいため、甘味料や保存料など8種類については、用途名と物質名がともに表示される。たとえば、「甘味料（サッカリンNa）」、「保存料（ソルビン酸カリウム）」など。

ルール❸　一括名で表示（14種類）

特定の用途で使用する場合には、使用目的を表わす「一括名」で表示することが認められており、現在14種類ある。たとえば、中華めんに使用される「かんすい」は数種類の食品添加物が配合されているが、「かんすい」の名称での表示が認められている。調味料は、その構成成分に応じて種類別をかっこ書きで表示することになっており、たとえば「調味料（アミノ酸等）」、「調味料（核酸等）」と表示される。

表　食品添加物のおもな種類と表示例

	種類	表示
①風味をよくする	●甘味料	アスパルテーム、カンゾウ抽出物、キシリトール、サッカリン
	◆調味料	アミノ酸、核酸、有機酸
	◆酸味料	クエン酸、L-酒石酸、乳酸
	◆苦味料	カフェイン、ニガヨモギ抽出物
	◆香料・合成香料	オレンジ香料、バニリン
②劣化を防ぐ	●保存料	安息香酸、安息香酸ナトリウム、しらこたん白抽出物、ソルビン酸
	●酸化防止剤	L-アスコルビン酸、カテキン、トコフェロール
	●防かび剤	イマザリル、オルトフェニルフェノール
③栄養強化	栄養強化剤	ビタミンC（V.C）、β-カロテン、塩化カルシウム
④美化する	◆光沢剤	シェラック、ミツロウ
	●着色料	アナトー色素、ウコン色素、食用赤色2号
	●漂白剤	亜塩素酸ナトリウム、亜硫酸ナトリウム
	●発色剤	亜硝酸ナトリウム、硝酸カリウム、硝酸ナトリウム
⑤加工する	●増粘剤・安定剤・ゲル化剤または糊料	キサンタンガム、グァーガム、カラギナン、ペクチン
	◆ガムベース ◆軟化剤	酢酸ビニル樹脂、ジェルトン、チクル
	◆乳化剤	グリセリン脂肪酸エステル、レシチン
	◆pH調整剤	クエン酸、炭酸ナトリウム
	◆膨脹剤 ◆イーストフード	炭酸水素ナトリウム、硫酸アルミニウムカリウム（みょうばん）
	製造用剤 ◆酵素	◆かんすい、結着剤、消泡剤、◆豆腐用凝固剤（にがり等）

●は用途と物質名を併記
◆は一括名での表示が認められているもの

＊1　食品の加工時に用いられるが、完成前に除去されたり、最終的に食品中にごくわずかな量しか存在せず、影響を及ぼさないもの。

＊2　食品の原材料に使用された食品添加物。たとえば、せんべいの原材料のしょうゆに用いられた安息香酸など。

ルール❹　表示が免除される場合

栄養強化の目的でビタミンやミネラルなどが添加された場合、また、加工助剤（＊1）およびキャリーオーバー（＊2）などは、その添加物の表示は免除される。

これらのルールを組み合わせて、添加物は表示されます。「保存料」などの用途名の表記は消費者にとってわかりやすいのですが、これは日本特有の制度です。欧米の食品表示は、用途名の表記や一括名で表示するルールはなく、物質名だけが、原材料と区分されずに並んでいます。国際的な整合性をふまえて日本の表示も見直してはどうかという意見もありますが、表示スペースなどを考慮すると慎重な検討が必要となるでしょう。

「無添加」「保存料不使用」の表示には要注意

最近、「無添加」「保存料不使用」などと大きく強調された食品を見かけます。その中には、おかしな内容の表示も見られます。まずは、もともと食品添加物がいらない食品に表示をしているケース。レトルト食品のように高温加熱する殺菌工程があるものは保存料が不要で、そのような食品に「保存料不使用」などと表示をしている場合は明らかに消費者をミスリードします。場合によっては、大げさな表示をとりしまる「景品表示法」という法律でとりしまりを受けることもあります。

また巧妙な手口としては、「保存料無添加」と表示してあるのに、日もち向上の目的でほかの食品添加物を用いているケースです。コンビニのおかずなどに見られるもので、一括表示を確認すると、確かに用途名表記の分類上の保存料「ソルビン酸」等は使っていませんが、「pH調整剤」などが日もち向上の目的で使われています。法律違反ではありませんが、保存料の代わりに日もちさせるための添加物を使っている、そんな事業者の姿勢に疑問を持ちます。

一方で、保存料や日もち向上剤などの添加物をいっさい用いず本当に「無添加」の商品もあります。おいしいものに出合うこともあり、食文化の観点から選択の幅が広がるのは消費者にとって好ましいともいえます。しかし、塩味などを濃くして日もちを高めているものもあり、こちらのほうがむしろ健康によくないのではないかと思うこともあります。また、無塩せきハム（240ページ参照）など、発色剤、保存料などを使わない製品もありますが、日もちも短く、できるだけ早く使いきらねばなりません。

よく見かける無添加表示ですが、一見わかりやすい表示にまどわされることなく、冷静にとらえてほしいと思います。

森田の視点

新基準では、どんな添加物が使われているのかひと目でわかるようになりました。日本の添加物表示は、種類によって物質名だけでなく「用途名」表記がされるなど、わかりやすさに配慮されています。添加物は、用途に応じて定められた範囲で使われるものです。過剰に心配することなく、表示を参考にしながら食品を選んでください。

まとめ

- 新基準では、原材料と添加物がわかりやすく区分される
- 物質名だけではわかりにくいため、添加物の用途名表示、一括名表示などのルールがある
- 「無添加」イコール安全ではないことを知っておこう

column

食品添加物の安全性が気になりますか？

週刊誌などで、「コンビニ弁当は添加物だらけで危険」といった記事を見かけます。インターネットなどには「発がん性がある」などと、科学的根拠が定かではない情報が氾濫しています。そんな見出しを見ると、やはり添加物は避けたほうがよいと思うかたもいるかもしれません。

日本では戦後から昭和40年代にかけて、添加物による急性中毒が発生しました。悪いイメージはこのころ、定着したのでしょう。しかしその後は、申請者が安全性などの試験を行なって、国が審査をする「許可制度」となっています。現在、日本で使用が認められている食品添加物は、約1500品目。審査を経て指定された「指定添加物」のほか、長年使用されて安全性に問題がないだろうとされた「既存添加物」や「一般飲食物添加物」「天然香料」に分類されます。これらは安全性が確保されたもので、発がん性の疑いのあるものは認められません。

食品安全委員会が行なうリスク評価では、その添加物の特徴や体内蓄積がないか調べるとともに、さまざまな動物を使って試験を行ない、健康に悪影響を示さない量、「無毒性量」を決めます。その無毒性量を安全係数（試験動物と人間の種の差や、人間の個人差を考えて通常は

100が用いられる）で割った値が、「1日摂取許容量（ADI）」です。厚生労働省は、このADIをもとに使用基準などの規格を定めています。

私たちが添加物を実際にどの程度摂取しているのか、厚生労働省では個々の添加物の摂取量を調査しています。最近の調査結果では、日本人の添加物の摂取量は各ADIを大きく下まわり、ほとんどがADIの1％未満でした。

もし、添加物において健康上の問題となるような状況が明らかとなった場合には、規格基準を改正するなど必要な措置がすぐに講じられます。このように添加物は、食品安全委員会がリスク評価を行ない、厚生労働省がきびしく管理しています。添加物が嫌われる背景には、「天然は良くて、合成はダメ」という思い込みがあるようです。しかし、天然のものが安全とは限りません。

消費者を対象とした講演会でこうした話をすると、「添加物は危ないという話を聞いてきたので、信じられない。無添加表示の食品ばかりを選んできたのに」というかたにお会いします。もちろん不必要な添加物の使用は好ましくありませんが、添加物には食品の保存性を高めたり味や香りをよくするなど、私たちの食生活を豊かにする役割もあります。また、保存料などの添加物を上手に使って、塩分ひかえめの商品も開発されています。添加物への過度な不安は、食の選択の幅を狭め、かえってバランスを欠いた食生活をおくることになりかねないのです。

日本で用いられる食品添加物（2016年5月現在）

指定添加物（449品目）	食品安全委員会で評価され、厚生労働大臣が指定するもの
	ソルビン酸（保存料）など
既存添加物（365品目）	天然物からの抽出物で、長年の食経験があるもの
	にがり（豆腐に使う凝固剤）など
一般飲食物添加物（約100品目）	一般に飲食されており、添加物として使用されるもの
	イチゴ果汁（着色を目的としたもの）など
天然香料（約600品目）	天然物で、食品に香りを付ける目的で使用され、使用量がわずかなもの
	バニラ香料など

1-5 原産地表示がどんどん詳細になる

その食品がどこで生産されたものかを示す「原産地表示」は、消費者にとって関心の高い表示項目の一つです。輸入食品の安全性や偽装表示が問題になるたびに原産地を知りたいというニーズが高まり、表示のルールが定められてきました。

生鮮食品と加工食品では原産地表示が異なる

原産地表示とひと口にいっても、生鮮食品、加工食品、輸入加工食品と、区分によって表示方法が異なります（**図1**）。

❶すべての生鮮食品は原産地が表示される

生鮮食品は、消費者に販売されるものすべてに原産地表示が義務づけられています。農産物は、国産の場合は都道府県名、輸入品の場合は原産国名が表示され、カリフォルニアなど一般に知られている地名でも可とされています。

畜産物は、国産の場合は「国産」と表示し、輸入品の場合は原産国名の表示です。水産物は、国産の場合は水域（規約や基準によって区切られた範囲）名が原則です。魚は泳ぎまわるので、水域名の記載が困難なこともあります。その場合は、水揚げ港または水揚げ港が位置する都道府県名でもよいこととされています。これに対して、輸入品は原産国名が必須で水域名の併記も可とされています。以上のような原産地表示を、容器包装に書いたり、立て札やポップなどで示したりします。

❷加工食品は一部に原料原産地表示

加工食品は表示のルール上、どこで製造したかによって国産品と輸入品に分けられます。すべて輸入の原材料が用いられていても国内で製造されれば国産品となります。一方、輸入品は外国で製造されたものをそのまま販売したり、中身は変えないで仕分けだけして販売したりする商品です。輸入品は原産国名の表示が必要です。

国産品の場合は、原産国名の表示は不要です。しかし、どの産地の原材料を用いているのかを知りたい消費者にとっては情報が足りないという声が高まり、生鮮に近い22食品群と4品目に「原料原産地表示」が義務づけられました

図1　区分によって異なる原産地表示

生鮮食品

国産農産物は都道府県名で、輸入農産物や畜産物は国名で、水産物は水域名での表示が原則。

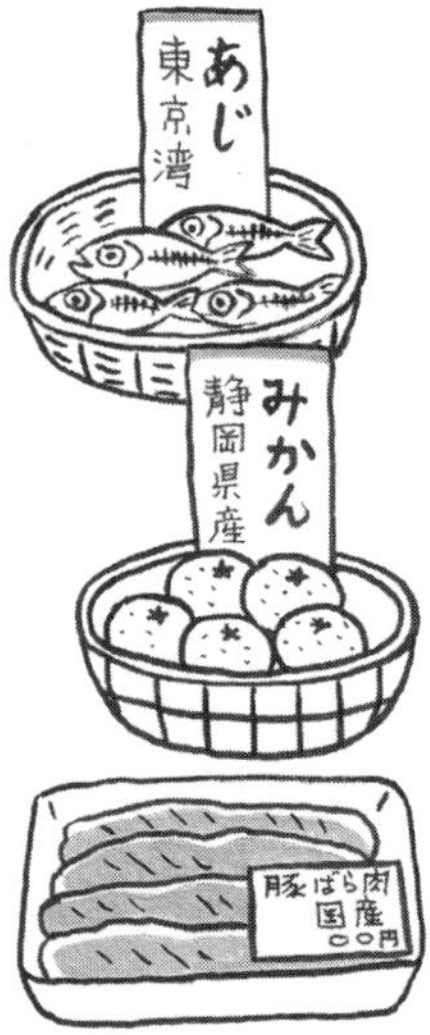

加工食品

加工食品は、一部のものに原料原産地表示が義務づけられている（図2参照）。

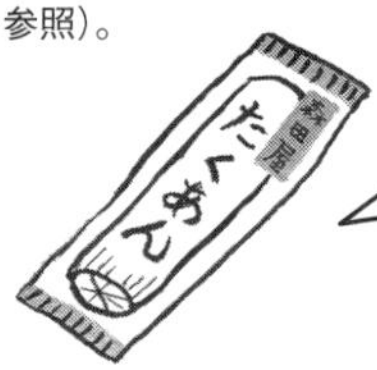

名称	たくあん漬け
原材料名	大根、漬け材料（食塩、米ぬか）／調味料（アミノ酸等）、着色料（黄4号）、（一部に大豆を含む）
原料原産地名	国産
内容量	300g
賞味期限	○年○月○日
保存方法	要冷蔵（10度以下で保存）
製造者	（株）森田食品 福岡県福岡市東区△-△-△

輸入加工食品

輸入食品に変更を加えず、そのまま販売する場合は原産国名を表示する。

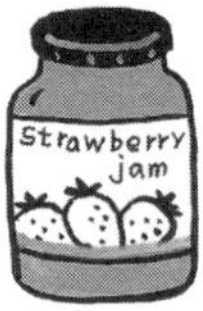

名称	いちごジャム
原材料名	いちご、糖類（砂糖、水あめ）／ゲル化剤（ペクチン：りんご由来）、酸味料
内容量	200g
賞味期限	○年○月○日
保存方法	直射日光を避け、湿度の低い場所で常温保存
原産国名	イギリス
輸入者	（株）森田食品 福岡県福岡市東区△-△-△

（図2）。たとえばドライフルーツ、魚の干物、調味した食肉、緑茶など多種に及びます。表示方法としては、原材料名欄の原材料のあとにかっこ書きで国名を記すか、一括表示の中に原料原産地名の項目を設けて国名を表示します。

しかし、これでも足りないとしてさらに原料原産地表示を拡大する方針が決まっています。2015年10月にTPP（環太平洋パートナーシップ協定）が大筋合意され、TPP対策として生産者団体から「一部に限らず、すべての加工食品に原料原産地表示を義務づけるべきだ」という意見が強く出されています。今後、制度は見直されていくでしょう。

ただし、原産地表示がむずかしい加工食品もあります。たとえば小麦粉。用途に応じて一定の品質を保つよう、複数の国の小麦がブレンドされているのが普通です。あるパン用の小麦粉は、オーストラリア産、アメリカ産、カナダ産が使用されており、季節や産地によって成分組成が異なる

図2 徐々に拡大してきた加工食品の原料原産地表示対象品目

2013年4月より 22食品群+4品目 ← 2006年10月より 20食品群+4品目 ← 2001～03年 8品目のみ

2001～03年 8品目のみ

乾燥わかめ
塩蔵わかめ
アジ・サバの干物
塩サバ
農産物漬物
野菜冷凍食品
ウナギ加工品
カツオ削り節

22食品群

1 乾燥きのこ類、乾燥野菜、乾燥果実	12 表面をあぶった食肉
2 塩蔵したきのこ類、塩蔵野菜、塩蔵果実	13 フライだねとして衣をつけた食肉
3 ゆで、または蒸したきのこ類、野菜および豆類ならびにあん	14 牛豚ひき肉、そのほか異種混合した食肉
4 異種混合したカット野菜、カット果実など	15 素干し魚介類、塩干し魚介類、煮干し魚介類、こんぶ、干しのり、焼きのり、そのほか干した海藻類
5 緑茶および緑茶飲料	16 塩蔵魚介類、塩蔵海藻類
6 もち	17 調味した魚介類、海藻類
7 いりさや落花生、いり落花生、あげ落花生およびいり豆類	18 こんぶ巻き
8 黒糖および黒糖加工品	19 ゆで、または蒸した魚介類、海藻類
9 こんにゃく	20 表面をあぶった魚介類
10 調味した食肉	21 フライだねとして衣をつけた魚介類
11 ゆで、または蒸した食肉および食用鳥卵	22 4または14に加え、生鮮食品を異種混合したもの

4品目は個別基準に

4品目

農産物漬物	野菜冷凍食品
ウナギ加工品	カツオ削り節

ため、その割合はつねに変動します。原料原産地表示が義務づけられたら、そのつど国名の順番も変えて表示を印刷し直すなどの変更が必要で、対応はむずかしいでしょう。こうした場合は、原産国ではなく「輸入」という表示も可能とするなど新たな表示方法が提案されており、複雑な表示制度になりそうです。

加工食品の原料原産地はどこまで表示が必要か

次に問題となるのは、複数の原材料からなる加工食品に、どこまで表示が必要かという点です。現行制度では、異種混合の加工食品で原料原産地表示が必要なのは「おもな原材料として重量割合が50％以上を占めるもの」のみです。たとえば、牛豚ひき肉で60％が豚肉、40％が牛肉の場合は、原産地表示が必要なのは豚肉だけです。また、キャベツとにんじんとレタスのカットミックスの場合、どの原材料も50％を超えなければ原産地の表示義務はありません。この50％ルールがあるため、異種混合の加工食品ではすべての原材料に原産地表示が必要というわけではないのです。

今後、原料原産地表示を拡大するさいには重量割合ルールを見直し、上位一位までとするという案も検討されていますが、実行可能性という点でさまざまな課題も見えてきました。たとえば、魚のフライを販売する場合に、原料の原産地表示をするには、日々変わる水域名表示をチェックし、その内容をそのつどラベルプリンターに打ち込まなければなりません。そうなると人手もコストも相当にかかり、正確さも問われます。消費者の要望と、表示する側の事業者の実行可能性をてんびんにかけながら現実を見きわめつつ、これから食品表示基準が見直されていきます。加工食品の原料原産地表示はどんどん詳細になっていくことでしょう。

森田の視点

原産地情報を細かく知りたいという消費者ニーズの背景には、特定の国や産地の食品が危険だから避けたいという気持ちがあるようです。ただし安全性の観点からいえば、日本で流通する食品はすべて食品衛生法によって安全性が確保されています。このため食品表示法では、原産地の表示は消費者の選択のための表示と位置づけられています。安全のための表示ではないことを覚えておいてほしいと思います。

まとめ

- すべての生鮮食品と、一部の加工食品に原産地表示が義務づけられてきた
- TPP対策で、原則としてすべての加工食品の原料原産地表示が導入される方針が決まった
- 原料原産地表示が詳細になるにつれて、表示制度は複雑になる

消費者がいちばん気にする表示は消費期限と賞味期限

食品表示の中で多くの人が「かならず確認する」という項目が、期限表示（消費期限または賞味期限）です。新基準でルールの変更はありませんが、安全においしく食べるためのたいせつな目安となる表示がどのように定められているのか、ご紹介します。

消費期限は安全の目安、賞味期限はおいしさの目安

加工食品には「消費期限」または「賞味期限」のどちらかが必要です。「しょうひ」と「しょうみ」、音は似ていますが定義はまったく違います。消費期限の定義は「腐敗、変敗その他の品質の劣化に伴い、安全性を欠くこととなるおそれがないと認められる期限を示す年月日」とされています。これは日もちのしない食品――たとえば弁当や生菓子などに表示され、この日を過ぎると食べないほうがよいことを意味します。

一方、賞味期限は比較的長く日もちする食品に表示されます。定義は「期待されるすべての品質の保持が十分に可能であると認められる期限を示す年月日」とされています。この日を過ぎても食べられなくなるわけではなく、あくまでおいしく食べるための目安です。なお、3か月以上保存できる食品は年月の表示でもよく、日にちまでは必要ありません（**図1**）。国際的に見ても期限表示は2つで、消費期限にあたる「use-by date」と、賞味期限にあたる「best-

before date」があり（それぞれ date には年月日が入る）、英語のほうがその意味が正確に伝わりそうです。
　なお、消費期限も賞味期限も、期限を保証する前提として「定められた方法によって保存した場合において」という条件があります。たとえば保

図1　消費期限と賞味期限のイメージ

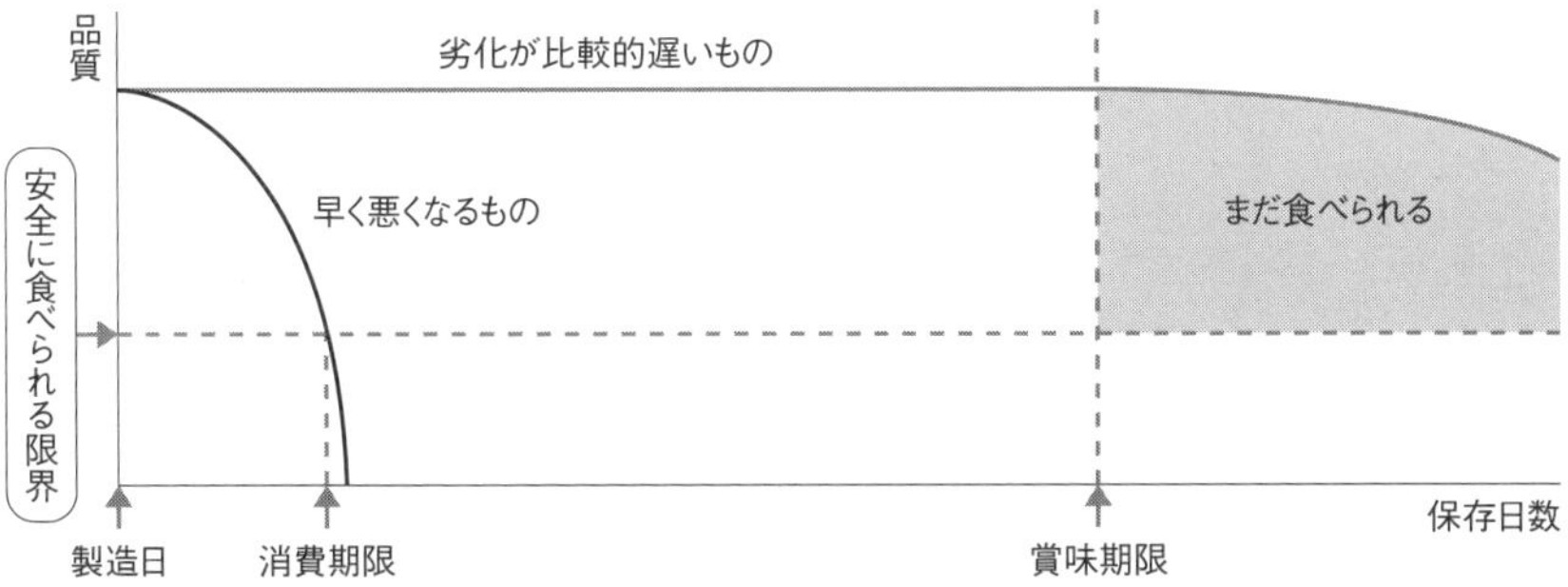

消費期限	賞味期限（3か月未満は年月日）	賞味期限（3か月以上は年月日または年月）
弁当、総菜、生菓子など	牛乳（超高温殺菌牛乳）、豆腐、納豆、漬物、スナック菓子、ハム、かまぼこなど	缶詰、レトルト食品、乾めん、しょうゆ、ソース、ようかんなど

図2　期限表示の設定例

	0日	5日	10日	15日	20日	25日	30日
微生物試験	○	○	○	○	○	○	○
理化学試験	○	○	○	○	○	○	×
官能試験	○	○	○	○	○	×	

例

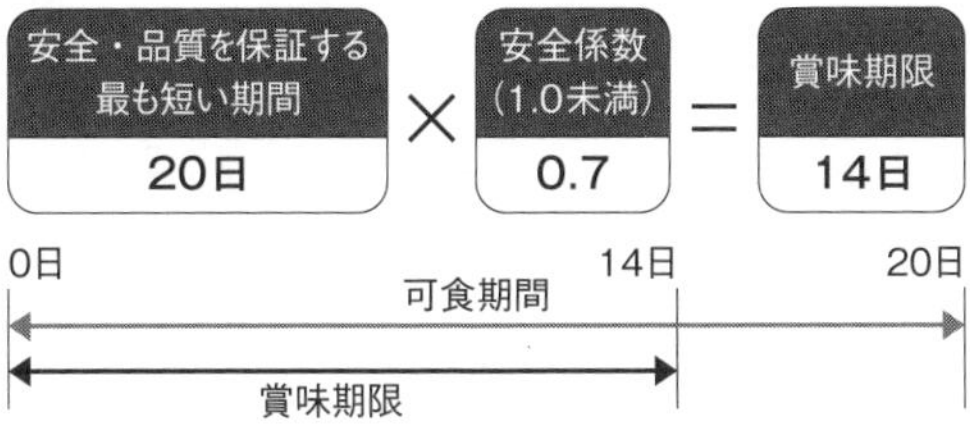

上記の例は、期限表示を設定するためさまざまな試験を行ない、安全・品質を保証する最も短い期間が20日間の場合、事業者が0.7という安全係数を用いると、14日間という賞味期限となる。国のガイドラインでは安全係数について「賞味期限の設定は食品によって異なるが、0.8以上を設定することが望ましい」としており、この例では充分に根拠を持った賞味期限を設定したことになる。

存方法に「10度以下で保存してください」とあれば、その条件のもとで期限が保証されます。また、消費期限も賞味期限も、その商品を開封しない状態で保存した場合の日にちです。いったん開封したら、その期限まではもちませんので、早めに使いきるようにしてください。

科学的かつ客観的に期限は決められる

食品に消費期限、賞味期限を設定するのは事業者の役割です。事業者は、国が定めたガイドライン（食品期限表示の設定のためのガイドライン）を参考にして、科学的かつ客観的に適切な時期を設定します。ガイドラインによると、食品の特性に応じて微生物試験、理化学試験、官能試験などを行ない、安全性や品質を的確に評価しながらいつまで食べられるのかの期限をまず設定します。この期限に、安全係数（1未満）をかけてさらに短い期間を設定することが基本的な考え方となっています（**図2**）。この考え方にのっとり、事業者は実際に食べられる期限よりも早めの日付を表示することになります。

砂糖やアイスクリームは賞味期限が不要

食品表示法では、原則としてすべての加工食品に期限の表示を義務づけています。しかし、加工食品の中でも品質の劣化がきわめて少ないものは省略が可能で、その項目は「でんぷん、チューインガム、冷菓、アイスクリーム類、砂糖、食塩およびうま味調味料、酒類、飲料水お

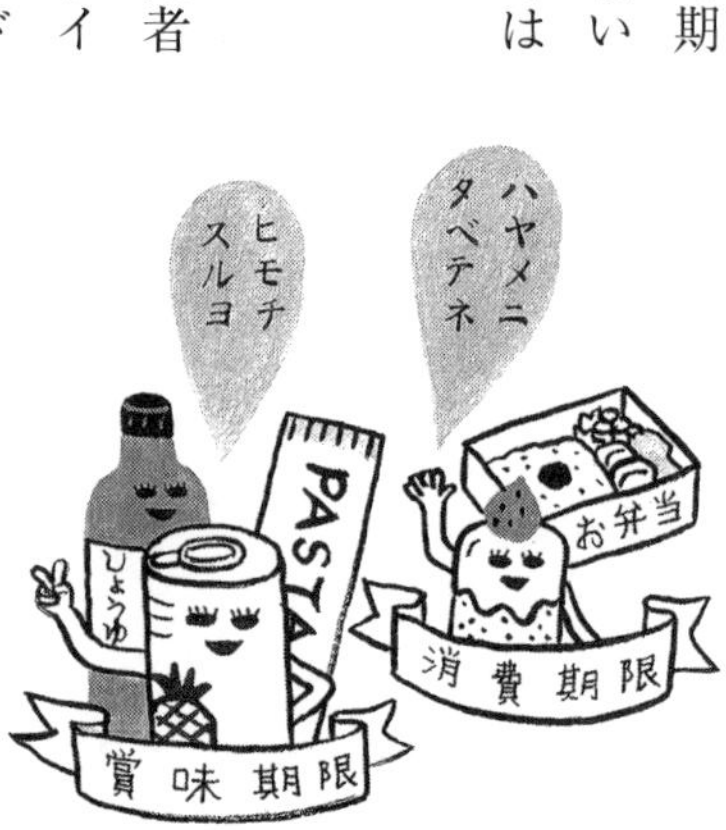

よび清涼飲料水、氷」となります。また、生鮮食品にも表示は不要ですが、包装品の食肉、生ガキ、切り身などにした鮮魚介類、卵については期限表示が必要です。

食肉のパックなどに表示されている期限表示は消費期限で、安全に食べるためには不可欠の表示となっています。また卵は賞味期限で、任意表示で産卵日やパック日を表示しているものもあります。卵を生で食べる場合は賞味期限を過ぎたものは避け、産卵日などを参考にしながらできるだけ新しいものを食べましょう。

お米も生鮮食品に分類されますが、期限表示ではなく「産年」と「精米年月日」が義務づけられています。賞味期限はありませんが、「精米年月日」から日数がたつと品質が落ちますから、気にとめておくとよいと思います。

期限表示の書いてある場所は、一括表示の中にまとめて書いてあるものもありますが、多くの加工食品は一括表示の欄外の離れているところにあります。ペットボトルの飲料などはキャップ下部に表示してあったり、菓子など容器包装の上部や下部などに小さい文字で表示されていたりと、見つけるのに苦労することもあります。一括表示欄から離れている場合は、一括表示に「枠外上部に記載」などと書かれています。

賞味期限を参考に食品ロスにも配慮をしよう

賞味期限は安全係数をかけて設定されているので、期限が切れても食べられることはご理解いただけたと思います。しかし、日本人の鮮度志向は強く、なかなか理解が進みません。国際的に見ると日本はまだ食べられる食品が廃棄される、食品ロスの多い国です。本来食べられる

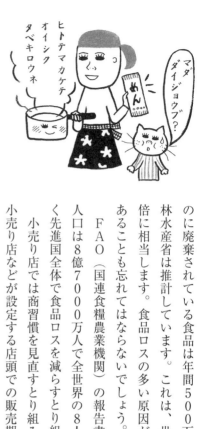

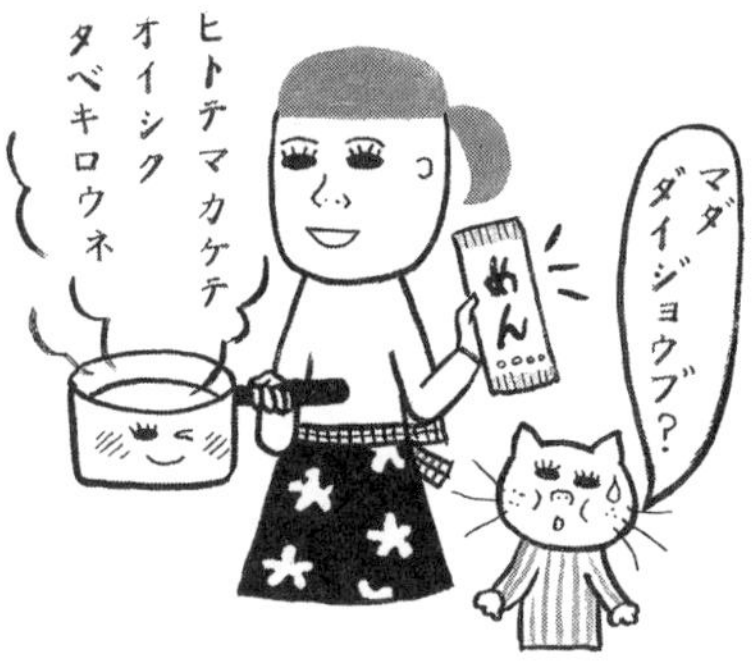
ヒトテマカケテ
オイシク
タベキロウネ
マダ
ダイジョウブ?
めん

のに廃棄されている食品は年間５００万～８００万トンに及ぶと農林水産省は推計しています。これは、世界全体の食糧援助量の約2倍に相当します。食品ロスの多い原因が、日本人の強い鮮度志向にあることも忘れてはならないでしょう。

ＦＡＯ（国連食糧農業機関）の報告書によると、世界の栄養不足人口は８億７０００万人で全世界の８人に１人です。日本だけでなく先進国全体で食品ロスを減らすとり組みが進められています。

小売り店では商習慣を見直すとり組みも始まっています。日本の小売り店などが設定する店頭での販売期間には「3分の1ルール」という習慣があり、商品を納入できるのは製造日から賞味期限までの最初の3分の1の時点まで、次の3分の1で店頭に陳列され、残り3分の1の時点で賞味期限が残っていても店頭から撤去されています。このルールのために、まだまだ食べられる食品が消費者の手の届かないところへと返品されてしまいます。店頭での陳列期間を延ばすなど、現在は見直しが始まっています。

また、賞味期限そのものの見直しも始まっています。缶詰などは極端な安全係数で賞味期限を短く設定していますが、本来はもっと長く保存できるものです。災害時の備えとして賞味期限の長い商品のニーズも増え、設定方法から見直して賞味期間を延ばした商品も出てきました。

消費者にも責任があります。すぐに食べる食品なのに店頭で少しでも期限が先の商品を選んではいないでしょうか。こうした行動が前述の「3分の1ルール」の原因にもなります。また、賞味期限が近づいた食品を手つかずで廃棄してしまうのではなく、ひと手間かけておいしく食べきるようにするなど、一人一人の心がけやとり組みもたいせつでしょう。消費期限、賞味期限の根拠をよく理解して、暮らしの中でじょうずに活用していただきたいと思います。

森田の視点

その食品がいつまで食べられるか、においなど五感を働かせればわかるとひと昔前はいわれていました。しかし、食中毒菌によっては少量で発症に至るものもあり、人の感覚だけではあてになりません。頼りになるのは科学的根拠に基づいて設定された消費期限、賞味期限です。

これらの表示も消費者が保存方法を守り、未開封の状態であることが前提です。買い物の帰り道に暑い車内に置いたら、その期限までもちません。期限表示の確認とともに、食品の扱いにも注意するようにしましょう。

まとめ

- 期限表示は新基準にそのまま引き継がれた
- 消費期限が表示されている食品は、期限を過ぎたら食べないこと
- 食品ロスに配慮して、賞味期限表示の活用を

1-7

製造所固有記号のルールが変わり、どこで作ったのかわかるようになった

2013年末に冷凍食品への農薬（マラチオン）混入事件が発生したことは、記憶に新しいことでしょう。いつも食べている食品に、高い濃度で農薬が入っているかもしれないと大騒ぎになりました。この事件をきっかけにして、製造者固有記号が見直されました。

製造所固有記号では「もしも」のときにわからない

皆さんはこのとき、すぐに自宅の冷凍庫に該当の商品があるか、確認したでしょうか。わが家ではすぐに冷凍庫の中身を引っぱり出してチェックし、《製造者　㈱アクリフーズ群馬工場》ではないことを確認しました。しかし、ややこしいことに回収対象品の中には、大手スーパーや生協などから委託されて商品を企画・製造するＰＢ（プライベートブランド）商品が含まれており、この中には《アクリフーズ群馬工場》という記載のない商品が10種類含まれていました。この情報がすぐに伝わらず、自宅の冷凍庫のＰＢ商品が回収対象かどうか判断できませんでした。

たとえば、ある商品には、《販売者　○○株式会社》だけで、製造者の情報を「製造所固有記号」で記していました。製造所固有記号とは、製造者の名称と製造所の所在地の情報を、アルファベットや数字の組み合わせで示したものです。これだけでは暗号のようで該当の商品かど

うか消費者にはすぐにわかりません。ここで「なぜ製造者をきちんと表示しないのか」との疑問が多くの消費者から寄せられました。当時の消費者担当大臣はこの事件を受け、食品表示法において製造所固有記号について見直す考えを示しました。

記号を使えるのは、一つの商品を複数工場で製造する場合だけになった

商品の一括表示欄の一番下には、「製造者」「販売者」「輸入者」「加工者」などの名称と所在地がかならず記されています。これらは、その商品の表示責任者であって、かならずしも「製造した場所」とは限りません。もともと食品衛生法では、なにか問題が起こったときにすぐに保健所が対応できるよう、製造所の表示を義務づけていましたが、あらかじめ国に届出をした製造所固有記号を表示すればよいというルールを1959年に定めていました。

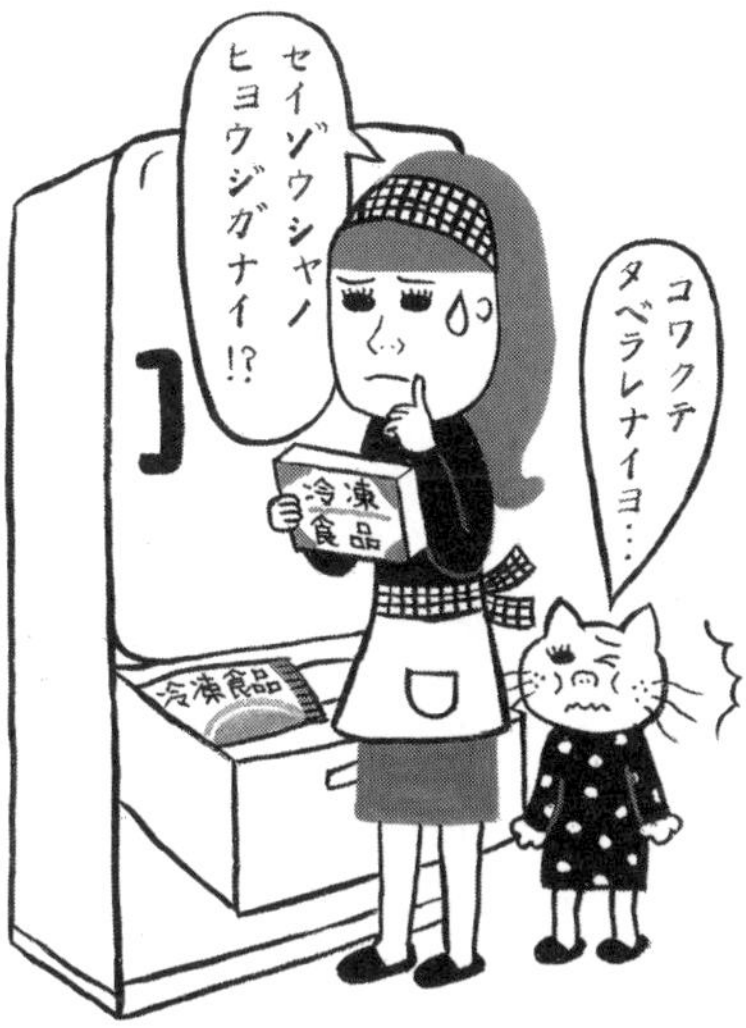
セイゾウシャノ
ヒョウジガナイ!?
コワクテ
タベラレナイヨ…
冷凍食品
冷凍食品

製造所固有記号制度は、事業者から見ると大きなメリットがあります。食品会社は同じ商品を複数の製造所で作ることがあり、それぞれの製造所の表示を印刷したパッケージを少数ずつ用意するのは割高になります。現在、多くの商品は、共通のパッケージに製造所固有記号を後から印字しており、コストが安くてすむのです。

消費者庁は事件を受けて制度を見直したさい

に、製造所固有記号の使用を全面的に禁止するのではなく、一つの商品を複数の工場で製造する場合は共通のパッケージを使えるメリットがあることから、この場合に限り使用を認めることにしました。商品を1工場でのみ製造する場合は、今後は製造所固有記号を使えず、表示責任者の下に製造所の名称と所在地の表示が必要です。

また、1商品を複数工場で製造している場合は使えますが、これまで使っていた記号ではなく、新記号を国に届け出る必要があります。届出は、消費者庁のウェブサイトにある「製造所固有記号制度届出データベース」にアクセスして申請するというパソコン上のやり取りになりました。

このデータベースは、だれでもアクセスすることができます。「製造所固有記号の検索」というページを開いて、記号の数字とアルファベットを入力すると、どの工場で製造したのか、名称と所在地が瞬時に出てきます。店頭でも、スマートフォンでアクセスできます。

新しい製造所固有記号は、＋（プラス）の記号が目印

製造所固有記号が旧記号から新記号に移行するための準備期間は、食品表示法の他の表示事項と同じく2020年3月31日までとされています。この間、旧記号と新記号が混在することになりますので、消費者として見分けることができるよう、新記号は「＋（プラス）」をつけて旧記号と

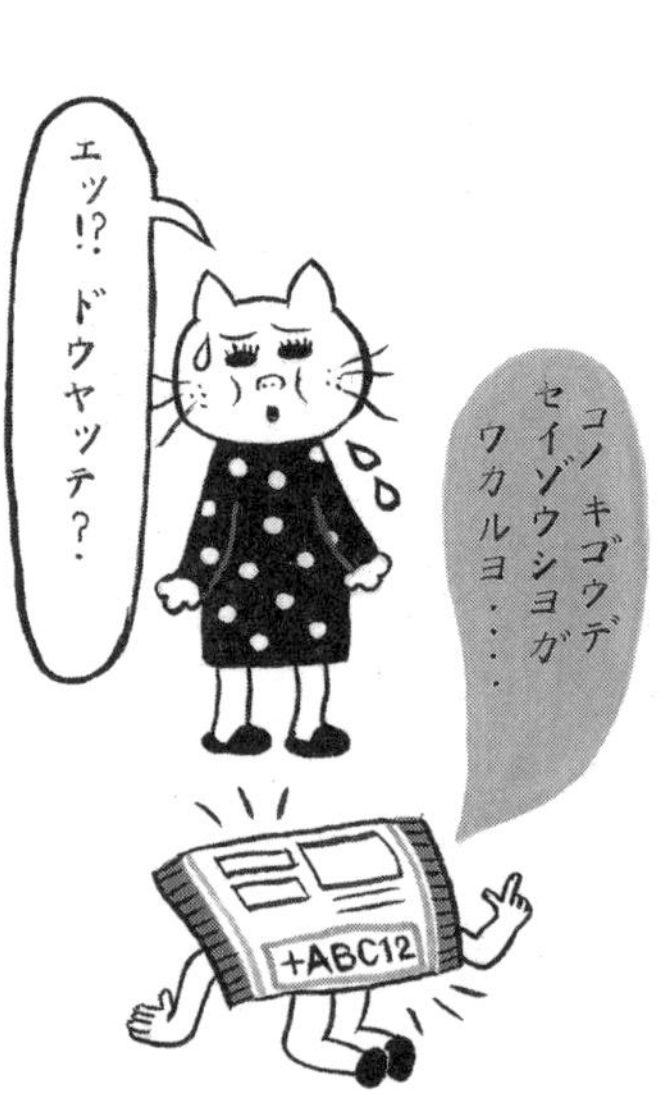

エッ!? ドウヤッテ？・
コノキゴウデ セイゾウショガ ワカルヨ・・・
+ABC12

消費者庁「製造所固有記号制度届出データベース」
http://www.caa.go.jp/policies/policy/food_labeling/unique_code/

区別するよう表示方法も変更されました。

製造所固有記号の表示は、一括表示欄には《製造所固有記号は表面上部に記載》などと書かれ、離れたところに記載されているケースがほとんどです。清涼飲料水のペットボトルなどだと、キャップの下部や、容器の上部に記載されています。これらの記号に《＋ＡＢＣ１１》などと表示されることになります。

この記号から、どこで実際に製造されているか知りたい場合は、消費者庁のウェブサイト「製造所固有記号制度届出データベース」で、記号を入力し検索します。すると、販売者や製造者の候補が出てくるので、該当する事業者をクリックすると、製造所の名称と所在地が表になって出てきます。地方の名産品なども実際にどこで製造されたのかを知ることができます（**図**）。

パソコンがなかったり不得意な場合でも、新基準では問い合わせ先を明記して、問い合わせに対応することが義務づけられていますので、連絡をしてみるとよいでしょう。すぐに教えてもらえます。

なお、輸入品の場合は輸入者の表示をするだけでよく、

図　新しい製造所固有記号

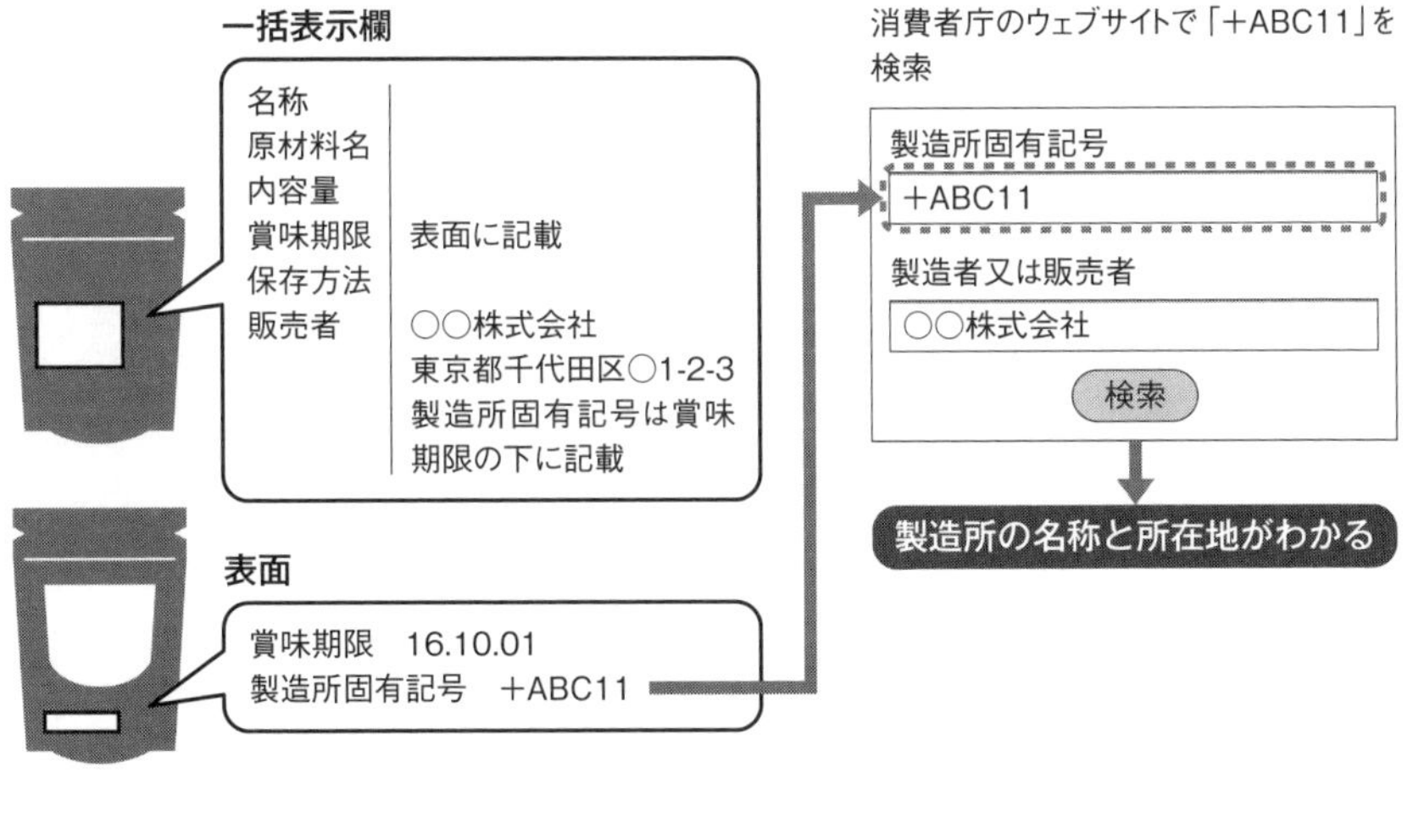

製造者の表示は不要で、製造所固有記号のルールも適用されません。輸入品の場合は、輸入者の住所はわかりますが、どこで製造されたか製造所の所在地を知ることはできません。

「＋（プラス）」のついた新しい製造所固有記号で、製造所の情報を得るためにはひと手間かかります。それでも、旧法からはかなり改善されました。製造所の情報は消費者庁のウェブサイトにつねに公開されていることを知っておくとよいでしょう。

森田の視点

製造所固有記号制度は、冷凍食品農薬混入事件をきっかけに、大きく見直されることになりました。これを機に製造所固有記号の表示をやめて、製造所をあわせて容器包装に表示した商品が増えています。また、記号からも製造所の情報にアクセスできるようになりました。どこで作られたのか知りたい消費者の声にこたえて、確実に情報開示は進められています。

まとめ

- 新基準では、1商品を複数の工場で製造している場合のみ製造所固有記号が使える
- 新記号は、記号の前に＋（プラス）がつけられている
- 新記号は、消費者庁のウェブサイトで検索すれば製造所の情報がわかる

1-8 食品表示の不思議なルール その食品は生鮮？ 加工？

3つの法律を一つにした食品表示法のもとでは、これまで法律ごとに異なっていた用語の定義を統一することになりました。新基準は、まずは生鮮と加工の定義について、旧JAS法の考え方に統一しました。たとえば、これまで食品衛生法で生鮮食品とされてきた乾燥果実のドライマンゴーなどは、新基準では加工食品として区分されることになり、加工食品の義務表示に従うことになります。

また、新基準では「製造」と「加工」の用語の定義も、旧JAS法の考え方に整理されました。これによって、これまで「製造者」と表示されてきたものが、「加工者」に変更される商品も増えてきました。食品表示の世界で、どのように用語が線引きされているのか見ていきましょう。

豚ひき肉は生鮮食品、牛豚合いびき肉は加工食品

私たちの感覚からは、生のものは生鮮食品で、加工してあれば加工食品と思われるかもしれません。しかし表示のルールは、私たちの感覚とはかなり違います。

その区分は、生の原材料をどこまで変えたかという工程で決まります。単に切っただけ、洗っただけなど「調整」「選別」の工程だけであれば生鮮食品、そこに熱を加える、混ぜ合わせ

るなど「製造」「加工」の工程が加われば加工食品です。その考え方を表に示しました（**表1**）。

これを見ていただくとわかるのですが、たとえば、ブルーベリーなどの実をとって、洗って、凍結させた「冷凍ブルーベリー」は生鮮食品です。単なる凍結は、加工の工程とはみなされないので、生鮮食品なのです。一方、さっとゆでたほうれん草を冷凍した場合は、ゆでる工程が加工となり、加工食品となります。冷凍食品売り場で同じように並べて売られているのに、片や生鮮食品で、片や加工食品となり、表示項目も異なります。

もっと複雑なのは複数の食品がかかわる場合です。「組み合わせ」「盛り合わせ」のように、いくつかの生鮮食品を単に組み合わせたり、盛り合わせたりしただけのもので、ばらばらに飲食、調理等されることが想定されるものは「生鮮食品」です。しかし、複数の生鮮食品が混合されて一つの商品として、そのまま飲食、調理されることが想定されるものは「混合」とされて、「加工食品」になります。

たとえば豚のスライス肉は単に切っただけなので生鮮食品。豚ひき肉はその延長であり、加工とはみなされず生鮮食品です。しかし、豚肉と牛肉を混ぜてひき肉にした場合は、「異種混合」として、それ自体が一つの混ぜ合わせた食品となり、加工食品となります。同じように、単品の刺し身は生鮮食品ですが、刺し身の異種盛り合わせは「異種混合」の作業が加工とみなされて加工食品に区分されます。一方、まぐろの赤身とトロの盛り合わせのような「同種混合」の場合は、生鮮食品です。これも、消費者の感覚からいえば一つの混ぜ合わせた食品のように思うのですが、同種混合の場合は生鮮食品と決められています。

このように、生鮮と加工の線引きはかなり複雑で、消費者にとっても事業者にとってもわかりにくいものです。消費者庁では食品表示基準についてQ&Aを作成しており、その中で細かく説明をしています。その一部を**表2**にまとめました。

表1　生鮮食品と加工食品の区分①

種別	考え方	区分
調整・選別	洗浄、切断、凍結などの簡単な工程は加工とみなさない	生鮮食品
組み合わせ・盛り合わせ	いくつかの生鮮食品を単に組み合わせたり盛り合わせただけで、ばらばらに飲食、調理等されることが想定されるもの	
製造・加工	その食品の性状が変更されるような工程を加工とみなす	加工食品（混合の場合、同種混合は生鮮食品、異種混合は加工食品）
混合	異なる生鮮食品が混合されて1つの商品としてそのまま飲食、調理されることが想定されるものは加工とみなす	

表2　生鮮食品と加工食品の区分②

原材料	工程	区分
農産物	単品の野菜を単に切断したカット野菜	生鮮食品（単なる調整のため）
	オゾン水、次亜塩素酸ソーダ水による殺菌洗浄したもの	生鮮食品（殺菌洗浄では加工には至らないため）
	複数の野菜を切断したうえで混ぜ合わせたサラダミックス、炒め物ミックス	加工食品（複数の野菜の異種混合が加工とみなされる）
	ブランチングしたうえで冷凍した野菜	加工食品（ブランチングの工程が加工とみなされる）
畜産物	豚ひき肉	生鮮食品（単なる切断のため）
	豚と牛の合いびき肉	加工食品（異種混合は加工食品）
	複数の部位の食肉を切断したうえで調味せずに1つのパックに包装したもの	生鮮食品（単なる切断で、調味もしていないので加工ではない）
	複数の種類の食肉と野菜を切断したうえで、調味せずに1つのパックに盛り合わせたもの	加工食品（異種混合のため）
	スパイスをふりかけた食肉	加工食品（調味は加工工程とみなす）
水産物	マグロ単品の刺し身	生鮮食品
	マグロ単品の刺し身にツマが添えられているもの	生鮮食品（混合とみなさないため）
	マグロとブリの刺し身盛り合わせ	加工食品（異種混合のため）
	マグロのキハダとメバチの刺し身盛り合わせ	生鮮食品（同種混合のため）

食品表示基準Q&A 第1章総則-13より抜粋

製造と加工の線引きも複雑

生鮮食品と加工食品の区分をご紹介しましたが、新基準では「製造」と「加工」の考え方と用語も整理されました。これは、一括表示の最後に書かれる表示責任者が「製造者」か「加工者」かにかかわってきます。

ざっくりといえば、「製造」は本格的に手を加えること、「加工」は軽く手を加えること、という感覚でしょう。新基準の定義では、「製造」とは本質的に異なる新たなものを作り出すこと、「加工」とはあるものを原料としてその本質は保持させつつ、新しい属性を付加すること、と定められています。具体的には、加工行為は「形態の変更」「容器包装の変更」「加塩」「骨取り」「表面をあぶる」「冷凍」「解凍」「結着防止」などが事例としてあげられています。

ウナギのかば焼きで考えてみましょう。ウナギを焼く行為は、本質的に焼きものという新たなものを作り出すので「製造」にあたります。一方、でき上がったウナギのかば焼きを単に小分けしてパック詰めするだけであれば、本質は変わりませんので「加工」です。そして、「製造」行為を行なった者が「製造者」、「加工」行為を行なった者が「加工者」となります。一括表示の一番下の欄にどちらかを書いて、名称と所在地を表示するのですが、旧基準では、単にウナギのかば焼きを小分けした場合に「製造者」と表示されることがありましたが、新基準では「加工者」と表示することになります。

新基準になって、これまであいまいだった線引きがしっかりと定義され、これまで「製造者」だった表示が「加工者」と表示される食品が増えています。

森田の視点

生鮮か加工か――。この線引きをめぐっては、２０１６年初頭に消費税の軽減税率を議論するときにも話題になりました。これから税率を上げるさいに、購入頻度の高い生鮮食品はそのままで据え置き、加工食品は10％にしようという案が浮上したのです。しかし、検討をしていくと、生鮮食品と加工食品の線引きがあまりにも複雑なため、却下されました。このときに、改めて表示の世界は不思議なルールで成り立っていることが話題になりましたが、この線引きは事業者の間ではすでに定着しています。おかしなルールに見えますが、なかなか見直されることはなさそうです。

まとめ

- 生鮮か、加工かは、その食品をどこまで変化させるかによって決まる
- 生鮮食品と加工食品では、求められる表示項目が異なる
- もとの食品にどこまで手を加えるかによって「製造者」か「加工者」かが変わる

1-9

遺伝子組換え食品はきちんと表示されているのか

日本に初めて遺伝子組換え食品が輸入されたのは1996年。その後、どの食品に用いられているのか知りたいという消費者の声により、2001年に現在の表示制度ができました。

油やしょうゆは遺伝子が残らず表示されない

日本では表示制度はあるのですが「遺伝子組換え」と表示された商品を見かけることはほとんどありません。遺伝子組換え食品は日本に大量に輸入されていて、ISAAA（国際アグリバイオ事業団）によれば、日本が輸入する年間作物量（約3100万トン）の半分が遺伝子組換え作物で、その量は日本が消費する米の2倍にあたります（2015年調査）。これらはおもに食用油や異性化糖などの原料、家畜の飼料として消費されていますが、遺伝子組換えの表示は免除されているのです。

日本の制度では、組み込まれた遺伝子そのものや、その遺伝子によって作られるたんぱく質が残っている可能性のある食品だけが表示対象となっています。たとえば食用油やしょうゆなどは、製造工程で酵素分解や加熱、あるいは精製などによって遺伝子やたんぱく質が分解されるため、〝証拠〟が残りません。遺伝子組換え作物を用いたかどうか、最終製品を分析しても判

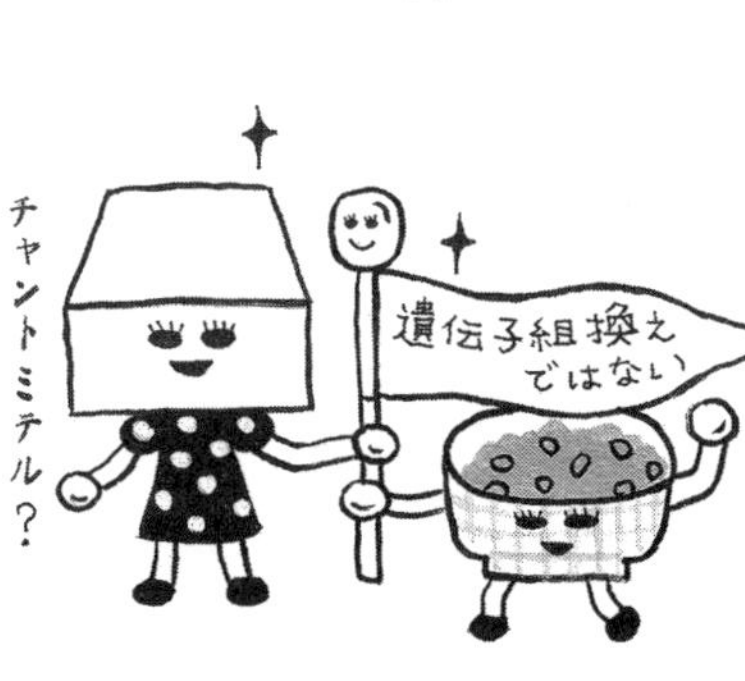

断できず、表示は不要とされています。しかし、原材料が同じ大豆でも、豆腐や納豆、みそなどは、遺伝子組換えにより導入された遺伝子やたんぱく質が製造工程で分解されずに残るので、表示が必要です。

現在、輸入作物で表示義務の対象となっているのは、大豆、とうもろこし、じゃが芋、なたね、綿実、アルファルファ、甜菜、パパイヤの8種類の作物と、それを原材料とした33の加工食品に限られています（**表**）。また、遺伝子組換え作物が重量割合で上位3位まで、かつ5％以上の「おもな原材料」にあたらない加工食品も表示は省略できます。

よく見かける「遺伝子組換えでない」は義務表示ではない

表示方法も複雑です。対象品目で原材料に遺伝子組換え作物を用いている場合は「遺伝子組換え」と、遺伝子組換え作物と非組換え作物を分けて管理していない場合は「遺伝子組換え不分別」とする表示が義務づけられています。アメリカのような大規模農業では、穀物を運ぶさいに同じ倉庫やコンベヤー、トラックなどを使うため、わざわざ分けずに流通させる「不分

表　遺伝子組換え作物を使用した加工食品のうち、表示対象となるもの

作物	おもな表示対象食品
大豆	豆腐・油揚げ類、凍り豆腐、おからおよび湯葉、納豆、豆乳類、みそ、煮豆、缶詰、きな粉、調理用の大豆、大豆粉、大豆たんぱく、枝豆、大豆もやし、以上をおもな原材料とするものなど
とうもろこし	コーンスナック菓子、コーンスターチ、ポップコーン、冷凍とうもろこし、とうもろこし缶詰、コーンフラワー、コーングリッツをおもな原材料とするもの（コーンフレークを除く）など
じゃが芋	ポテトスナック菓子、乾燥じゃが芋、冷凍じゃが芋、じゃが芋でんぷんなど
アルファルファ	アルファルファをおもな原材料とするもの
甜菜	甜菜（調理用）をおもな原材料とするもの
パパイヤ	パパイヤをおもな原材料とするもの

なたね、綿実は植物油の原材料として用いられるため、日本では該当する表示対象食品はない。

別」が主流です。現在、日本に輸入される組換え作物の多くが不分別ですが、表示が免除される加工食品に用いられるので「不分別」表示を見かけることはほとんどありません。

一方、私たちがよく目にする「遺伝子組換えでない」という表示は、義務ではなくて任意表示です。こちらは、遺伝子組換えと非組換えが混ざらないように管理することが条件で、分別管理の証明書が必要なためコストがかかります。ただ、完全に混ざらないようにすることはむずかしく、5％以下の混入であれば許されます。豆腐や納豆は、混ざらないように分別管理された遺伝子組換えでない原材料が用いられ、「遺伝子組換えでない」という表示がされているケースがほとんどです。

このように、私たちは表示対象以外の食品で遺伝子組換え食品をたくさん口にしているのですが、表示義務がないため確認できず、実感はありません。

遺伝子組換えの表示は国によって大きく異なる

では、遺伝子組換え食品について、諸外国ではどのような制度になっているのでしょうか。ヨーロッパでは、遺伝子組換え作物を用いた食品は原則としてすべてに表示を義務づけており、油のような加工食品も対象として「この製品は遺伝子組換え○○を含む」「遺伝子組換え○○から製造」と表示します（**写真**）。また、組換え作物混入率は0・9％以上で表示が必要となり、日本の5％よりも厳格です。なお、日本の「不分別」にあたる分類はなく、入っていれば表示するというわかりやすいものです。逆に組換え品種を用いていないからといって、日本のように「遺伝子組換え作物は含まれていない」「遺伝子組換え不使用」などの表示は原則として認められません。

　ヨーロッパでは遺伝子組換え技術に対して慎重です。ＥＵ加盟国の多くが遺伝子組換えの商業栽培には消極的で、輸入も制限しています。そのため流通量が少なく、表示が必要な食品は多くないのです。

　これに対してアメリカは、遺伝子組換えの研究も商業栽培も盛んで、安全性は非組換え品種と同じなので表示は不要、という考え方をこれまで貫いてきました。しかし、最近では表示の義務化を求める市民運動が各地で広がっています。消費者の要望が高まり、とうとう国の方針が変更されて表示義務化（ただしウェブサイトでも可能）が決まりました。

　表示制度をめぐり、アメリカは環太平洋パートナーシップ協定（ＴＰＰ）での交渉において「遺伝子組換え食品表示の制度はいらない」などと自国の考え方を押しつけてくるのではないかと、日本の農業団体などからは懸念の声も聞かれました。しかし、アメリカ国内でも表示義務化となるため、日本の表示基準が緩和されるおそれはないでしょう。

　今後、日本の表示はどうなるのでしょうか。ヨーロッパ型表示をとり入れてすべての食品に表示し、混入率も見直すべきという意見も一部にはあります。しかし、日本のように流通量が多い国で、さまざまな原材料ごとに「遺伝子組換え不分別」などと表示すると、一括表示の原材料名欄の文字が増えるし、表示のためのコストもかかります。

写真　ヨーロッパにおける
サラダドレッシングの表示例

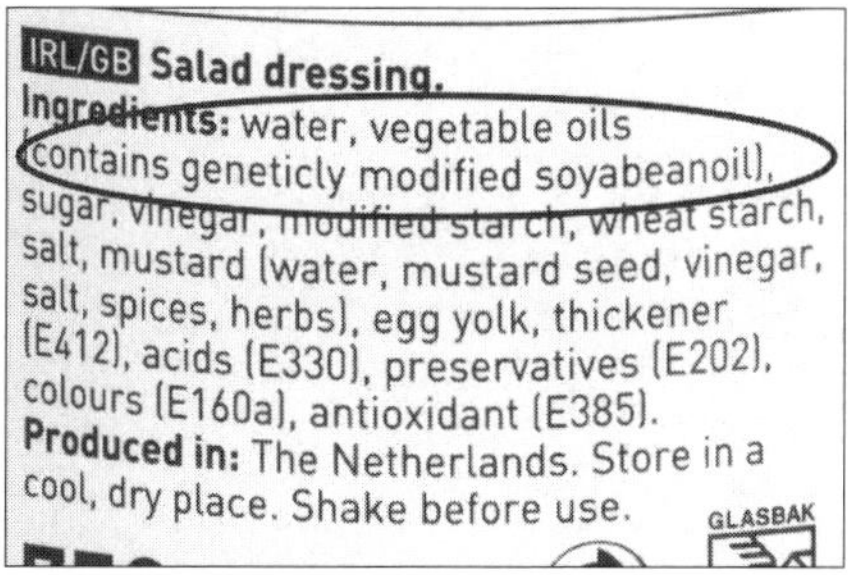
IRL/GB Salad dressing.
Ingredients: water, vegetable oils (contains geneticly modified soyabeanoil), sugar, vinegar, modified starch, wheat starch, salt, mustard (water, mustard seed, vinegar, salt, spices, herbs), egg yolk, thickener (E412), acids (E330), preservatives (E202), colours (E160a), antioxidant (E385).
Produced in: The Netherlands. Store in a cool, dry place. Shake before use.
GLASBAK
「contains geneticly modified soyabeanoil」と、遺伝子組換え大豆の油が含まれていることが、原材料表示の中に示されている。

一方で、遺伝子組換え食品をとり巻く状況は変化し、消費者意識も当時とは変わってきています。安全性については、食品、環境、飼料の評価が法律で義務化され、未承認の組換え作物が流通しないように監視が行なわれており、健康をおびやかすような問題もなく、食品安全の不安要因にあげられることは少なくなっています。遺伝子組換え食品についても時代に応じてどんな表示制度が必要か、そろそろ見直す時期にきていると思います。

森田の視点

遺伝子組換え作物の商業栽培が始まって20年。日本では早くから表示制度を作りましたが、表示免除の範囲が広いため、表示からその実態を知ることはできません。遺伝子組換え食品表示を見直すさいには、消費者の選択の目安として遺伝子組換えに関する情報がどこまで必要か、対象範囲をどこまで拡大するのか、「不分別」などの表示方法を簡潔でわかりやすくできるのか、現状をふまえた想定のもとに慎重な検討が求められます。

まとめ

- 遺伝子組換え食品は大量に輸入されているが、表示免除の食品が多い
- 現在は、対象品目の豆腐や納豆で「遺伝子組換えでない」という任意の表示が目立つ
- 今後、表示対象範囲や表示方法など、制度の見直しが予定されている

1-10

ルールがばらばら!? 法律が違うお酒の表示

お酒を買うとき、表示を見ていますか？　純米か吟醸かくらいはチェックするけれども、お酒の食品表示は見たことがない……というかたも多いかもしれません。お酒の表示は加工食品の表示とはかなり異なり、一括表示（名称、原材料名、内容量、賞味期限などの詳細）の欄はなく、表示項目もばらばらです。

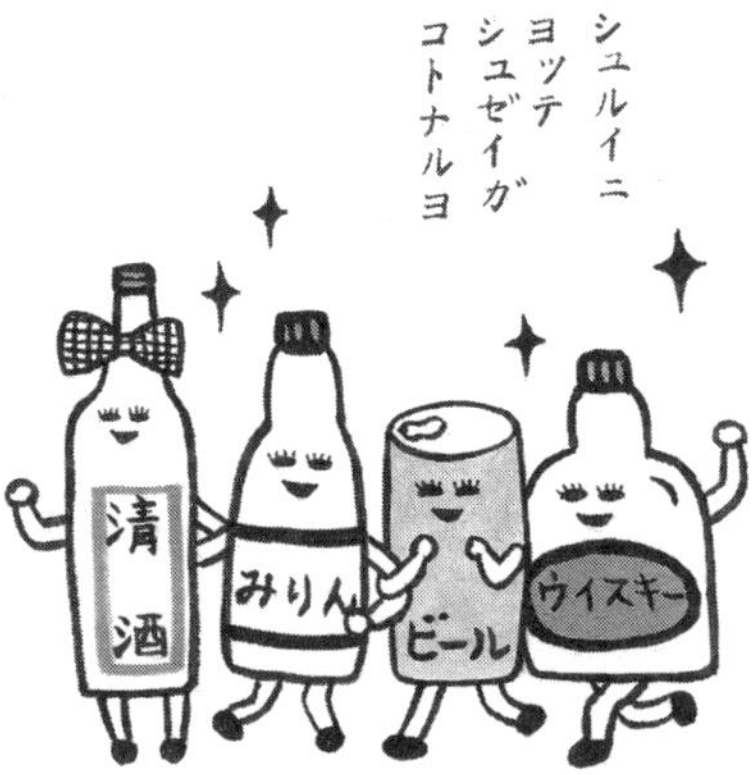
シュルイニ
ヨッテ
シュゼイガ
コトナルヨ
清酒
みりん
ビール
ウイスキー

酒類の表示は、消費者庁管轄ではなく国税庁が所管する「酒税法」および「酒税の保全及び酒類業組合等に関する法律」で項目を定めています。なぜかというと、お酒は種類に応じて税金（酒税）がかかり、国税庁がその原材料や製法で分類して税率を定めており、それによって表示も定めているからです。

お酒の種類は、発泡性酒類（ビール、発泡酒など）、醸造酒類（清酒、果実酒など）、蒸留酒類（焼酎、ウイスキーなど）、混成酒類（合成清酒、みりんなど）があります（**表**）。共通して必要な表示は、①製造者の氏名または名称、②製造所の所在地、③容量、④品目（ビール、発泡酒、清酒、果実酒など）、⑤アルコール分、の5項目です。さらに、食品衛生法、景品表示法に基づく「公正競争規約」（消費者が商品などを選択するさいに誤認しないよう、情報を提供する自主ルール）などでも表示方法を定めています。

ビールと発泡酒、第3のビールはここが違う

表示のルールが特にわかりにくいのは、ビールとビール味のお酒です。ビールや発泡酒のほかに、第3のビールと呼ばれる「ビール風味の発泡アルコール飲料」があり、価格もずいぶん違います。これらは、麦芽の使用率やそのほかの原材料などによって分類され、税率が決められています。

❶ビール

おもな原材料は麦芽で、「麦芽、ホップ、水」を使用するものと「麦芽、ホップ、水、法律で定めるもの（麦、とうもろこし、でんぷんなど）」を使用するものの2種類があります。原材料（水、ホップを除く）に占める麦芽の割合が3分の2（67％）以上のものが、「ビール」と表示されています。ビールはまた、公正競争規約で原材料の表示を必要としていて、2種類のうちのどちらなのかは、原材料を見ればわかります。

ビールは税率が高く、1缶350mℓあたり77円で、消費税を合わせると販売価格の約半分が税金です。

❷発泡酒

ビールの税率の高さを打開しようと、20年ほど前に登場したのが発泡酒です。麦芽または麦を使用し、基本的にはビールと同じ製法で作られますが、麦芽比率は67％未満です。発泡酒

表　国税庁の法律に基づく酒の分類と税率

種類	品目	税率（1ℓあたり）	備考
発泡性酒類	ビール	220円	麦芽比率2/3以上
	発泡酒	麦芽比率50％以上は220円、25～50％は178円、25％未満は134円	麦芽比率25％未満が主流
	その他	80円	麦芽を含まない第3のビール
醸造酒類	清酒	120円	清酒の品質表示基準が定められ、吟醸酒、純米酒、本醸造酒などの条件が定められている
	果実酒	80円	ワイン
	その他	140円	にごり酒を含む
蒸留酒類	焼酎（連続式蒸留焼酎、単式蒸留焼酎）	アルコール分21度未満は200円、21度以上は1度超えるごとに10円加算	ホワイトリカーを含む
	ウイスキー、ブランデー、スピリッツ	アルコール分38度未満は370円、38度以上は1度超えるごとに10円加算	
混成酒類	合成清酒	100円	清酒類似品。料理酒など
	みりん	20円	
	甘味果実酒、リキュール	アルコール分13度未満は120円、13度以上は1度超えるごとに10円加算	薬用酒や白酒、チューハイ類、リキュール
	雑酒	みりん類似品は20円、アルコール分21度未満の雑酒は220円、21度以上は1度超えるごとに11円加算	

よく飲むビール味の飲料はどのグループ？

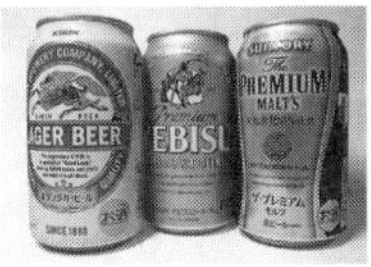

ビール
原材料に占める麦芽比率は2/3以上。麦芽以外の原材料も限定される。

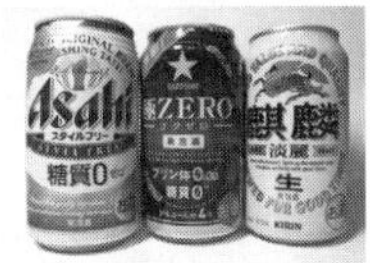

発泡酒
ビールと異なり、ハーブや果汁などを加えて特徴をつけてもよい。

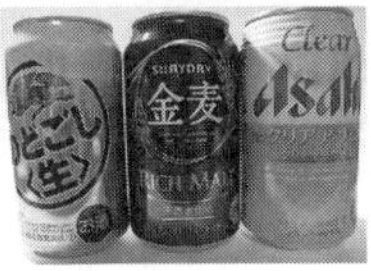

第3のビール
麦芽も麦も使わないタイプと、発泡酒に蒸留酒を加えたタイプがある。

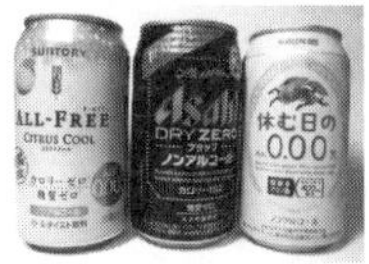

ビールテイスト飲料
ノンアルコール。麦芽や麦、麦芽エキスを用いたビール風味の炭酸飲料。

は節税商品でもあり、麦芽比率は25％未満が主流です。容器には「発泡酒」と「麦芽使用率○％」の表示があります。

なお、ビールは麦芽以外の原材料が限定されますが、発泡酒はなにを使ってもよく、ハーブや果汁、トマトジュースなどを加えた特徴のある商品もあります。

❸ビール風味の発泡アルコール飲料

消費者の低価格志向にさらにこたえようと、10年ほど前から売り出されたのが、マスコミなどで第3のビールと呼ばれるビール風味のアルコール飲料です。酒税は350㎖あたり28円で、ビールの約3分の1。最初に登場したのは、えんどう豆から抽出した「えんどうたんぱく」を麦芽の代わりに使って発酵させた商品でした。その後、大豆たんぱくやとうもろこしなどを使った商品が開発されました。

第3のビールは、容器に「その他の醸造酒（発泡性）①」と表示されています。また、麦芽を使った発泡酒に麦を原料とする蒸留酒を加えたものもあり、「リキュール（発泡酒）①」と表示されます。

発泡酒や第3のビールには、原材料の表示は義務づけられていません。事業者が自主的に表示しているケースがほとんどですが、表示方法は商品によって異なります。

一方、ビール売り場では、ノンアルコールのビールテイスト飲料も最近よく見かけます。業界では、アルコール度数0・00％と自主規準を設けています。こちらは「炭酸飲料」に分類され、消費者庁の管轄となり、加工食品と同様に一括表示が必要です。そのため原材料や賞味期限、製造者などの情報がまとめて、しっかりと記載されています。

「糖類ゼロ」でも糖質ゼロとは限らない?

ところで、発泡酒や第3のビールには「カロリーオフ」「糖質ゼロ」「糖類ゼロ」「糖類無添加」などの表示をよく見かけます。栄養表示基準を満たせば、これらの表示も可能です。

「糖質」とは炭水化物から食物繊維を除いたものですが、「糖類」とは糖質からさらに多糖類や糖アルコールを除いたもの、つまり、「単糖類と二糖類」のことです。「糖類ゼロ」と表示があっても、糖類以外の糖質が加えられていることもあります。また「糖類無添加」でも、果汁のような原材料由来の糖類を加えることがあり、糖類はゼロではない場合もあります。

お酒の栄養表示は義務ではなく、今は事業者が任意で表示しているケースが多くあります。「ゼロ」という文字に踊らされず、栄養表示がある商品はそれをきちんと見て判断したいものです（くわしくは第2章139ページ）。

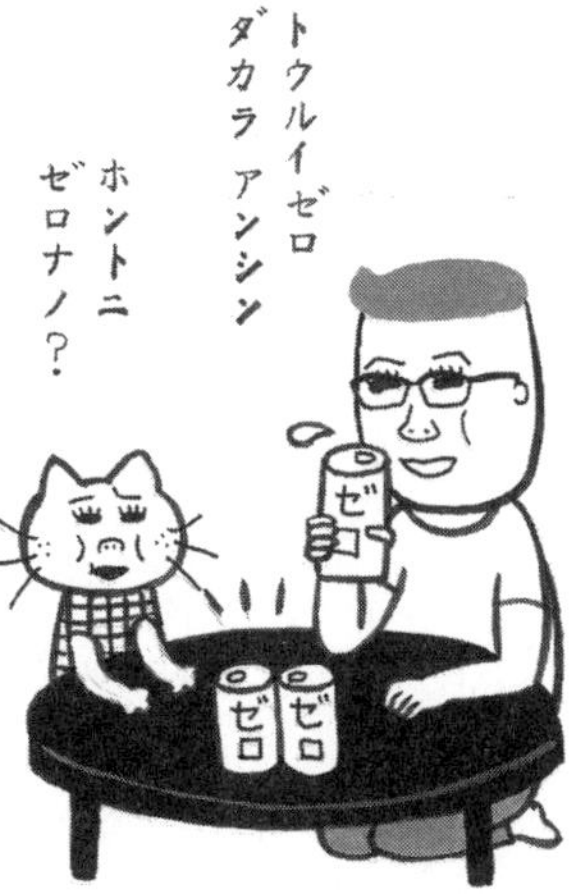
トウルイゼロ
ダカラ アンシン
ホントニ
ゼロナノ?
ゼロ
ゼロ
ゼロ

酒類の表示は今後も現状のまま?

酒類の表示は法律が異なるため、消費者から見ると加工食品のように統一されておらず、文字の大きさも、表示をパッケージのどこに記載するかも商品によってばらばらでわかりにくいのが実情です。また、アレルギー表示も栄養成分表示も義務づけられていません。お酒の表示も加工食品の義務表示に準じて、原材料や添加物、アレルゲン、賞味期限、栄養表示などが統一して表示されるよう、少しずつでも見直しを進めてもらいたいと思います。

森田の視点

お酒は嗜好品なので、商品の特徴をアピールした華やかな表示に目が行きがち。つい雰囲気で買ってしまいそうになります。義務表示は少なく、加工食品のように一括表示欄がないため、知りたい情報が散らばっていて読みにくい……。でもよく見ると、ビールとビール味のお酒では原材料がずいぶんと違っていたり、気づくことも多いはずです。また、税率の差が価格や表示内容に反映することを知ると、選ぶ目安にもなるでしょう。

まとめ

- お酒の表示は国税庁の法律で決められ、食品表示法は適用されない
- ビールとその仲間は種類がさまざまで表示も異なる
- 酒類は栄養表示が義務づけられていない

1-11

加熱してあるのに「してありません」? 冷凍食品の表示の不思議

私たちの食生活を便利にしてくれる冷凍食品。さまざまな商品があり食べる機会も増えていますが、その表示をじっくり見たことはあるでしょうか。凍らせた食品には、「冷凍食品」の2つのタイプがあります。冷凍品とは、冷凍されたすべての食品を指します。冷凍食品は、冷凍品の中でも、安全性を確保する目的から食品衛生法に基づく保存や微生物などの規格基準をクリアしたものを指し、「冷凍食品」と表示することができます。法律上では「冷凍品」と「冷凍食品」とに区分されますが、スーパーなどでの売り場は同じです。

冷凍食品だけに定められた表示ルールがある

冷凍食品の規格基準が定められたのは、生産量が著しく増加した1973年です。微生物に関する基準が特にきびしく、細菌数などを細かく調べます。輸入品も、この基準をクリアしなければ日本で販売することができません。基準に適合していない輸入品が、日本に荷下ろしされることなく輸出国に戻されたといった事例もよく見られます。

このように、きびしい規格基準が設けられた冷凍食品には、表示しなければならない項目(義務表示項目)が5つあります。①冷凍食品であること、②凍結前加熱の有無、③加熱調理の必要性、④冷凍野菜においては原料原産地、⑤その他(フライの衣の率、ギョーザの皮の率など）、です。

　これらのほかにも、加工食品の義務表示項目（名称、原材料名、食品添加物名、アレルギー表示、内容量、賞味期限、保存方法、製造者名など）の記載も必要です（図）。

「凍結前加熱の有無」とは？

　冷凍食品は、「食べるときに加熱調理が必要でないもの」と「食べるときに加熱調理が必要なもの」とに大きく分けられます。前者は解凍して食べるケーキや枝豆など。後者は、食べるときに加熱調理が必要な冷凍食品で、「凍結前加熱の有無」の表示が必要になります。文字どおり、凍結させる直前の最終工程で、加熱が行なわれたかどうかを示すものです。

　ここで「加熱してありません」という表示は、製造の過程でまったく加熱していないという意味ではありません。たとえば、野菜のブランチング（90～100度の熱湯に浸したり、蒸気に当てたりすること）などの加熱処理をしていても、完全な加熱では

図　冷凍食品の一括表示の例

（冷凍食品）	冷凍食品である旨が表示される
名称：白身魚フライ	商品名ではなく一般的な名称が記載される
原材料名：たら（国産）、衣（パン粉、小麦粉、でん粉、食塩）／調味料（アミノ酸）、（一部に乳成分・小麦を含む。）	重量の多い順に原材料が、続いて食品添加物が区分して表示される
内容量：200g	内容量は計量法のルールで表示される
賞味期限：○年○月○日	おいしく食べられる期限
保存方法：－18℃以下で保存してください。	
凍結前加熱の有無：加熱してありません。	凍結させる直前に加熱したものか否か
加熱調理の必要性：加熱してください。	食べるときに加熱が必要か否か
製造者：株式会社　□□食品　××県△△市△△△	表示責任者の名称および所在地を表示。製造所が異なる場合は、製造所の名称および所在地もあわせて表示される

「冷凍食品」であること、凍結前加熱の有無、加熱調理の必要性などが、冷凍食品に必要な表示

ないため「加熱してありません」と表示されているのです。このため、消費者からは「加熱してあるように見えるのに、なぜ『加熱してありません』と表示するのか」との疑問が寄せられることもあります。

また、「凍結前加熱の有無」の表示の下には「加熱調理の必要性」が表示されます。必要性がある場合は「加熱してください」とだけ書いてありますが、実際にどのように加熱したらおいしく食べられるかといった情報は、一括表示欄の外側に、イラストを多用するなどさまざまな表現方法で示しています。これが各社ばらばらで統一した情報ではないので、見落とさないよう注意が必要です。

衣の率、皮の率の表示が必要な場合がある

冷凍食品は、種類によって、衣や皮の率、肉の含有率などを表示するように定められており、新基準にも引き継がれています。具体的には、冷凍の白身魚フライやエビフライ、コロッケなどは「衣の率」を、冷凍シューマイやギョーザなどには「皮の率」の表示を義務づけるもので、一定の率より低い場合は表示を省略してもよいことになっています。

たとえば白身魚フライやエビフライならば、衣の率が50％以下であれば表示をしなくてもよいのです。そのため、衣を50％以下にして表示を省略するケースがほとんどです。このルールができてから15年近くたちますが、以前は衣が厚ぼったくて中身が少ししかない冷凍フライも多かったのが、衣の率が減るようになり、品質のよいものが増えてきました。

ところが、先日あるスーパーで、エビフライの表示に「衣の率70％」と表示された激安の商

品を見つけました。こんなに衣が多くては消費者は選ばないだろうと思うのですが、表示をよく見なければ、気づかないままに買ってしまうかもしれません。

原産地、製造所の表示を明確に

冷凍食品の表示の中で、消費者がいちばん気になるのは、どこの産地の食材を使っているのかといった情報でしょう。外国の工場で製造されて日本に輸入される場合は、輸入品となり、原産国名の表示が義務づけられています。一方、輸入食材を用いて国内で製造する場合は輸入品ではないので、原産国ではなく、野菜冷凍食品には原料原産地表示が義務づけられています。しかし、新基準では他の冷凍食品には表示が義務づけられていないのです。

東京都では、調理冷凍食品においても原料原産地表示を望む消費者の声は多いとして、おもな原材料や、商品名にその名称がついた材料（たとえば「エビピラフ」のエビなど）には原料原産地表示が必要であるとする条例を、２００８年に定めました。ただし表示方法は、容器包装に問い合わせ先を明記したり、インターネットなどでの情報提供でもよい、とされていて、容器包装の表示のとり組みは事業者によってかなり差があります。

冷凍食品においても、どの地域の食材が使われているかを知りたいという要望は高まっています。今後は、原則としてすべての加工食品に原料原産地表示が義務づけられていく方針が固

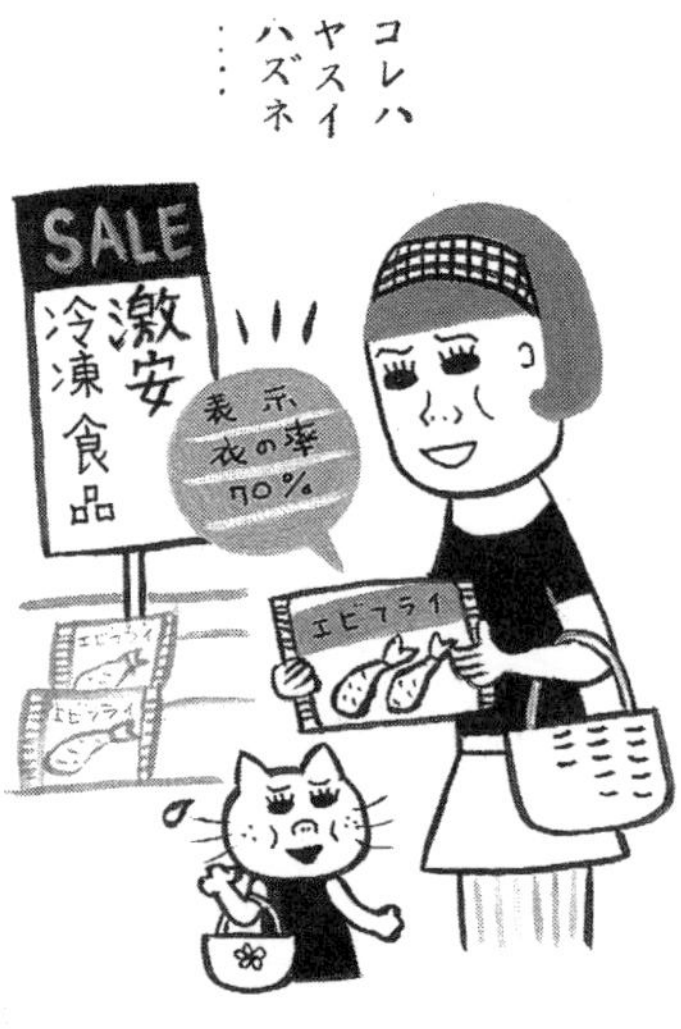

まっており、情報は得られやすくなるでしょう。

冷凍食品の表示は、さまざまな個別ルールがあり複雑です。利用する側も表示をよく読んで、安全に、おいしく食べる情報をキャッチして利用するようにしましょう。

森田の視点

冷凍食品の表示は、一括表示欄を確認するのはもちろんですが、その欄以外の情報も重要です。たとえば、欄外にある解凍や調理の方法をよく読まないと、加熱しすぎたり、食品が破裂することもあります。欄外にイラストを使ってわかりやすく示した商品もよく見かけます。また、アレルギー表示なども、ひと目でわかるカラフルな表にしてあるなど、事業者のくふうが見られます。

まとめ

- 冷凍食品は単なる冷凍品よりも安全性の基準がきびしい
- 「加熱してありません」という表示でも、まったく加熱していないわけではない
- 衣や皮の率の表示など品質を守る特有の表示項目がある

1-12

メニューやお弁当など「外食・中食」の表示はどこまで必要か？

食品表示法は、あらゆる食品の表示にかかわる法律と思われがちですが、そういうわけではありません。外食や、持ち帰り弁当のような中食は対象とはなっていません。これは、消費者の質問に作り手が直接答えることができるので、表示は基本的に不要、という考え方に基づくものです。

しかし、２０１３年10月に世間を騒がせたホテルのメニューの偽装表示問題では、外食に食品表示の法律が適用されないため、明確な基準がないことが改めて浮き彫りになりました。

同じ弁当でも表示ルールが違う

中食の場合は、さらに複雑です。持ち帰り弁当のような対面販売の場合は、外食と同様に食品表示に関する基準はありません。しかし、コンビニ等で容器包装されたお弁当や駅弁は、加工食品と同じ表示が必要です。名称、原材料名、添加物、アレルギー表示、消費期限、保存方法、販売者、製造所など、多くの表示が義務づけられていて、コンビニ弁当は表示がぎっしりというイメージがあると思います。同じようなお弁当でも、販売の形態によって表示が異なるのです（**表**）。

また、同じく容器包装された食品でも、たとえばスーパーの店内や売り場の裏側など、同じ

表　食品の形態や販売形態、製造場所による表示項目の違い

食品形態別	容器包装	製造場所	表示項目
生鮮食品	なし	—	名称、原産地等
	あり	—	名称、原産地（添加物、生食用、保存方法等）
加工食品	あり	別の場所で製造	名称、原材料名（添加物、アレルギー表示含む）、内容量、期限、保存方法、製造者、栄養表示等
		同じ店内で製造	名称、添加物、アレルギー表示、期限、保存方法、製造者等
	なし		不要
中食・外食	不要		

店頭POPやホワイトボードも可能

●未包装の生鮮食品

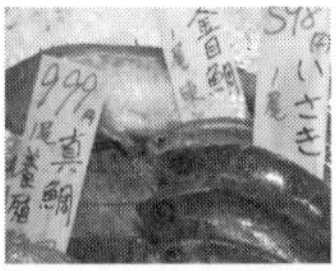

表示が免除される場合

●量り売り

●陳列販売

●セルフ販売

※パン店、弁当店、惣菜店

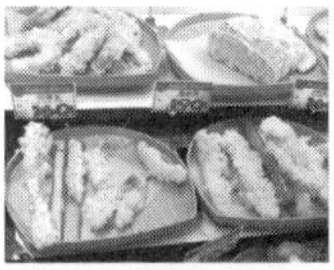

食品の形態や、販売形態、製造場所で表示項目が異なるが、新基準でもこの考え方に変更はない

敷地内の施設で製造した総菜やお弁当などは、添加物やアレルギー表示などは必要ですが、原材料は不要です。そのため、駅弁やコンビニ弁当ほど表示項目は多くありません（**写真**）。さらにスーパーなどで、コロッケなどの総菜を消費者がパックに入れて持ち帰る場合は、容器包装されていないので対面販売とみなされ、食品表示は不要です。

　このように中身は同じ弁当や総菜でも、販売の仕方で表示義務となる項目が異なるため、消費者が得られる情報量に

写真　同じ弁当や総菜でも異なる表示項目

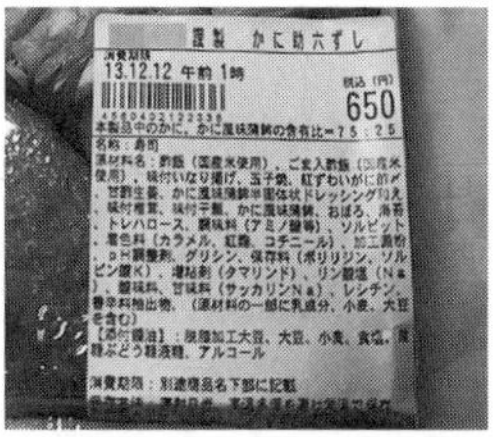

コンビニ弁当の表示。文字が細かくぎっしり。

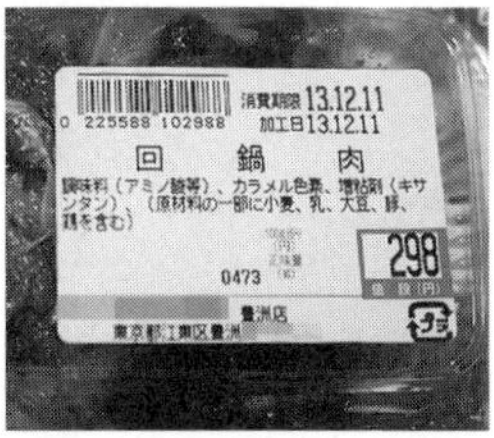

スーパーの店内で作ったお弁当の表示。コンビニ弁当より少ない。

かなりのギャップがあります。それを知らないと、コンビニ弁当は添加物がたくさん使われているのに、デパ地下のお弁当には使われていないといった誤解も生じます。

外食や中食のアレルギー表示はむずかしい

それでは、外食や中食にも表示を義務づけたほうがよいのでしょうか。

原材料をそのつど変えながら商品を柔軟に提供する外食や中食の分野では、包装した加工食品と同様の義務表示をすることは困難です。

ただ、それでも表示をしてほしいという声が寄せられるのがアレルギー表示。食べられるメニューがあるなら家族やお友達と一緒に外食をしたい、という食物アレルギーのかたの声をよく聞きます。

そのため、食品表示法の表示基準を定めるさいに「中食や外食のアレルギー表示について、速やかに検討すべき」という声が高まり、消費者庁で検討会が開催されました。そこでわかってきたのは、外食・中食は厨房での原材料のコンタミネーション（アレルゲンが混ざってしまうこと）が起こる可能性が高いということです。検討の結果、事業者の業態や規模によっては正確な情報提供がむずかしく、当面の間は義務化は見送られることとなりました。

現在、ファストフード店やファミリーレストランでは、メニューにアレルギー表示をしたり、リクエストに応じてアレルギー情報を提供したりと、さまざまな試みが行なわれています。卵や小麦を使っていないなど、特定のアレルゲンが入っていない料理を提供するには、原材料の確保はもちろん、厨房での調理器具の管理や従業員教育などさまざまな努力が必要です。それでも、事故が起こらないように提供する側はつねに緊張を強いられるといいます。自主的に表示をしている場合でも正確な情報提供はむずかしく、たいへんな苦労があることは知っておきたいと思います。

事業者に期待したい自主的なとり組み

中食や外食に関しては、事業者の自主的な情報提供へのとり組みを促す環境づくりが重要だとして、さまざまな動きがあります。

一つは、中食の事業者団体である日本惣菜協会が2011年6月に公表した「惣菜・弁当（持帰り）の情報提供ガイドライン」。これは、食品表示が義務づけられていない対面販売の食品について、原材料名、原料原産地、アレルギー物質に関する表記方法を定めたものです。また、外食の表示については、2005年に農林水産省が「外食の原産地表示ガイドライン」を定め、表示する素材の範囲やメニュー事例を具体的に示しています。

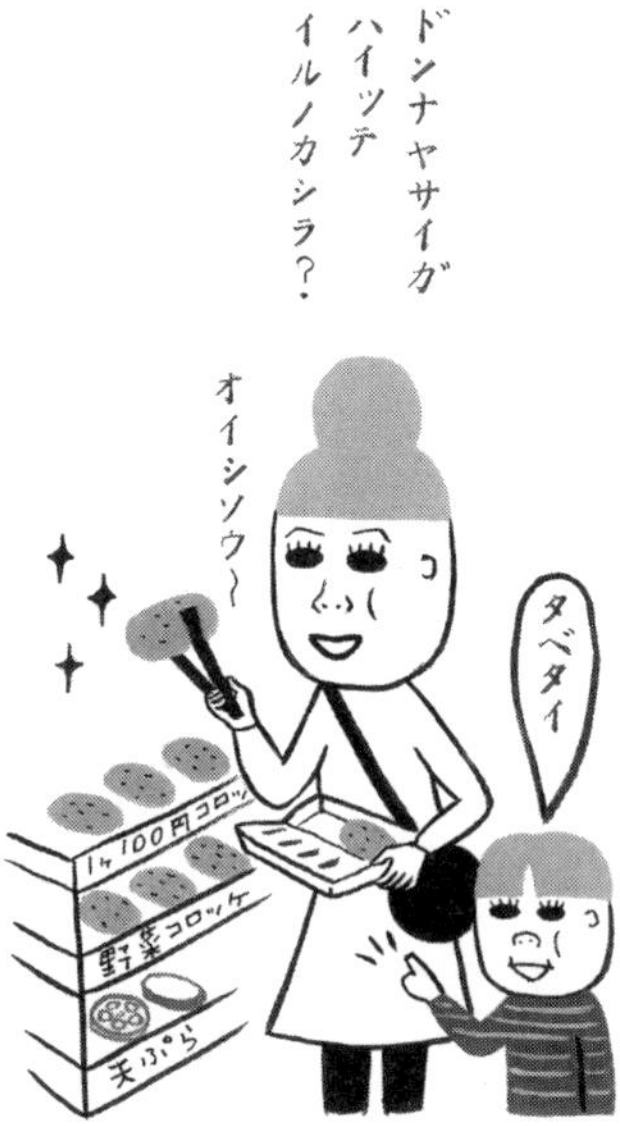
ドンナヤサイガ
ハイッテ
イルノカシラ？・
オイシソウ〜
タベタイ
1ヶ100円コロッケ
野菜コロッケ
天ぷら

これらはガイドラインなので法的な拘束力はなく、あくまでも事業者が自主的に守る指標です。ただ、中食や外食の事業者は中小・零細が多く、いったん法律で表示が義務づけられるとかなりの負担を強いられることになります。事業者にとっても、法律で定められる前に、ガイドラインで示された一定の決め事をきちんと守るほうが負担も少ないといったメリットがあります。

森田の視点

メニューの偽装表示のような問題が起こると、法律で細かく表示事項を決めてきびしくとりしまるべきだとの意見が出ます。しかし、外食や中食のメニュー表示は、本来は楽しく、消費者を引きつけるものであってよいはずです。うそつき表示はとりしまりが必要ですが、原材料などの細かい表示まで法律で決めるほうがいいのでしょうか。まずは事業者の自主的なとり組みを求めたいと思います。

まとめ

- 外食や、中食の対面販売は食品表示が義務づけられていない
- 容器包装されたお弁当は、同じ敷地内で製造されたかどうかで表示が異なる
- 外食・中食のアレルギー表示は今後の重要な検討課題

1-13 サーモントラウトを使うとサケ弁当？　ニジマス弁当？

サケ弁当は、お弁当の中でもおなじみの人気商品です。2013年秋に起きたメニューの偽装表示問題を受けて、サーモントラウトを使った弁当を「サケ弁当」と表示するのは問題があるとの見解が消費者庁から出され、当時、話題になりました。その後、消費者庁は「問題なし」との結論を出しておちつきましたが、なぜこのような問題が起こったのでしょうか。魚の名称と表示について、考えてみましょう。

「魚介類の名称のガイドライン」では魚介類の名称を偽ってはダメ

メニューの偽装表示問題を、覚えていますか？　高級ホテルで、クルマエビと表示されたものがじつはブラックタイガーだったなどの問題が明らかになり、その後、他の高級レストランでも魚介類の名称を偽った事例が次々と公表されました。

サーモントラウトは輸入魚ですが、おすし屋さんなどではサーモンとしておなじみになっています。身は美しい紅色で、脂がのってやわらかく、サケだと思って食べている人がほとんどだと思います。しかし、サーモントラウトの標準和名は、なんと「ニジマス」。ニジマスといえば、観光地の釣り池などにいる白身の淡水魚を思い浮かべてしまいます。サーモントラウトは、このニジマスを品種改良して海外の海で養殖しているもので、淡水魚のニジマスとは肉質も色みもまったく異なります。

そもそも、魚介類の名称はとても複雑です。同じ魚でも地域や成長段階によって名称が異なったり、最近は輸入や養殖物が増えて、聞いたこともない名前の魚が販売されていたりします。以前は魚介類の名称は統一されることなく、ばらばらに表示されていました。しかし、高級な魚介類の代用に種類の違うものが販売されるようになると、消費者がだまされるという問題が出てきました。たとえば、クエという高級魚の代わりに、アブラボウズという肉質の似た魚が「クエ」と表示され、高値で販売されていたケースがありました。

そのため、魚介類の名称をめぐって消費者や事業者が混乱することがないよう、水産庁が2007年に「魚介類の名称のガイドライン」を制定しました。その中で、魚介類は種ごとに細かく分類した「標準和名」を表示するという基本ルールができました。

このガイドラインを受け、店頭での表示は大きく変わりました。それまで大ざっぱだった魚の表記が統一され、結果として、消費者にはあまりなじみのない横文字の魚を多く見かけるようになったのです。現在、スーパーの魚売り場に行くと、切り身のサケ科の魚には「サーモントラウト」「アトランティックサーモン」など長い名称がつけられています。これも、「標準和名」か、それに代わる「一般的名称」を表示するというルールにのっとっているからです。

また、たとえばサケの水煮缶詰は原材料名に「カラフトマス」、サケのお茶漬けには「シロサケ」、スモークサーモンには「ベニサケ」などとくわしく表示されています。新基準でも「魚介類の名称のガイドライン」は引き継がれています。

サケとマス、生物学的には変わりないが……

ところで、ガイドライン（**表**）を見ると、一つの種に対して「標準和名」と「一般的名称例」のほかに「学名」もあることがわかります。学名は生物の学術上の名称で、ラテン語で表記されています。表に示したものはほとんどが冒頭に*Oncorhynchus*（サケ属）とついていて、同じ種類であることがわかります。

多くの人は、淡水型（塩分をほとんど含まない河川などで育った魚）はマス、降海型（湖や川で生まれ、海に下って成長する魚）がサケと思っていたのではないでしょうか。しかし、どうも違うようです。「サケもマスも生物学的には変わりない」といわれるように、サケ属に分類されるものには、サケもマスもいます。おもしろいのはマスノスケ。マスノスケは降海型の魚で、「キングサーモン」の名称で親しまれ、その名のとおりサケの王様だと思いがちですが、標準和名には「マス」の字がつくのです。

さて、ここでややこしいお話を。「サケ属」の中で、シロサケなどは標準和名が「サケ」です。そのため、たとえば

表　サケの仲間の名称例

	標準和名（種名）	一般的名称例	学名
国産の名称例	サケ	シロサケ、アキサケ、アキアジ	*Oncorhynchus keta*
	ギンザケ	——	*Oncorhynchus kisutch*
	マスノスケ	キングサーモン	*Oncorhynchus tschawytscha*
	ベニサケ	——	*Oncorhynchus nerka*
	カラフトマス	アオマス	*Oncorhynchus gorbuscha*
	ヤマメ（サクラマスの陸封型）	——	*Oncorhynchus masou masou*
	ニジマス	——	*Oncorhynchus mykiss*
海外漁場および外来種の名称例	ニジマス（降海型）	スチールヘッドトラウト、サーモントラウトなど	*Oncorhynchus mykiss*（降海型）
	タイセイヨウサケ	アトランティックサーモン	*Salmo salar*

「魚介類の名称のガイドライン」より抜粋。魚の名称を表示するときは「標準和名（種名）」を用いるのが原則。

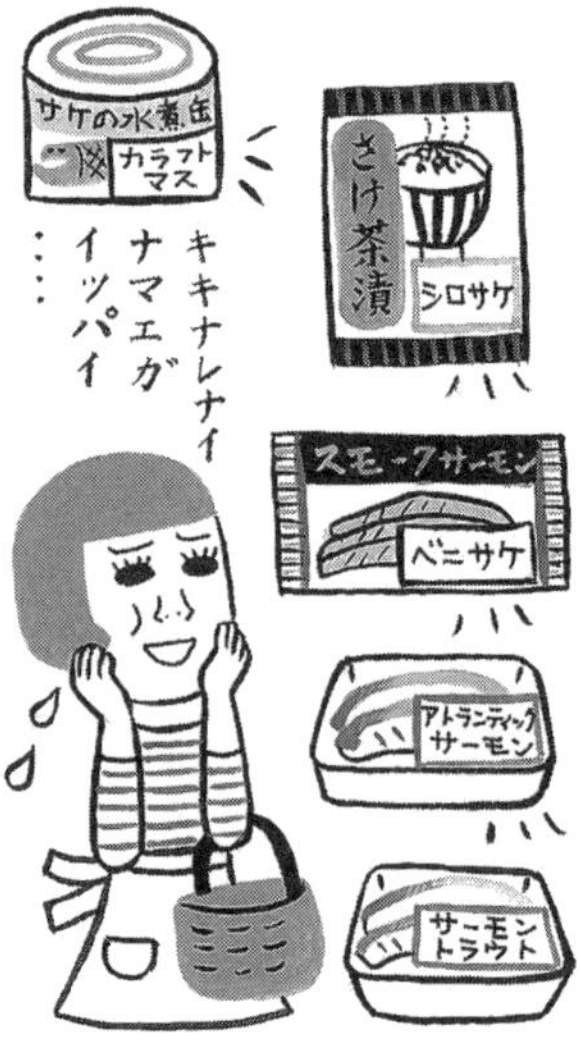

同じサケ属でも、ベニサケをサケと表示するとシロサケと同じものだと〝誤解〟されてしまうので「サケ」とは表示できません。サーモントラウトも同様で、サケとは表示できません。食品表示法では正確な表示が求められます。

　しかし、メニュー表示の場合は、景品表示法（消費者の商品選択の判断を狂わせるいきすぎた景品の提供や虚偽の広告宣伝などを禁じる法律）の規制を受けるので、別の解釈になります。サーモントラウトを使ったお弁当の表示に関してはそこまできびしいものを求めず、「サケ弁当などの名称ですでに定着している場合は、ただちに問題になるものではない」とされたのです。

　消費者の受けとり方は人それぞれ。サケなのか、マスなのか。気にする人もいるけれども、おいしいならば気にしないという人もいるでしょう。対面販売の弁当の表示ではそこまでの厳密さは求めないということです。一方で、スーパーの食品売り場では食品表示法が適用され、魚介類の正確な名称の表示は確実に浸透しています。聞いたことのない魚の名称でも、少しずつ私たちの生活になじんでいくものもあります。

　こうした流れを受けて、外食産業の中には魚介類の名称を正確に表示しようと自主的に努力しているところも出てきました。近所の回転ずし店で、メニュー表示の「サーモン」の下に「トラウト」の小さなシールが貼ってあるのを見つけました。駅弁などにも「サーモントラウト弁当」と表示してあるものも増えています。メニュー表示も、事業者の自主的なとり組みに期待したいと思います。

森田の視点

メニューの偽装表示問題でクローズアップされた、魚の名称の表示。消費者庁は最初は厳密に表示するよう求めましたが、サケ弁当のように一般に定着しているケースは、一転して認められることになりました。

魚介類は、聞き慣れない名称の新しいものが次々と出てきています。魚売り場では、食品表示法にのっとってきちんと種名を表示することが求められますが、外食のメニュー表示に適用されるのは景品表示法で、ケースバイケースで判断されます。

まとめ

- 輸入や養殖物が増え、魚介類はガイドラインによって「標準和名」での表示が原則に
- 同じサケ属でも、サケとサーモントラウトは種類が違う
- メニュー表示でも魚の名前はできるだけ正確な表示が求められる

1-14 食品表示法で罰則がきびしくなった

食品表示法は旧法に比べて、罰則がきびしくなっています。そもそも消費者庁は、食品の偽装表示事件など消費者の信頼を大きくそこなう事件を受けて発足したという経緯があります。消費者の視点で国の政策全般を監視する役割があることから、食品表示法も罰則などがきびしく定められることになったのです。

違反の内容によって「指示」「命令」が異なる

ひと口に食品表示違反といっても、その内容はさまざまです。食品表示法では、違反の内容に応じてとりしまりのルールを細かく定めています。その流れは大きく3つです（**図**）。

1つ目は、通常の食品表示基準違反の場合で、名称、原材料名、賞味期限、保存方法、栄養成分、内容量、製造者などの表示が正しくない場合です。行政機関から修正の「指示」があり、事業者が「指示」に従わない場合は、次の段階として「命令」があり、それでも従わなければ懲役または罰金刑となります。ほとんどの場合では「指示」の段階で事業者が対応するので、懲役や罰金を伴うことはありませんが、事業者名が公表されるのでイメージダウンにつながります。

2つ目は、原産地を偽る悪質な食品表示違反の場合、すなわち偽装表示です。前述した「指示」「命令」というプロセスはなく、ただちに事業者名が公表され、罰則が科せられます。これは「直罰規定」と呼ばれるものです。最近、外国産のシジミを国産と偽った事例がありましたが、事業者名がすぐに公表されて罰則が適用され、倒産に追い込まれるほどの社会的な制裁を受けました。

３つ目は、アレルギー表示違反など、安全性に重大な影響を及ぼす場合です。被害の拡大を防止するため、食品表示法では、消費者庁が緊急に回収や営業停止を命令できるようになりました。これまでの法律では、回収命令などの規定は定められていなかったので、これも大きな一歩です。

また、事業者への最もきびしい罰金の上限額が、これまでの「１億円以下」から、「３億円以下」と大幅に引き上げられましたが、ここにも「不正な表示は許さない」という消費者庁の姿勢がよく表われています。

図　食品表示違反のとりしまりの流れ

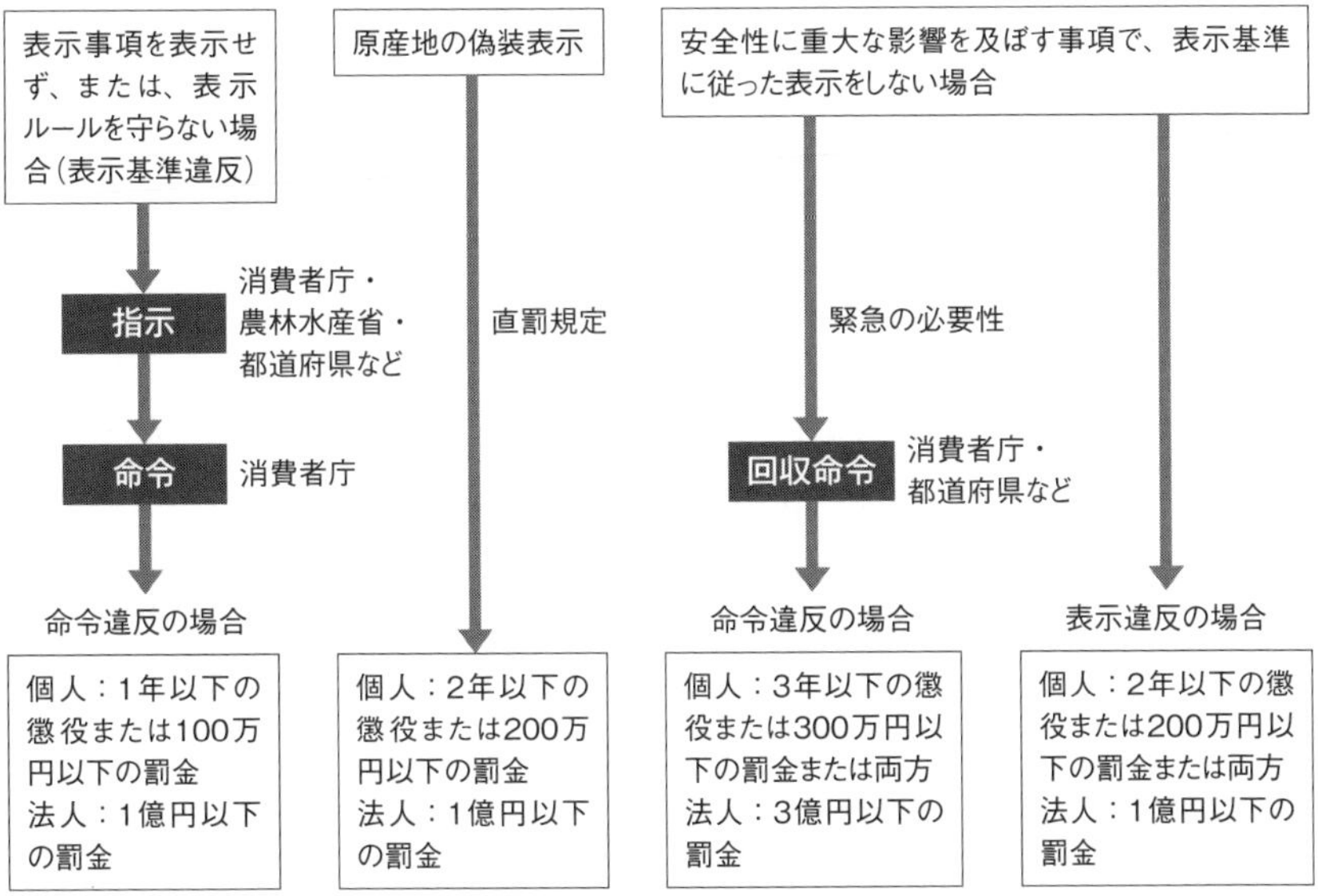

アレルギー表示違反は自主回収になる

食品表示違反の統計を見ると、ここ数年でいちばん多いのはアレルギー表示違反で、年間で300件近くが報告されています。原材料の一部に卵や乳が使われたのに表示がされていなかったり、製造現場でのラベルの貼りまちがいなどの理由によるものです。

アレルギー表示は、事業者も細心の注意を払っているはず。それなのに違反が起こるのは、近年の加工食品の製造工程が複雑で、原材料が数十種類に及ぶこともあり、その原材料に使われているもとの微量原材料のチェックがもれたりするからです。たとえば、おにぎりの具の明太子に、食品添加物として保存性を高める「卵白リゾチーム」が使われていたのにその情報伝達が行なわれず、微量ではあったにもかかわらず、アナフィラキシーショックを起こしてしまった事例が報告されています。

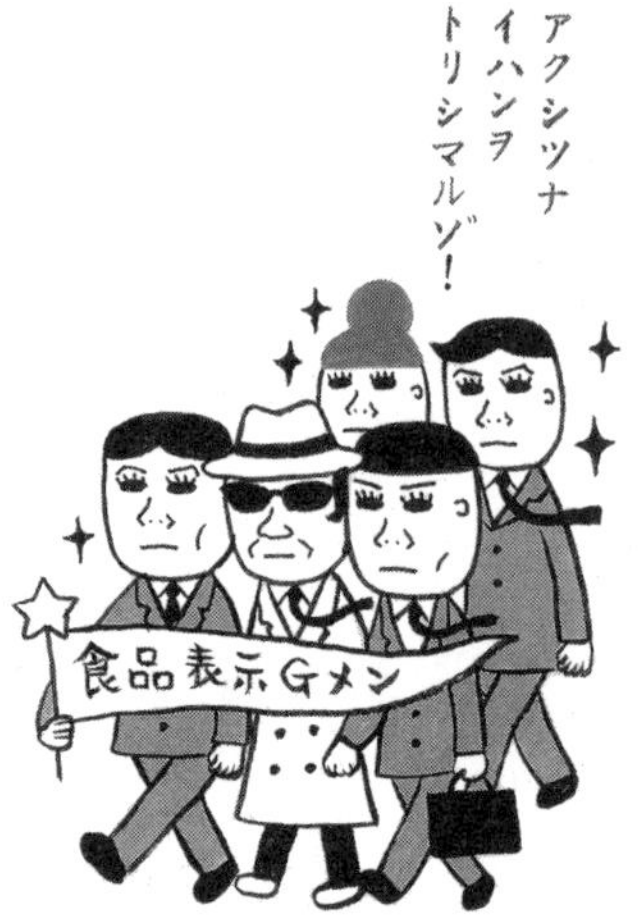
アクシツナ
イハンヲ
トリシマルゾ!
食品表示Gメン

アレルギー表示違反の場合は、違反がわかりしだい、事業者は自主回収を行なっており、消費者庁や民間のリコール情報サイトなどで知ることができます。しかし、食物アレルギーのかたに情報が届かなければ意味がなく、患者会の中には携帯メールで情報発信をするところもあります。

また、違反としての数は多くないのですが、産地の偽装はいまだに後を絶ちません。農林水産省が中心となって監視体制を強化し、全国で1000名を超す「食品表示Gメン」と呼ばれる食品表示特別調査官が、小売店を巡回して監視しています。ベテランの食品表示Gメンにお話を聞いたことがありますが、外国産を国産と偽っているかどうかは、商品の見た目からだけでなく、店舗の裏側に置かれた段ボール箱の表記や、事業者の態度でなんとなくわかるのだそうです。

さらに、不正を判別するための科学的な検査・分析が、全国6か所の農林水産消費安全技術センターで行なわれています。たとえばゴボウについている土の元素分析から台湾産か国産かを見分けたり、マダイが天然か養殖か脂肪酸分析で明らかにするなど、判別法の開発も行なっています。同センターでは、定期的に商品を購入してチェックし、とりしまっています。

以上のように、食品Gメンの調査や検査・分析など、さまざまな方面から不正表示を監視しています。食品表示法ができたことで、原産地の偽装だけではなく、栄養成分表示やアレルギー表示などの監視強化がさらに広がることになります。

消費者の関心が偽装を見破ることも

食品表示に対する監視体制や罰則が強化されても、行政の対応だけでは限界があります。食品表示法では、消費者の力を借りて食品表示違反を防ぐしくみが、以前にも増して整えられました。たとえば、内閣総理大臣の認定を受けた消費者団体による「差し止め請求制度」や、個人であっても申し出をすれば調査が行なわれる制度などです。

消費者の通報から不正がわかるケースは多く、たとえば「国産もち米使用と表示されたもちなのに、パサパサしているから調べてほしい」という問い合わせから、外国産米の使用が明らかになった事例もありました。なにかおかしいと感じたときは、食品表示１１０番や保健所、消費者庁に問い合わせるといった行動が、消費者被害を防いだり、表示違反を排除する結果につながります（巻末資料集に問い合わせ先を掲載しています）。行政、事業者、消費者それぞれの立場でのとり組みが、新しい食品表示法を支えることにつながります。

森田の視点

表示違反というと、偽装表示のような悪質な違反を思い浮かべますが、実際に多いのはアレルギー表示の欠落や賞味期限・消費期限の印字ミスです。表示ルールに対応して、事業者は誤りがないように努めているはずですが、なかなか違反はゼロにはなりません。安全性に関する表示違反は自主回収が求められますが、原材料名の順番をまちがえる等の場合は公表などの情報開示だけでよいはず。表示違反はなんでも自主回収・廃棄処分では、食品ロスの観点から望ましくありません。

まとめ

- 食品表示法で違反の罰則がきびしくなった
- 違反の内容によって対応や罰則は異なる
- 表示がおかしいと感じたら、すぐに問い合わせを

第2章

栄養成分表示
が
義務表示に

2-1

加工食品の栄養成分がわかるようになる

食品表示法ができて一番大きな変更点は、加工食品に、栄養成分表示を新たに義務づけたことでしょう。

「あれ、今までも栄養成分表示はされているのでは?」と思われるかもしれません。確かに、多くの食品に見かけますが、これまでは表示をするかしないかは事業者の判断に任されてきました。つまり、「任意」だったのです。事業者によっては、アピールしたい食品には表示をして、カロリーの高い食品には表示をしないなど、とり組みはまちまちでした。弁当や菓子パン、和菓子など、「カロリーや塩分が気になるなあ」と思う商品には、まだまだ表示がないのが現状です。

今後、食品表示法によって栄養成分表示の義務化が行きわたり、きちんと表示されるようになれば、その情報をもとに私たちの日々の食生活の管理の環境が整うことになります。新基準の移行期間である2020年3月までに準備が進められ、表示のある食品が増えていきます。

日本の栄養成分表示は遅れている

ここで、日本の栄養表示制度についてふり返ってみましょう。戦後の栄養不足が問題だった1952年、国民の栄養改善を目的として栄養改善法が制定されました。このときに、カルシウムを強化したビスケットやビタミン強化米など、特定の栄養成分を強化した特殊栄養食品に強調表示が認められるようになりました。

その後、高度経済成長期を経て栄養状態は改善され、栄養問題は不足から充足の時代へと変わります。「低カロリー」「無脂肪」などをアピールした商品が販売されるようになり、1995年、栄養改善法が一部改正されて、栄養表示基準制度ができました。同制度は、特定の栄養成分を強調するなどして表示したい場合（強調表示）に限って、表示方法のルールが適用されるというものです。この制度は2002年に制定された健康増進法に引き継がれます。このときでもすべての加工食品における栄養成分表示の義務化にはほど遠い状況でした。

一方、アメリカでは深刻な慢性疾患問題をかかえていたことから、1994年には栄養成分表示が義務化されています。徐々に表示項目も増え、表示方法も1食分あたりの重量だけでなく1日摂取推奨量のどれくらいの割合を示すのかが記載されており、日本の制度と比較するとはるかに先を進んでいます。

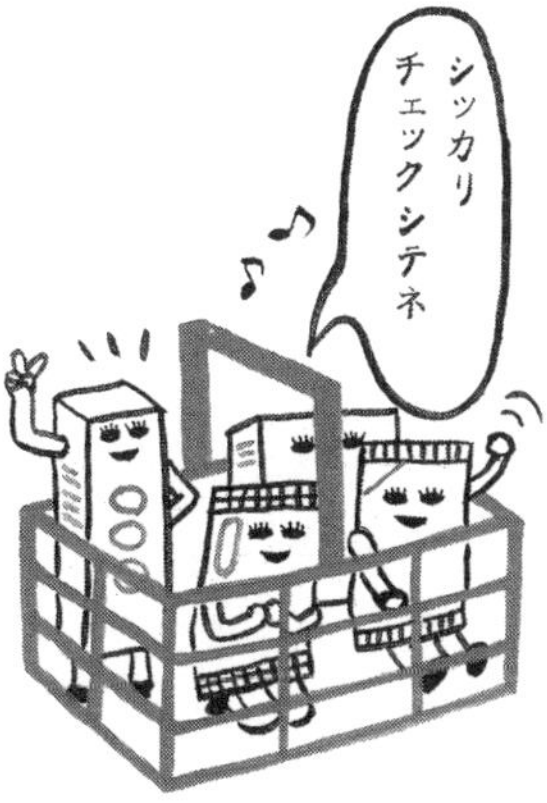

また、2008年には、国際的な食品の規格を定めるコーデックス委員会の食品表示部会において「栄養表示に関するガイドライン」の改訂作業が行なわれました。ここでは生活習慣病の増加が世界的な問題としてとらえられる中で、栄養表成分示は「人々の健康を守るための重要な手段」と位置づけられたのです。これに歩調を合わせる形で、南米諸国や中国、インド、韓国、オーストラリア、

ニュージーランド、欧州連合（ＥＵ）等の国々で、次々と栄養表示の義務化が決められました。

日本でもこうした国際的な動向を受けて消費者庁で検討が重ねられ、義務化の方向性が決まりました。そして新しい食品表示法ができるのと同時に、食品表示基準の中に義務表示として定められたのです。

義務表示は5項目プラス推奨表示2項目

これまで健康増進法で定められていた栄養表示制度は、栄養成分についてなんらかの強調表示をしたい場合に、主要な栄養成分として「熱量、たんぱく質、脂質、炭水化物、ナトリウム」の5項目を、この順で書くというものでした。新基準では、原則としてすべての加工食品に栄養表示を義務づけて、表示項目はこれまでと同じ5成分としましたが、5つ目のナトリウムは「食塩相当量に換算したもの」を表示することにしました。つまり義務表示は、「熱量、たんぱく質、脂質、炭水化物、食塩相当量」の5項目となります（**表**）。なお、熱量はエネルギーと表示することもできます。

また、「飽和脂肪酸」と「食物繊維」の2項目が推奨表示として定められました。義務表示の5項目だけでは、国際的に栄養成分表示が進んでいる各国に比べると少ないことから、もう少し増やせないかと検討されました。その結果、日本人の摂取状況や生活習慣病との関連から「表示することを推奨する項目」として2つが選ばれたのです。将来、義務表示を増やす場合は、まずこの2項目が優先されるでしょう。

任意表示となる成分には、ビタミン・ミネラル類、n‐3系脂肪酸、n‐6系脂肪酸、コレステロール、糖質、糖類があります。トランス脂肪酸の表示については、義務表示項目に入れるかどうか慎重に検討が行なわれ、最終的には任意表示となりました。

これ以外の成分で、たとえばポリフェノールやカテキン等を表示したい場合は、栄養成分表示の枠の外に表示をすることになります。

表示方法も変わり、内訳表示がとり入れられた

新基準では、表示方法も定められています。5項目を表示する場合は、**図1**のような表示方法となります。5項目に加えて推奨表示、任意表示をするさいには**図2**のような表示方法となります。**図2**は、「内訳表示」といって、これまでとは異なる方式です。脂質の下に一字落としで飽和脂肪酸、n‐3系脂肪酸、n‐6系脂肪酸が表示され、

脂質を構成する成分であることがわかるように表示され、炭水化物も、糖質と食物繊維から構成されて、さらに糖質の一部に糖類があるという関係性がわかるように表示されることになり

図1　栄養成分表示の例①

栄養成分表示 [1個（○g）あたり]	
熱量	○kcal
たんぱく質	○g
脂質	○g
炭水化物	○g
食塩相当量	○g

図2　栄養成分表示の例②

栄養成分表示 [1個（○g）あたり]	
熱量	○kcal
たんぱく質	○g
脂質	○g
—飽和脂肪酸	○g
—n-3系脂肪酸	○g
—n-6系脂肪酸	○g
コレステロール	○mg
炭水化物	○g
—糖質	○g
—糖類	○g
—食物繊維	○g
食塩相当量	○g
ビタミン類	○mg
ミネラル類（ナトリウムを除く）	○μg

表　栄養成分表示

表示の区分	対象となる栄養成分等
義務表示 【基本5項目】	熱量、たんぱく質、脂質、炭水化物、ナトリウム（食塩相当量で表示）
推奨表示	飽和脂肪酸、食物繊維
任意表示	n-3系脂肪酸、n-6系脂肪酸、コレステロール、糖質、糖類、ミネラル類（ナトリウムを除く）、ビタミン類

ました。旧基準では、基本5項目の下にまとめて羅列して表示されていましたので、内訳表示になることで教育的な効果も期待されます。また、国際的には内訳表示が一般的であり、一歩近づいたことにもなります。

森田の視点

国際的にも遅れていた日本の栄養成分表示制度ですが、食品表示法ができて、ようやく義務化が決まりました。ただし義務化されたといっても、消費者が活用しなければ意味はありません。アメリカを見ると20年以上前に義務化されたのに肥満者が多く、栄養表示制度が健康政策につながっていません。表示制度をどうやって暮らしにつなげるか——これからが正念場です。

まとめ

- 新基準では義務表示は5項目でスタートし、推奨表示は2項目に
- 5つ目のナトリウムが食塩相当量になる
- 表示方法が変わり、脂質の下に一字落として飽和脂肪酸が表示されるなど「内訳表示」となる

2-2

ナトリウム表記が食塩相当量になった

新基準では、これまで表示されてきたナトリウムの表記を「食塩相当量」に変更することにしました。食塩相当量とは、食塩を使った量ではなく、ナトリウム量から換算して求めたものです。このため、食塩をまったく使用していなくても、食品素材にナトリウムが含まれていれば、食塩相当量として表示されます。この点で消費者に誤解を招かないよう、例外ルールも作られました。新しい「食塩相当量」表示について、見ていきましょう。

ほとんどの消費者がナトリウム量と食塩相当量の関係を理解していない

これまでの栄養表示基準では、基本5項目の5つ目は「ナトリウム」の表示でした。ナトリウムの代わりに食塩相当量を表示することはできませんでした。事業者側の配慮で、ナトリウムの表示のあとに「食塩相当量○g」と書かれることもありましたが、ごく一部でした。

ナトリウム量から食塩（＝塩化ナトリウム）相当量を求めるには、ナトリウム量に2・54をかけ、mg単位をg単位にするために1000で割ります。

食塩相当量（g）＝ナトリウム量（mg）×2・54÷1000

たとえば、ナトリウム1000mgと表示してある場合は、食塩相当量約2・5gになります。しかし、消費者庁が2014年に全国6000人に行なったアンケート調査では、正しく解答できた人はわずか3・9%で、6割以上が1gと答えています。ナトリウム量を食塩相当量と同じだと思っていた人が、過半数を占めたのです。日本人の健康にとって、最も注意が必要なのは食塩のとりすぎなのですが、どのような計算で求めるのか、どのくらいの量までおさえなくてはならないのか、まだまだ情報が不足していると感じました。

こうした背景もあり、健康管理や栄養政策の面で、栄養成分表示をナトリウムから食塩相当量に変更することを、日本医師会や日本栄養士会は強く求めてきました。血圧対策のために日ごろの食生活を見直すよう指導するとき、減塩にすぐに結びつく食塩相当量の表示のほうが使いやすいからです。

しかし、消費者庁で検討したさいには、「ナトリウムと表示するほうが科学的には正確だ」「国際的に見るとナトリウムの表示が原則となっている」など、反対意見も強く出ました。ナトリウムは食塩や調味料に多く含まれていますが、野菜や肉、海藻などほとんどの食品素材にも

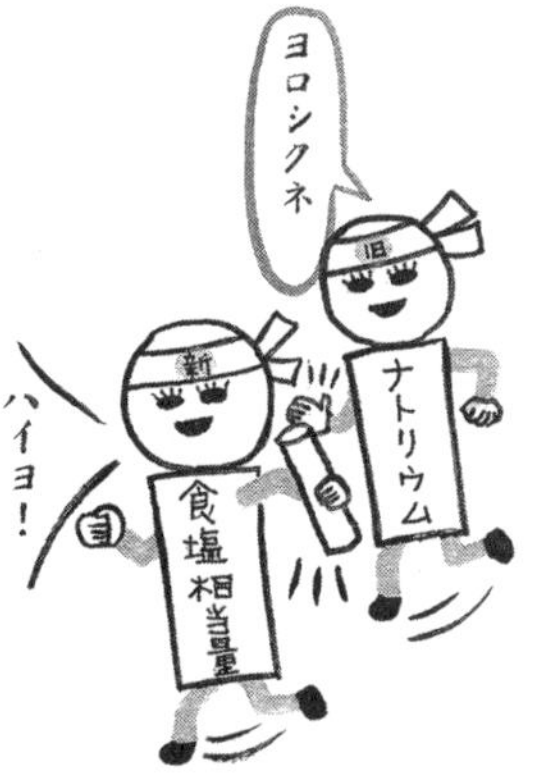

微量ミネラルとして含まれています。また、グルタミン酸ナトリウム（調味料）やクエン酸ナトリウム（酸味料）といった添加物にも含まれます。ナトリウムから換算された食塩相当量は、添加された食塩の量だけを示すわけではないのです。食塩相当量を通称して「食塩」「塩分」と呼ぶことがありますが、それは正確ではありません。

それでも消費者の健康に直結する問題だけに、表示として活用されることが大事です。世の中では食塩相当量を用

いた栄養指導が一般的で、なじみ深く、表示の値をそのまま活かせるというメリットがあるという意見が強く出されました。こうして消費者庁が主体となって2つの検討会で議論され、時間はかかりましたが、新基準でようやく「食塩相当量」表示の義務化が実現することになったのです。

「食塩相当量」の表示は2とおりある

一方で、実際には食塩を添加していない食品に「食塩相当量」と表示をすると、消費者は誤解をするのではないかという懸念も根強く残りました。たとえば清涼飲料などで食塩を添加していないのに「食塩相当量」と表示があると、「熱中症対策で食塩が添加してあるのかしら?」と思う消費者がいるかもしれません。

そこで、ナトリウム塩（塩化ナトリウム［食塩］、塩化ナトリウムを含むソースやしょうゆ、グルタミン酸ナトリウム、クエン酸ナトリウムなど）を添加していない食品では、ナトリウムの表記を残して、例外的に「ナトリウム○mg（食塩相当量△g）」とする表示も認められることになりました（**図の②**）。この場合は、ナトリウムと食塩相当量をセットで理解してもらうよう、同じ枠内に表示する必要があり、図の右のように、枠外の表示は認められません。このような例外ルールは日本特有のもの

図　ナトリウムの表示方法

①基本ルール

熱量	●kcal
たんぱく質	▲g
脂質	△g
炭水化物	■g
食塩相当量	□g

②任意ルール
（ナトリウム塩を添加していない食品）

熱量	●kcal
たんぱく質	▲g
脂質	△g
炭水化物	■g
ナトリウム	◎mg
（食塩相当量	□g）

【参考】
②の場合の枠のとり扱いは分けないこと

熱量	●kcal
たんぱく質	▲g
脂質	△g
炭水化物	■g
ナトリウム	◎mg
（食塩相当量	□g）

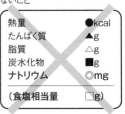

です。

それでは、諸外国ではどうなっているのでしょうか。国際規格ではナトリウムの表示が原則とされ、アメリカではナトリウム（Ｓｏｄｉｕｍ）の表示が義務化されています。一方、ＥＵでは２０１４年12月に栄養表示が義務化され、ナトリウムの表記からＳａｌｔ（塩分）の表記に変更されました。日本と似ていますが、ＥＵでは例外ルールはなく、Ｓａｌｔの表示のみとなっています。２０１６年12月までが移行期間とされ、日本よりも早く変更が進んでいます（**写真**）。

表示だけでなく、ナトリウムそのものの削減対策も先行している国もあります。英国では、食品業界に食品の塩分削減の自主目標を設定させた結果、２００５年からの３年間で塩分摂取量を10％削減でき、医療費も年間２６００億円減ったといわれています。米国も２０１６年６月に、加工食品やレストランメニューなど１５０のカテゴリーで２年後と10年後の削減目標量を定めて、事業者の自主的なとり組みを促しています。これらの国よりも日本国民の食塩摂取量は多いのですが、対策は遅れています。

日本では、新基準で食塩相当量に変更されたものの、移行期間は５年間で２０２０年３月までは旧表示が認められています。事業者は慎重に表示の変更を進めており、多くの加工食品の表示がすべて食塩相当量になるまでの間は、ナトリウム量から食塩相当量を計算しなければなりません。

写真　EU域内で販売されるチョコレートの栄養表示

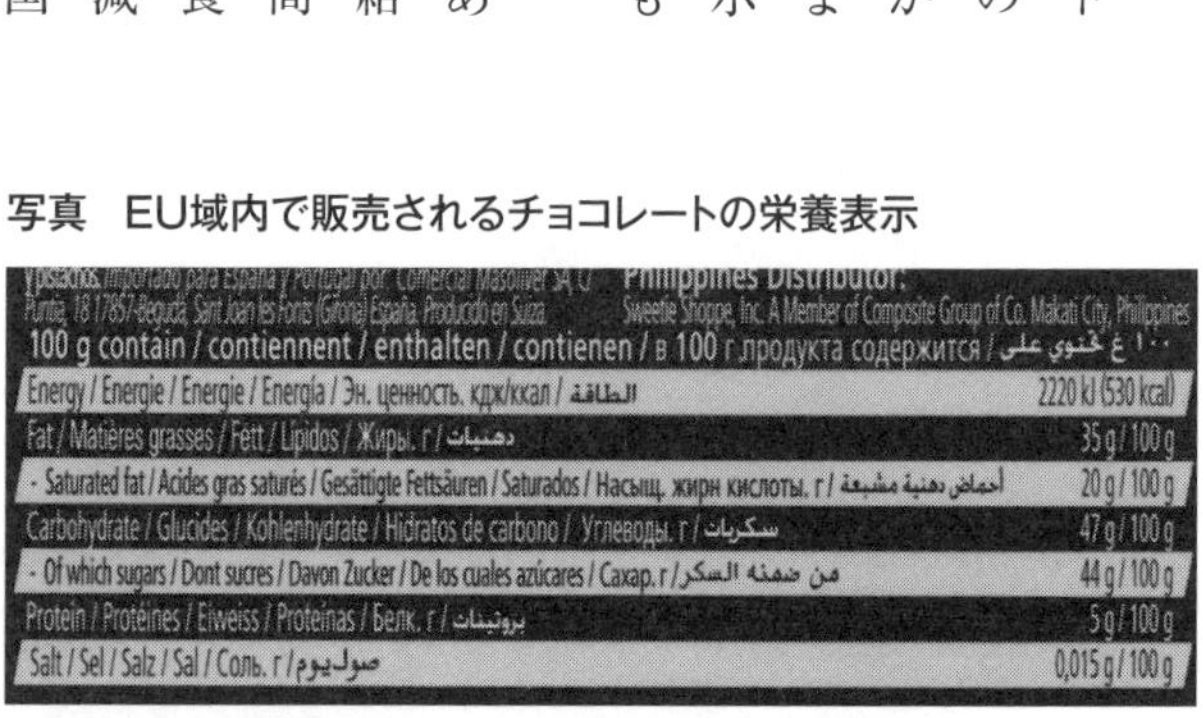

100gあたりの栄養成分表示で一番下がSaltと6か国語で表示されている。

食塩相当量を活用して、食塩の摂取量を減らそう

食塩のとりすぎが高血圧の原因となり、高血圧の予防や治療には食塩制限が重要であることは、いうまでもありません。平均的な日本人は1日10~11gの食塩をとっているといわれています。日本人の食事摂取基準2015年版では、食塩の目標量は男性8・0g未満、女性7・0g未満とされています。私はせめて1食3g以下におさえたいと思って、できるだけ栄養成分表示を参考にしています（それでも、基準の目標量の7・0g未満を大きく超えてしまうのですが……）。

コンビニでは栄養成分表示のあるものを選んでいますが、おにぎりは1つで食塩相当量2g、いなりずし1パックは4g、ポテトサラダ3・7gなどとあり、買えるものが限られます。それでも売り場を見ると、少しずつ減塩の食品は増えています。カップスープで「塩分40%カット」といった商品や、国立循環器病研究センターが提唱している「かるしお」の認定制度を受けたカップめんなども販売されるようになりました。表示に注意していると、中食のめん類は総じて食塩相当量が高いことにも気づきます。一般的な中食や外食がいかに食塩相当量が高いのかに気づき、手づくりの食事の味つけも薄めになっていきます。すべての食事が計算できるわけではありませんが、栄養成分表示に関心を持つことから、1日の食塩摂取量の見直しが始まります。

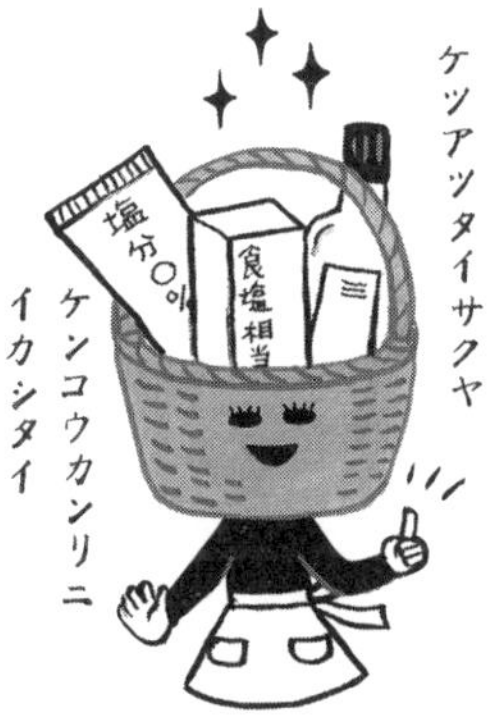
ケツアツタイサクヤ
ケンコウカンリニ
イカシタイ
食塩相当

森田の視点

食品表示法で栄養成分表示のナトリウムの表記をどうするのか、慎重に検討が行なわれてきました。結局は、科学的な正確さよりも、「食塩相当量」という消費者の活用のしやすさが選ばれましたが、そこには、減塩対策がなかなか進まない背景があるからです。

新基準では、あるメーカーのカップめんの「ナトリウム3200㎎」という表記は「食塩相当量8・1g」となります。これだけで男性の1日の目標量（8g未満）を上まわってしまいます。食塩相当量表示なら、ひと目見て「これでは汁は飲めないなあ」と気をつけてもらえるのではないでしょうか。消費者が減塩の食品を選べるように、事業者も商品開発に力を入れてもらいたいと思います。

まとめ

- 新基準のもと、ナトリウム表示が食塩相当量に変わる
- ナトリウム塩を添加していない場合、「ナトリウム○㎎（食塩相当量○㎎）」と表示してもよい
- 栄養表示をかならずチェックして、食塩の摂取を減らしていこう

2-3 気になる!? 糖質と糖類の表示

最近、ペットボトル飲料やお菓子などに、「糖質ゼロ」「糖類ゼロ」と大きく書いてある製品をよく見かけます。ダイエットに関心がある人にとっては、気になる表示です。

糖類は糖質の一部で、糖類ゼロでも糖質ゼロとは限らない

糖質と糖類は、なにがちがうのでしょうか。まずは糖質ですが、炭水化物から食物繊維を除いたものと定義されます（**図1**）。食物繊維は、炭水化物の中で「体内に吸収されないもの」の総称です。

糖質はたくさんの種類があり、単糖類（それ以上分解できない最小単位の糖で、ぶどう糖や果糖など）、単糖が2個つながった二糖類、単糖が3個から10個つながったオリゴ糖、さらに多くつながった多糖類やでんぷん、さらに構造が少し異なる糖アルコールなどがあります。

これら糖質のうち、単糖類と二糖類は「糖類」と分類されます。つまり、糖類は糖質の一部に含まれ、糖質は炭水化物の一部に含まれるという関係となります。なお、糖アルコールとは、アルコールが入っているのではなく、構造がアルコール特有の形をしているもので、キシリトール

図1　炭水化物、糖質、糖類、食物繊維の分類

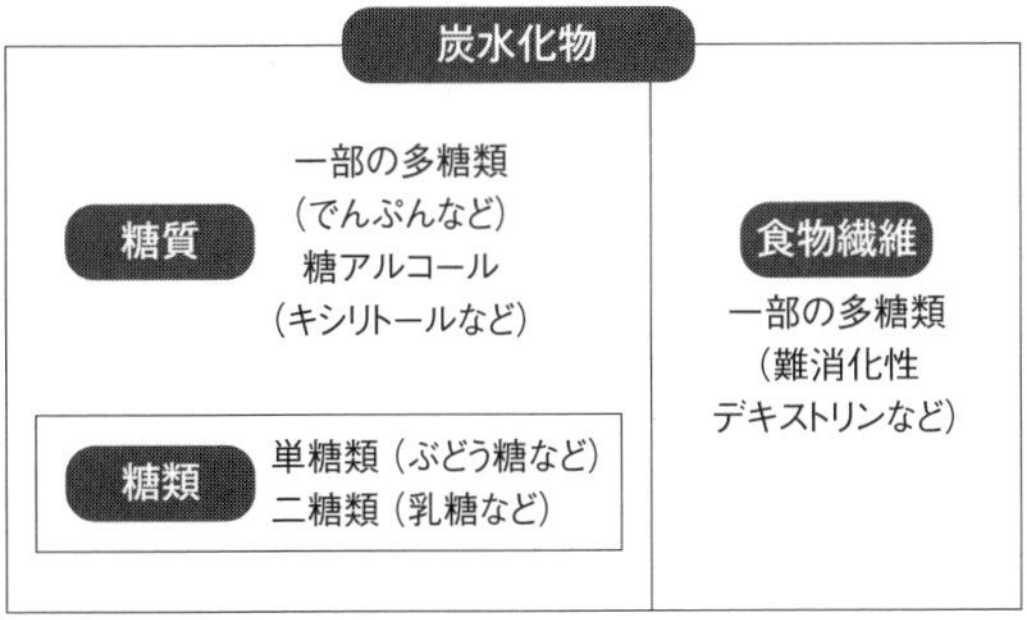

などの甘味料があります。

「糖質」は、基本的には体内に吸収されて、私たちが活動するためのエネルギー源になるものです。しかし、このうち糖アルコールのように吸収されにくくエネルギーになりにくいものや、オリゴ糖など整腸作用が確認されて健康食品などに利用されているものもあります。

「糖類」はぶどう糖、ショ糖（砂糖）、果糖など、糖質の中でも特にエネルギー源になりやすいものです。体内に吸収されて短時間で血糖値を上げますので、血糖値の上昇が気になる人は、「糖類」のとりすぎに注意が必要です。

食物繊維は不足がちなので表示で確認

一方、炭水化物のうち「食物繊維」は、エネルギー源としてではなく、さまざまな生理機能性が確認され、生活習慣病予防や重症化予防の研究が注目されています。このため、日本人の食事摂取基準では、目標量が定められ、18～69歳の男性では1日20g以上、18～69歳の女性では18g以上となっています。しかし、現在の日本人の食物繊維摂取量の中央値は、1日13・7g。半数以上が目標量を摂取できていません。さまざまな研究から理想とされる1日24g以上には遠く及ばない状況です。このため、新基準では、食物繊維が「推奨表示」項目となり、表示の優先順位が高く位置づけられています。

新基準では、炭水化物が義務表示で、糖質・糖類は任意表示です。しかし、糖質について強調表示をする場合は、推奨表示である食物繊維もセットにして栄養成分表示することになっています。その場合、炭水化物＝糖質＋食物繊維であることがわかるように、「糖質」「食物繊維」は一字落として表示します。また、糖類を表示する場合は、糖質の一部であることがわかるように、さらに一字落として表示します（**図2**）。最近は糖質を極端に制限するダイエット方法が注目され、それに伴って糖質の表示が増えてきました。ただし、健常者が低糖質の食事を長期間摂取することについての影響は不明です。食事摂取基準では、炭水化物の摂取量は1日に必要なエネルギー量の50〜65％と定めています。

図2　栄養成分表示における炭水化物の表示例

栄養成分表示 1袋2枚（36g）あたり		
熱量	173kcal	義務表示
たんぱく質	2.3g	義務表示
脂質	9.1g	義務表示
炭水化物	22.0g	義務表示
糖質	19.0g	任意表示
糖類	4.0g	任意表示
食物繊維	3.0g	推奨表示
食塩相当量	0.2g	義務表示

森田の視点

炭水化物の内訳表示は、血糖値の上昇が気になる人は「糖類」を、太りすぎが気になる人は「糖質」を、そして積極的にとりたい「食物繊維」をまとめて見ることができるので便利です。新基準では義務表示は炭水化物だけですが、消費者のニーズが高まり糖質、糖類、食物繊維を内訳表示する事業者が増えています。

まとめ

●糖質ゼロなら糖類ゼロ。でも、糖類ゼロは糖質ゼロとは限らない
●「炭水化物＝糖質（糖類を含む）＋食物繊維」の関係が内訳表示でわかりやすく
●食物繊維の表示を参考に目標量（成人男性1日20g以上、女性18g以上）を目指そう

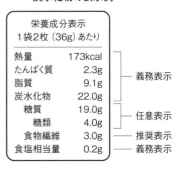

2-4

日本人の実状にあった脂質の表示が必要

栄養成分表示の義務表示5項目のうち、3つ目が脂質です。日本では脂質だけが義務表示ですが、脂質関連ではEUでは脂質と飽和脂肪酸が、アメリカでは脂質、飽和脂肪酸、トランス脂肪酸、コレステロールが義務表示となっています。日本の新基準でも飽和脂肪酸が推奨表示とされました。脂質に関する表示ルールについて、見ていきましょう。

「飽和脂肪酸」が推奨表示になった理由

脂質は、炭素の間に二重結合がない「飽和脂肪酸」、二重結合が1個存在する「一価不飽和脂肪酸」、2個以上存在する「多価不飽和脂肪酸」に分類されます（**図1**）。

このうち飽和脂肪酸は、摂取量が多くても少なくても、生活習慣病のリスクを高めることが示唆されています。多すぎると冠動脈疾患を招く可能性があり、少なすぎると脳出血のリスクが高まります。食生活の欧米化に伴い、日本人の飽和脂肪酸の摂取量は増える傾向にあり、現在はとりすぎに注意が必要とされています。

飽和脂肪酸は、乳製品や肉の脂肪などの動物性油脂に多く含まれます。また、ラード（豚の背脂で作られた油脂）やパーム油（アブラヤシの果実から作られる植物性の油脂）など、常温で固まる油にも多く含まれています。外食のいため物やラーメン、菓子などの加工食品などに使われて、知らないうちにたくさん摂取していることもあります。

国民健康・栄養調査によれば、日本人30～49歳の飽和脂肪酸の摂取状況の中央値は、男性で1日15・2g、女性で13・8g。これをエネルギー比率で換算すると、男性は6・6%、女性は7・6%となり、女性の場合、日本人の食事摂取基準の目標量7・0%以下を超えており、国民のうち目標量の範囲をはずれている人が半数近く存在しています。これがアメリカではもっと深刻で、男女ともエネルギー比率の11%を飽和脂肪酸が占めており、飽和脂肪酸を抑えるように栄養教育に力が入れられています。

飽和脂肪酸は、国際規格を定めるコーデックス委員会の栄養表示ガイドラインでは重要と位置づけられています。ヨーロッパをはじめ、栄養表示を義務化しているアジアなどほかの国でもほとんどが義務表示とされています。また、世界保健機関のWHO世界戦略においても、飽和脂肪酸の摂取低減や、不飽和脂肪酸への切りかえが推奨されています。

このようにさまざまな観点から、飽和脂肪酸は最優先項目として「推奨表示」とされたのです。

「n-3系脂肪酸」の表示が増えてきた

脂質でいま注目されているのは、多価不飽和脂肪酸でしょう。脂肪酸の中でも二重結合を2個以上含むもので、二重結合の位置によって

図1　脂質の構成

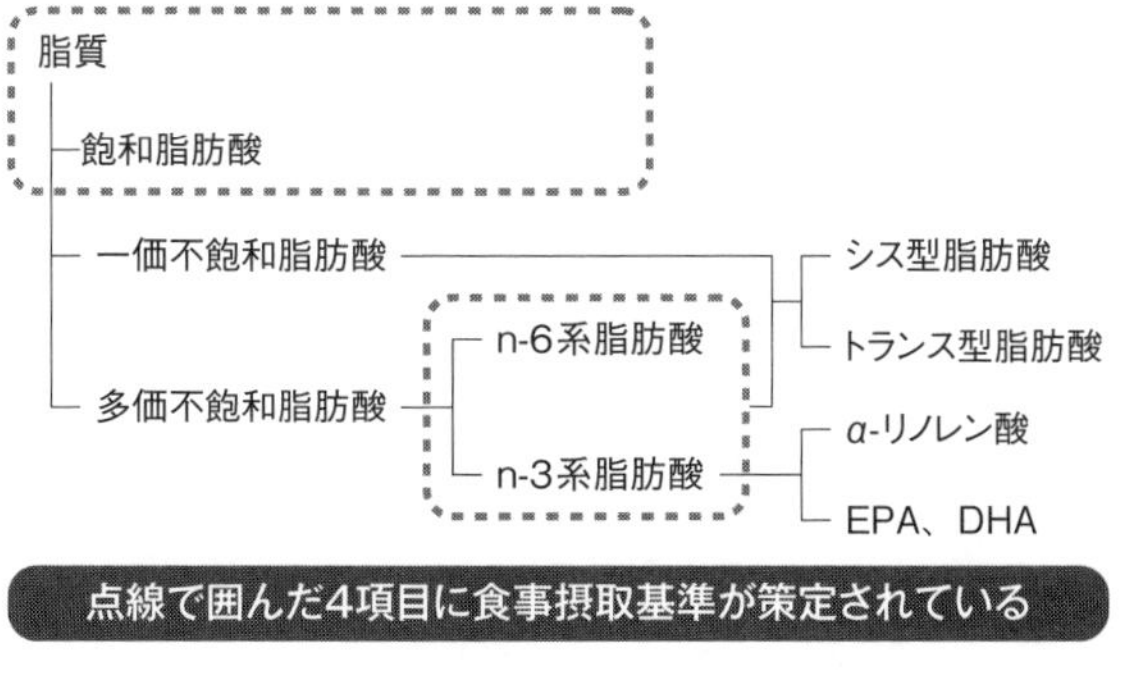

n-6系脂肪酸とn-3系脂肪酸に分けられます。これらの脂肪酸は食品にそれぞれ異なった割合で含まれていて、体の中で他の脂肪酸とは異なる働きをします。

このうちn-3系脂肪酸には、植物油由来のα-リノレン酸や、魚由来のエイコサペンタエン酸（EPA）やドコサヘキサエン酸（DHA）などがあります。n-3系脂肪酸は不足すると皮膚炎などを生じることがわかっており、食事摂取基準では目安量（たとえば30～49歳男性で1日2・1g、同女性で1・6g）が設定されています。

最近は、多価不飽和脂肪酸の中でも、n-3系脂肪酸だけを積極的に表示をする商品が増えています。新基準で表示をする場合は、脂質の後の内訳表示で、一字落として表示されています。

「コレステロール」の表示を気にしすぎる必要はない

脂質の表示といえば、コレステロールも気になります。コレステロールは、脂質とは構成が異なりますが、脂質の仲間です。健康診断でコレステロールが高めといわれ、「コレステロールを多く含む卵などの食品を避けなくちゃ」と思われているかたも多いのではないでしょうか。

確かに卵はコレステロール含有率が高いのですが、ちょっと待ってください。卵の摂取量と動脈硬化性疾患との関連を調べた数多くの調査からは、その関連は認められないことが最近になってわかってきました。また、大勢の日本人を対象にした調査でも、1日に鶏卵を2個以上食べた人とほとんど食べない人の死亡率を比べたときに、有意な差は認められていません。

というのも、コレステロールは体内で合成できる脂質であり、食品から摂取する量よりも、肝臓で合成する量のほうが多いのです。食事性コレステロールの量が血中総コレステロールにそのまま反映するわけではなく、食事性のコレステロールは、体内で作られるコレステロールの3分の1から7分の1を占めるのにすぎないこともわかってきました。

このため、「日本人の食事摂取基準（2015年版）」では、これまで定められてきたコレステロールの摂取目標量を撤廃し、目標量を定めてありません。

アメリカでは1960年代ごろからコレステロールを多く含む食品に注意するように啓発してきたのですが、いまでは「コレステロールは、とりすぎが心配される栄養素ではない」として、2015年の食事ガイドラインからコレステロール摂取量の推奨値を撤廃しました。食の常識は時代とともに変わるものです。「コレステロールゼロ」などと表示されている食品を見かけますが、そのような表示をあまり気にする必要はなさそうです。

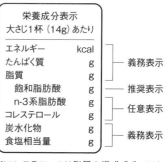

栄養成分表示では、コレステロールは任意表示項目として、脂質の下に表示をしてもよいことになっています。この場合、コレステロールは脂質の構成成分ではありませんので、飽和脂肪酸のように脂質の一字落としではなく、**図2**のように脂質と並べて表示します。

図2　栄養成分表示における脂質の表示例

栄養成分表示 大さじ1杯（14g）あたり		
エネルギー	kcal	義務表示
たんぱく質	g	義務表示
脂質	g	義務表示
飽和脂肪酸	g	推奨表示
n-3系脂肪酸	g	任意表示
コレステロール	g	任意表示
炭水化物	g	義務表示
食塩相当量	g	義務表示

※コレステロールは脂質の構成成分ではないので、任意表示をする場合は、脂質の後に表示する。

森田の視点

脂質は栄養成分表示の中でも、エネルギーや食塩相当量に比べると、あまり見られていない項目です。脂質の数値に9をかけるとエネルギー量となり、全体のエネルギーのどのくらいを占めるのかを知ることができます。脂質からのエネルギー比率は、食事摂取基準においても目標量が定められており、20％以上30％未満となっています。弁当などで脂質量が表示されていたら、脂質からのエネルギー比率を求めてみましょう。油っこい食事が続く場合は、気をつけてください。

まとめ

- 脂質は義務表示、このうち飽和脂肪酸は推奨表示になった
- 健康ブームにのって、n-3系脂肪酸の任意表示が増えてきている
- 食事性コレステロールの摂取に神経質になる必要はない

2-5

国によって異なるトランス脂肪酸の表示

動脈硬化系の疾患を心配する人にとっては、トランス脂肪酸は大きな関心事です。トランス脂肪酸を過剰に摂取すると、ＬＤＬ（いわゆる悪玉）コレステロールが増加し、ＨＤＬ（いわゆる善玉）コレステロールが減少して動脈硬化症の危険因子となることが知られているからです。特にトランス脂肪酸の摂取量が多いアメリカでは、使用規制や表示の義務化などさまざまな対策を講じてきました。

一方、日本ではトランス脂肪酸の使用規制はなく、新基準でもトランス脂肪酸の表示は義務づけられていません。なぜ国によって対応が異なるのでしょうか。トランス脂肪酸の規制と表示について考えます。

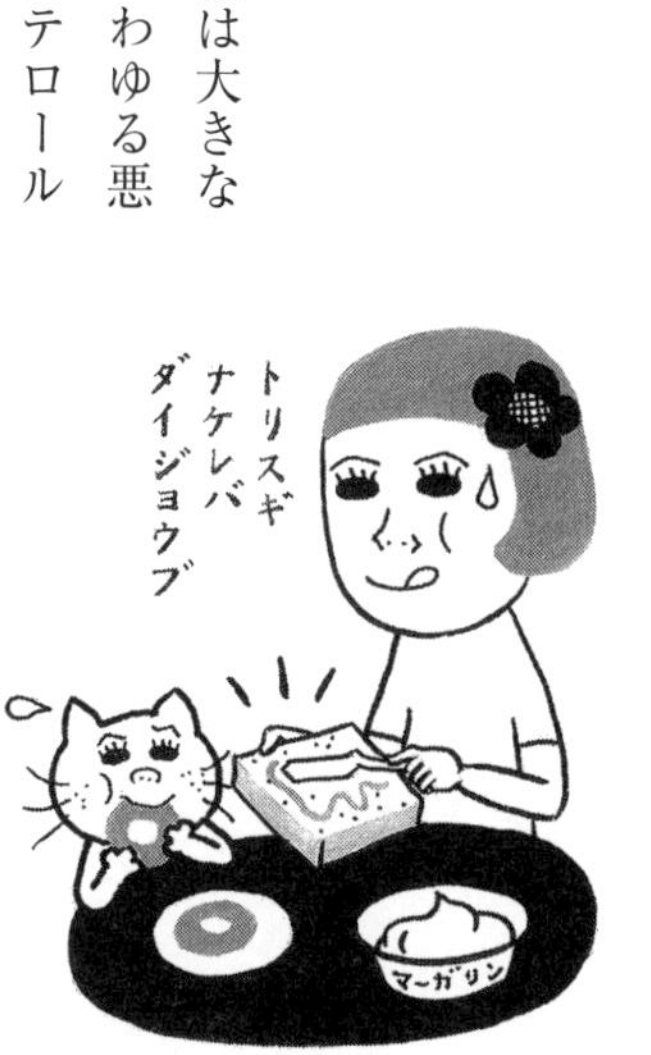

部分水素添加油脂の使用を禁止したアメリカ

アメリカＦＤＡ（食品医薬品局）は２０１５年6月、「部分水素添加油脂（partially hydrogenated oils = PHOs）に関する最終決定」を公表しました。PHOsとは液体の植物油に水素を添加して作る半固体または固体の油脂のことで、硬化油とも呼ばれます。マーガリンやショートニングがこれにあたり、クッキーやケーキ、スナック菓子などの材料に使われ、サクッとした食感を出します。このPHOsがトランス脂肪酸を多く含みます。

トランス脂肪酸はトランス型という二重結合の形を持つ不飽和脂肪酸の一種で、さまざまな研究結果から、過剰に摂取すると冠動脈疾患（心筋梗塞、狭心症など）を増加させる可能性が高いといわれています。アメリカでは冠動脈疾患が死因の第1位で、その原因の一つとしてトランス脂肪酸の摂取量の多さがあげられます。このためアメリカでは、今後3年の移行期間を経てPHOsの食品としての使用を原則禁止とする措置を決定したのです。ＦＤＡは、この措置により年間数千人の命が救われると説明しています。

なお、トランス脂肪酸はPHOsだけではなく、肉や乳製品などにも自然にごく微量含まれ、植物油の精製脱臭工程でもわずかに生成されます。これらは量が少なく、代謝しやすい構造のために規制対象とならず、PHOsのみが対象です。「アメリカでトランス脂肪酸が禁止された」との報道がありましたが、それは正確な表現ではありません。

アメリカの食品業界では、水素添加ではなくほかの方法で植物油を固形化するなどの技術が開発され、PHOsからトランス脂肪酸の低い油への移行はすでに進んでおり、ファストフード店の揚げ油や菓子などはトランス脂肪酸を含まない油が用いられています。PHOsの原則使用禁止決定によって大きな混乱はないと思われます。

日本人のトランス脂肪酸摂取量はかなり少ない

このようにアメリカがトランス脂肪酸の対策に熱心なのは、アメリカ人のトランス脂肪酸の摂取量の多さが背景にあります。２００３年の時点でアメリカ人成人の平均的なトランス脂肪酸の摂取量は、総エネルギーの２・６％でした。ＷＨＯ（世界保健機関）ではトランス脂肪酸を総エネルギー摂取量の1％未満とすることを目標としており、その目標値を大きく超えています。その後、低減に向けたとり組みが進みましたが、摂取量はまだ多いのが現状です。

一方、日本の食品安全委員会は、2012年にトランス脂肪酸のリスク評価を行ないました。それによると日本人の摂取量は相当少なく、トランス脂肪酸摂取量の平均値は総エネルギーの0・31％（PHOs由来は0・12％）、日本人の95パーセンタイル値（多いほうから上位5％の位置の人の数値）も、総エネルギー摂取量の0・73％と、いずれもWHOの目標1％未満を下まわっています。

食品安全委員会では「日本人の大多数はWHOの目標を下まわっており、通常の食生活では健康への影響は小さい」と評価しており、これを根拠に、日本ではトランス脂肪酸に関する使用規制は設けられていません。

一方、食品業界ではトランス脂肪酸の低減に向けたとり組みが進められ、たとえばマーガリンなどにおけるトランス脂肪酸の量はかなり減少してきました。しかし、トランス脂肪酸を低減させると、今度は飽和脂肪酸の量が増加することもわかってきました。食品安全委員会の調査では、業務用マーガリンとショートニングのトランス脂肪酸平均値は10分の1以下に減少したのに、飽和脂肪酸の平均値は業務用マーガリンで約1・4倍、業務用ショートニングで約1・9倍と増加しています。日本人の女性の半分が飽和脂肪酸のとりすぎが懸念される現状を考えると、悩ましい問題です。一部の週刊誌などでは、「トランス脂肪酸は危険。植物油より動物脂が安全で、いため物にはラードや牛脂を使ったほうがよい」などと紹介していますが、それでは飽和脂肪酸のとりすぎによる動脈硬化のリスクを上げてしまいかねません。

海外におけるトランス脂肪酸の使用規制と表示

海外に目を向けると、トランス脂肪酸の対策はその国の食生活や疾病状況によってさまざまです。トランス脂肪酸の使用を完全に排除している国はなく、ごく一部の国が使用規制や表示義務を設ける措置を講じています（**表**）。

ＥＵではトランス脂肪酸の使用規制や義務表示は行なっていませんが、国によっては独自の基準を設けています。イギリスでは、「トランス脂肪酸の平均摂取量は、最大でも総エネルギーの２％を超えないようにすべきである」としており、現在の推計は総エネルギーの１％程度にとどまっているため、使用規制も義務表示も行なっていません。むしろPHOsを食品から除くことによる最大の懸念は、潜在的に飽和脂肪酸の含有量が増えることであり、「飽和脂肪酸の低減に注力することが重要」としています。

日本では09年の消費者庁発足時以来、トランス脂肪酸の表示をめぐって義務化するかどうか長期にわたって検討が行なわれてきました。そして２０１５年５月、消費者委員会は「平均的な日本人の推定摂取量は、現時点において健

表　海外におけるトランス脂肪酸のおもな規制例

国	使用に関する規制	表示に関する規制
アメリカ	部分水素添加油脂（PHOs）を、3年後までに原則使用禁止に	2006年から義務表示に
デンマーク	最終製品に含まれる油脂100gあたりの加工由来トランス脂肪酸が2gを超えてはならない	なし
カナダ	低減達成目標を定めて事業者に低減化のとり組みを推奨	2005年から義務表示に
シンガポール	容器包装入り食用油脂は2%を超えるトランス脂肪酸を含んではならない	2012年から容器包装入り食用油脂の包装に表示を義務化
韓国	なし	2007年から義務表示に
中国	乳幼児用食品はPHOsの使用禁止	2013年から、PHOsが使用されている食品について義務表示に
イギリス、オーストラリア、ニュージーランド、日本	摂取量調査から、規制の必要はないとして使用制限はせず、むしろ「飽和脂肪酸の摂取量の多さが問題」としている	なし

康への影響を懸念するレベルではない」として、任意表示とする結論を出しました。なお、日本ではトランス脂肪酸を自主的に表示する場合はガイドラインが設けられていて、食品100gあたりのトランス脂肪酸の含有量が0・3g未満の場合は「ゼロ」と表示してもよい、というルールを定めています。

含有量の情報開示も進んでいる

日本ではトランス脂肪酸の表示は任意のため、ほとんどの商品では容器包装に表示されていません。しかし、大手企業の中にはウェブサイトに主要な商品のトランス脂肪酸の含有量を開示していたり、問い合わせに答えてくれる企業もあります（**資料**）。

たとえば、あるドーナッツは100g中のトランス脂肪酸含有量は1g（9kcal）で、1日2000kcal摂取するかたの場合は総エネルギー比0・45%を占めます。これを毎日2～3個食べるようだと、トランス脂肪酸の摂取が軽く1%を超えてしまうので注意が必要です。

一方、マーガリンはすでに低減化が進められており、ウェブサイトを見ると、トランス脂肪酸の含有量は、代表的なマーガリンの1食の使用量10g中0・1g程度でした。これは総エネルギー

資料　食品ごとのトランス脂肪酸含有量の情報開示例

トランス脂肪酸は食品成分表などに数値の記載がないため、一部企業で、
主要食品中の含有量を自主的に公開している

雪印メグミルク（株）	http://www.meg-snow.com/news/2016/pdf/20160615-1224.pdf マーガリン類や植物性ホイップ製品のトランス脂肪酸の含有量
日本生協連	http://jccu.coop/food-safety/qa/qa01_02.html coopマーガリン類、コーヒー用ポーションのトランス脂肪酸の含有量
山崎製パン（株）	http://www.yamazakipan.co.jp/company/trans_fat/ 食パン、菓子パン、和菓子、洋菓子など主要製品のトランス脂肪酸の含有量
日本パン工業会	http://www.pankougyokai.or.jp/transfat/transfat.html 食パン、菓子パン、ペストリー、ドーナツ、その他パンのトランス脂肪酸含有量
（株）神戸屋	http://www.kobeya.co.jp/products/trans_fat/ おもなパン商品のトランス脂肪酸の含有量

比0・05％にすぎず、パンにマーガリンを塗るのをやめる必要があるとは思えません。

こうした数値は義務表示にすべきだと思われるかもしれませんが、トランス脂肪酸の分析はむずかしく、コストもそれなりにかかります。また、表示するとすれば乳製品などの天然のトランス脂肪酸も含めた数値になります。日本の摂取状況などを考えても、トランス脂肪酸の表示を義務づけることは、いまの時点では現実的ではないと感じます。トランス脂肪酸ばかりを気にするのではなく、脂質全体を考えて食生活を見直すことの重要性に、もっと目を向けてほしいと思います。

森田の視点

トランス脂肪酸については「日本でも使用を規制し、表示を義務化すべき」という声をよく聞きます。しかし、国によって食生活も疾病状況も異なり日本の摂取状況では義務化の優先度が高いとは思えません。トランス脂肪酸の摂取量をおさえることで、かえって飽和脂肪酸の摂取量が増えてしまうことも気になります。むしろ、新基準で推奨表示とされる飽和脂肪酸の表示の拡大が先決でしょう。

まとめ

- アメリカでは、トランス脂肪酸対策として部分水素添加油脂が原則禁止された
- 日本は摂取量が少ないため、とるべき対策が異なる
- トランス脂肪酸は、新基準では任意表示とされた

2-6

ばらつきがある成分値は「推定値」と表示すれば認められる

栄養表示を見て「この数字、本当に正確なの？」と、思ったことがあるでしょう。表示してある数値はどのくらい信頼できるものなのでしょうか。

熱量など1の位まで記載してありますが、実際には製品ごとにばらつきがあるはずです。だからといって、いい加減な数字が表示されているわけではありません。栄養表示のルールでは、成分ごとに許されるばらつきの程度が誤差範囲として定められています。たとえば、基本の5つ（熱量、たんぱく質、脂質、炭水化物、食塩相当量）の値については、「±20％以内に収まるように」と決められ、これをはずれると違反となります。

しかし、食品によっては±20％以内に収まらない食品もたくさんあります。このため義務化にあたっては、ばらつきの大きい場合に最初から栄養成分表示の下に「推定値」「この表示値は、目安です」と記すという、新しいルールを定めることにしました。最近は、ハムやパンなどの栄養成分表示の枠の下に、この「推定値」の表記を見かけるようになりました。

こんなにばらつく！　加工食品の栄養成分

新しく「推定値」表示を定めるにあたって、実態としてどのくらい食品の栄養成分値がばらつくのか、消費者庁は２０１２年度に調査しています。栄養表示がされた市販加工食品16のグループの470食品を買い上げて、エネルギー、たんぱく質、脂質、炭水化物、ナトリウムを分析したところ、表示された数値が±20%以内の誤差の範囲に収まらない食品が、半数近くもあることがわかりました。その一部を**表**に示します。

ハムなどは、見た目でも脂身が多いもの、少ないものがありますので、ばらつくことは容易に予想されます。ほうれん草のばらつきはおそらく季節変動によるものでしょう。ここまでばらつきが大きいものは加工食品の一部だと思われますが、それでも正確な数値の表示がむずかしいということがわかります。

表　実際の分析値に対する表示値の割合（%）
（消費者庁2012年度事業「栄養成分の表示値設定方法調査事業」より一部抜粋）

検体名	表示単位	表示値÷分析値×100（%）ただし、幅表示について下限値から上限値内に含まれている場合は、○と記載				
		エネルギー	たんぱく質	脂質	炭水化物	ナトリウム
ほうれん草（冷凍）ー1	100g	63	72	63	87	39
ほうれん草（冷凍）ー2	100g	60	110	33	70	571
魚介調味缶詰類（さば味付）	100g	○	101	○	54	79
魚介調味缶詰類（さば味噌煮）	100g（液体含む）	85	127	64	79	112
さつま揚げー1	110g	103	105	112	98	105
さつま揚げー2	100g	126	97	248	68	100
肉加工類（ロースハム）ー1	38g	105	99	138	108	112
肉加工類（ロースハム）ー2	100g	132	87	355	100	107
肉加工類（ソーセージ）ー1	100g	97	95	97	100	88
肉加工類（ソーセージ）ー2	100g	78	125	71	83	97
肉加工類（ベーコン）ー1	100g	96	114	88	122	113
肉加工類（ベーコン）ー2	70g	130	66	141	243	103

あるロースハムでは、脂質の表示値が7.8g/100gとされていたが、分析値は2.2gで、3倍以上の差があった。また、エネルギーも156kcal/100gと表示されていたが、実際は118kcalで、±20%以内に収まっていなかった。
原材料（季節変動、個体差、使用部位）や、調理加工（水分や油等の吸着の影響で、バラつきが生じることがわかる。

±20%を超えても推定表示が可能になる

そこで消費者庁は、これまでの表示のルールは維持したまま、新たに「±20%以内の許容範囲の幅に収まらない場合でも、合理的な方法によって得られた数値であれば、断わり書きをすれば表示が可能になる」としました。その断わり書きが「推定値」「この表示値は、目安です」というもので、栄養成分表示の枠の下に表示すればよいという新ルールです。さらに細かく、「推定値（日本食品標準成分表（7訂）に基づき計算）」「サンプル品分析による推定値」などと表記することも可能です（**図**）。

つまり、分析値でも計算値でも、断わり書きを書けば許容範囲を超えてもよし、となったのです。なお、「低糖」「ビタミンCたっぷり」など栄養成分の強調表示の場合では、このルールは認められません。

じつは、この「推定値」の導入には賛否両論がありました。「正確さにはこだわらないので、できるだけ多くの加工食品に栄養表示をしてほしい」という意見、「断わり書きさえしておけば正確でない値を表示してもよいことになり、国際的にもそのような表示は認められておらず、消費者をミスリードする」という意見など。しかし、誤差範囲を超えることを認めないまま栄養表示を義務化すると、使用できる原材料の幅が著しく狭まり、コストアップにもつながり、事業者は対応が困難になります。栄養成分表示の義務化にあたっての、実態に応じた対応とも

図　推定値の表示の新ルール

栄養成分表示（1本（350g）あたり）	
熱量	150kcal
たんぱく質	1.8g
脂質	0.4g
炭水化物	35g
食塩相当量	0.01g

この表示値は、目安です。

栄養成分表示（100mℓあたり）	
熱量	150kcal
たんぱく質	1.8g
脂質	0.4g
炭水化物	35g
食塩相当量	0.01g

数値は日本食品標準成分表（7訂）を用いて計算した、推定値です。

いえるでしょう。

「ばらつき」問題をほかの国ではどうしているのか

ここで、素朴な疑問が生じます。食品の栄養成分がばらつくのは世界共通のはずなのに、ほかの国ではどうしてスムーズに表示を義務化できたのでしょうか。推定値の表示ルールはないはずなのに……?

国によって対応は違いますが、たとえば、すでに1994年に栄養表示を義務化したアメリカでは、誤差範囲を幅ではなく、栄養成分ごとに上限または下限だけを決めています。たとえばエネルギーであれば肥満が社会問題なので、表示値プラス20%というように上限値のみ決めています。表示値の厳密さにこだわるよりも、実際の分析値が上限値を超えなければ健康への悪影響は少ないであろうという考え方です。

しかし、日本では肥満だけでなくやせすぎの問題も大きいため、上限値だけを定めるという考え方はなじみません。さらに調べていくと、日本と諸外国とでは法律の執行体制が異なることもわかりました。栄養表示を義務づけている多くの国では、ルールは決めてもあまりチェックしません。行政がきびしく監視しなくても、問題が起これば裁判によって解決する傾向が強いという風潮もあるのかもしれません。

これが日本だと、行政は抜きとり検査などをして、法律がきちんと守られているかどうか監視を行います。数値に正確さを求め、さらに法律が守られているか監視を求めるのは、日本人の特性なのかもしれません。このため、誤差範囲を超えたときの考え方を示しておかねばならなかったのです。

「推定値」の根拠を明確にするのは、事業者の責任

これから栄養成分表示を見るときには、「推定値」や「この表示値は目安です」といった枠外の表示があるかどうか、ごらんになってみてください。特に塩分や特定のミネラルなどの摂取を厳格に管理しなければならない人は、注意が必要です。成分によっては、±20％以内に収まっていない可能性があることも知ったうえで利用してほしいと思います。

一方、「推定値」だからといって、まったくあてにならないということではありません。事業者は推定値の数値を出すために、いくつかの製品を分析して平均値を求めたり、食品成分表を参考に配合量から計算で求めたりと、合理的な根拠に基づいて数値を算出しています（146ページのコラム参照）。その根拠データは明確にしておかなければならず、食品表示を監視する保健所等に問われたら、すぐに答えられるように管理しておくことも求められます。「推定値」表示は、ばらつきはあるけれども、その根拠は確かなものでなくてはならないのです。

森田の視点

新基準になって、ハムなど「脂肪の含まれる割合が、製品によって違うだろうなあ」と思われる商品の多くに、「推定値」と併記されるようになりました。正確な値を知りたいのに、と思われるかもしれませんが、そもそも私たちが食事からとる栄養成分の総量を知ることは、きわめて困難です。そう考えると、加工食品の一つ一

つに正確な数値にこだわるよりも、「推定値」でも確認を怠らず、日ごろの食生活のくせを知ることにつなげるほうが現実的だといえるでしょう。

まとめ

- ばらつきのある場合の栄養成分表示は「推定値」「この表示値は目安です」と枠外に書いてある
- 「推定値」でも合理的な根拠が必要
- 塩分や特定のミネラルを制限している人は、「推定値」表示に注意する

2-7 表示の単位は「100gあたり」と「1食あたり」でどちらがわかりやすいか

あめ玉がたくさん入っている袋に、「栄養成分表示（100gあたり）」として390kcalなどと書かれていると、どうでしょう。1回で100gを食べるわけではないし、1粒がどのくらいかを知りたいのに……。なんだか使えないなあと思ってしまいます。

新基準では、「販売される状態における可食部分の、100gもしくは100mℓ、または1食分、1包装、その他の1単位あたりの、栄養成分の含有量を表示する」と定められています。これは旧基準から変わっていません。どの単位で表示するのか、事業者の判断に任されていて、同じような食品でも100gあたり、1個あたり、1枚あたり、1包装あたりと、さまざまな単位が用いられているのが実状です（**写真**）。

消費者にとってわかりやすいのは、どんな単位の表示か、考えてみましょう。

アメリカではサービングサイズ、ヨーロッパは100gで統一

世界に先駆けて栄養表示を義務化したアメリカでは、100gあたりの単位ではなく、「サービングサイズ（1食分の量）」あたりの栄養成

写真　栄養成分表示の単位はさまざま

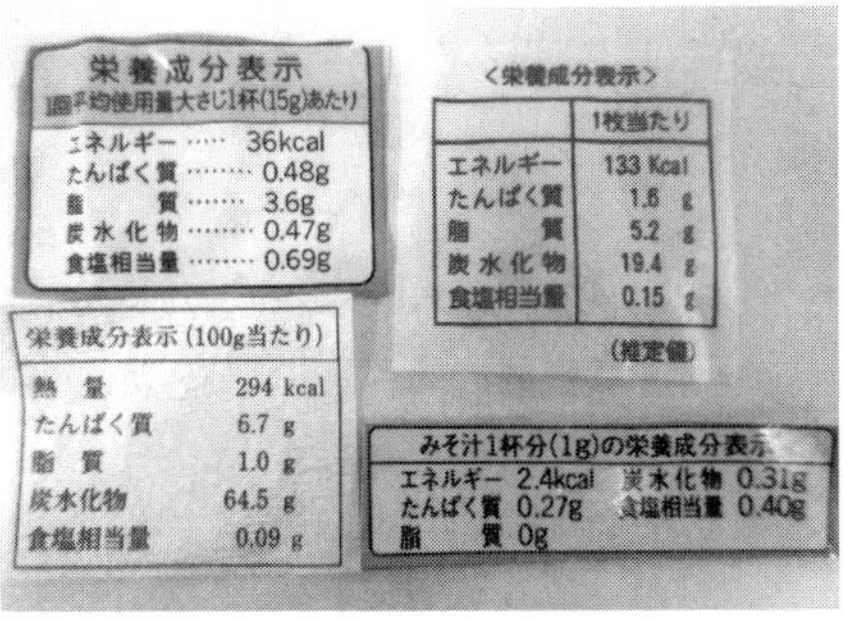

分の含有量を示すルールとなっています。たとえば、牛乳の1サービングは1カップ（アメリカでは240㎖）、パスタや米の1サービングは2分の1カップ（120㎖）と決められています。サービングは英語で「給仕する」という意味。1サービングを1回あたりの標準摂取量として、139の食品カテゴリーに定められています。サービングサイズで統一されると消費者にとってわかりやすく、同じ食品同士で栄養成分の量を比較することも可能です。

図1の表示例は、1サービングが3分の2カップ（55g）あたりの栄養成分です。熱量が目立つように一番上に記され、基本5成分とその構成成分、ビタミン・ミネラル4種の義務表示項目の数値が並びます。右側には％DV（パーセントデイリーバリュー・1日摂取目安量の％）として、1日の適正摂取熱量が2000kcalの人に合わせて、その食品中に含まれる各栄養成分の1日摂取目安量に対する割合が示されています。日本に比べると、たくさんの項目が義務づけられていることがわかります。

日本もアメリカのように「サービングサイズ」で統一したほうがいいのではないか、という意見もあり、新基準を定めるさいにも検討されました。しかし、人によって1食分の量はさまざま。数値を定めることが困難な食品のほうが多いという意見が出され、採用は見送られました。実際にアメリカでも、1990年代に定めたサービングサイズが実態と合っておらず、使いにくいという問題も出ています。**図1**に示したアメリカの栄養表示例は、栄養教育に熱心なミシェル・オバマ大統領夫人が2016年に発表したものですが、このときに、サービングサイズの量も見直すことになりました。

一方、EUで義務づけられる栄養表示は、どのような食品でも100gあたり、または

100㎖あたりの表示が原則です。1食あたりを表示したい場合は、追加して表示をすることも可能とされていて、並列して表示されるケースが多く見られます。なお、1日摂取量に対する割合表示は義務づけられてはいませんが、任意表示としてわかりやすいシンボル表示（信号

図1　アメリカの栄養表示例

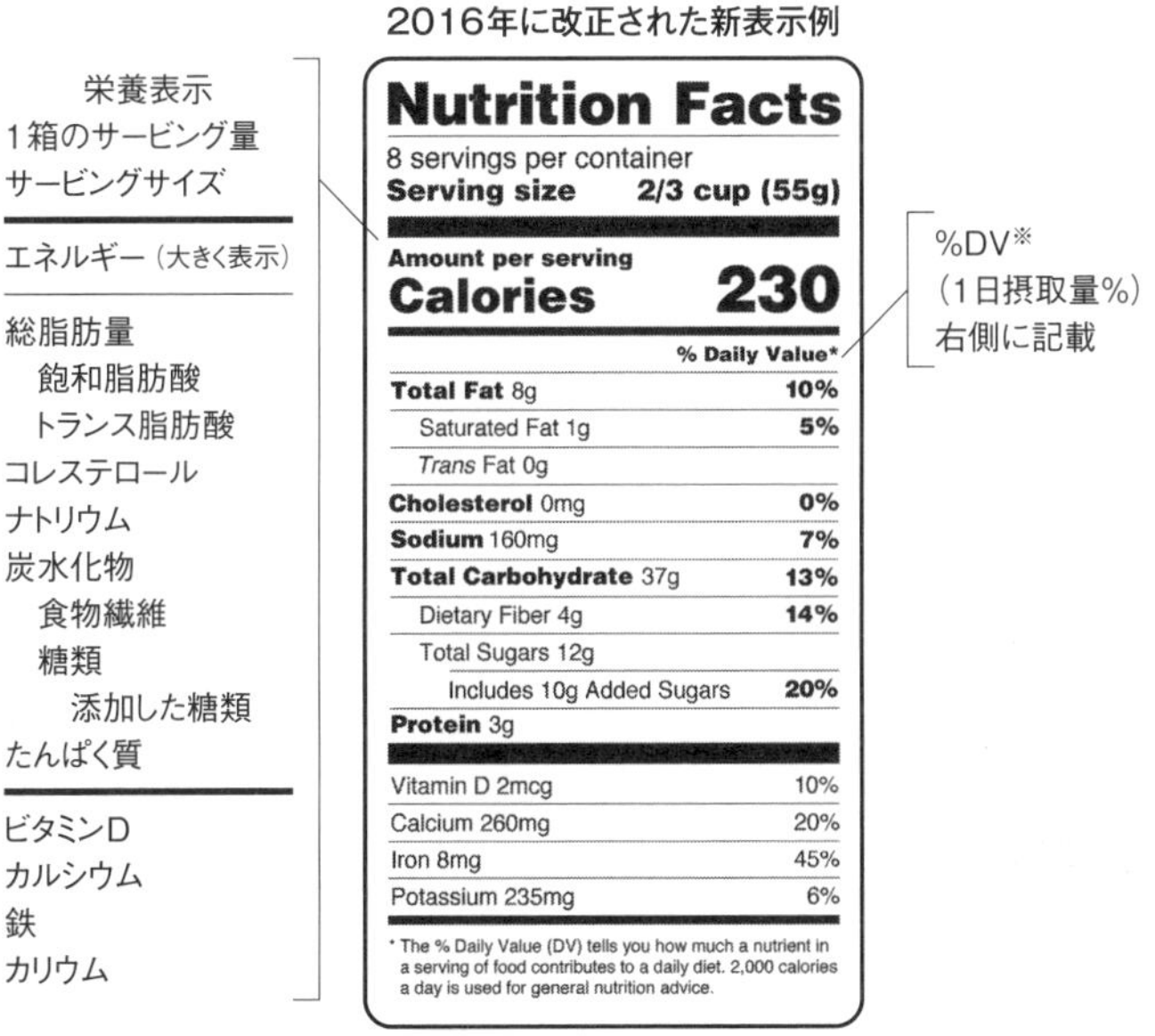

2016年に改正された新表示例
栄養表示
1箱のサービング量
サービングサイズ
エネルギー（大きく表示）
総脂肪量
飽和脂肪酸
トランス脂肪酸
コレステロール
ナトリウム
炭水化物
食物繊維
糖類
添加した糖類
たんぱく質
ビタミンD
カルシウム
鉄
カリウム
Nutrition Facts
8 servings per container
Serving size 2/3 cup (55g)
Amount per serving
Calories 230
% Daily Value*
Total Fat 8g 10%
Saturated Fat 1g 5%
Trans Fat 0g
Cholesterol 0mg 0%
Sodium 160mg 7%
Total Carbohydrate 37g 13%
Dietary Fiber 4g 14%
Total Sugars 12g
Includes 10g Added Sugars 20%
Protein 3g
Vitamin D 2mcg 10%
Calcium 260mg 20%
Iron 8mg 45%
Potassium 235mg 6%
* The % Daily Value (DV) tells you how much a nutrient in a serving of food contributes to a daily diet. 2,000 calories a day is used for general nutrition advice.
%DV※
（1日摂取量%）
右側に記載

※%DV：The Percent Daily Value

図2　EUにおけるシンボル表示（任意表示）の例

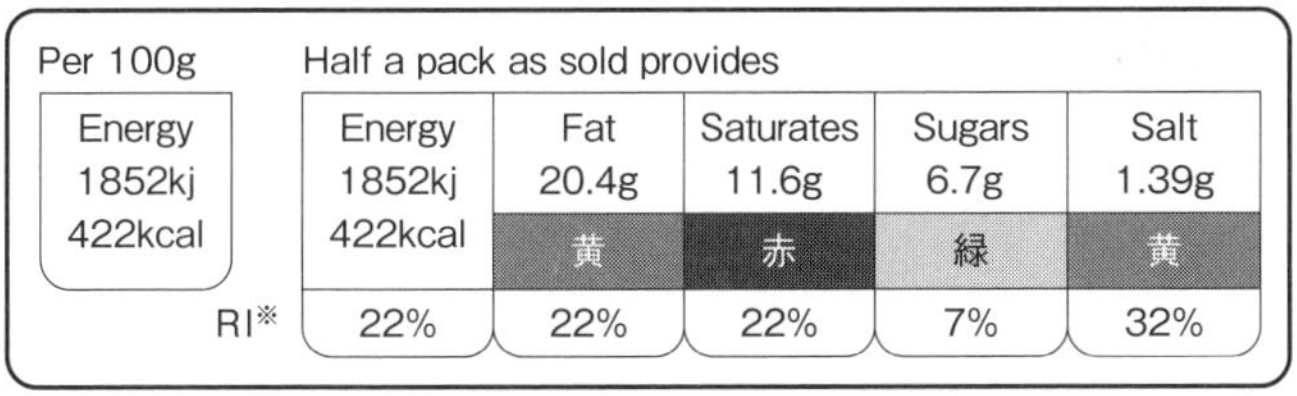

Per 100g
Energy
1852kj
422kcal
Half a pack as sold provides
Energy
1852kj
422kcal
Fat
20.4g
黄
22%
Saturates
11.6g
赤
22%
Sugars
6.7g
緑
7%
Salt
1.39g
黄
32%
RI※
22%

※RI：Daily Reference Intake：基準1日摂取量（標準的な推奨1日摂取量）
それぞれの成分で基準1日摂取量に対する割合が表示されている。

表示）が作られていて、ヨーロッパの食品によく見かけます（**図2**）。この事例も１００ｇあたりです。このように、国によって栄養表示の方法はかなり異なります。

食品単位については、日本ではあえて単位を統一せずに、事業者に判断をゆだねたといえるでしょう。なお、日本の新基準では、食品単位を1食分と表示する場合は、その量は「通常の人が1回に食べる量」として事業者が決めてよいのですが、その量（g、mℓ、個数等）をあわせて記載することが必要です。なお、新基準では、1回で使いきることができるような食品の場合は、1回分の単位が望ましいとされています。

販売時よりも口に入れるときの成分値を知りたい

食品によっては、購入した状態から水を加えたり、塩抜きをしたりすることで、食べるときには栄養成分が変わっているものがあります。たとえば、粉末スープや粉末清涼飲料は、水を加えるので飲むときには重さが異なります。また、米や乾めん、塩抜きする塩蔵品やシロップ漬け果物缶などは、調理によって栄養成分の量が変化します。

私たちが知りたいのは、口に入れるときの状態の栄養成分です。しかし、新基準で義務づけられているのは、販売する状態の栄養成分表示です。たとえば塩蔵わかめの場合、義務表示は塩のついた状態での栄養成分となります。塩抜き後の栄養成分は、法律上は必要ないのです。

ちなみに日本食品標準成分表（7訂）を見ると、塩抜き後の栄養成分表示が記載されてあります。利用する側からいえばこちらのほうが現実的で、塩抜き前の数値が表示してあってもあまり意味がないでしょう。塩抜き後の数値を知りたいという消費者のニーズにこたえるために、事業者は塩抜き前の表示の横に追加して、塩抜き後の数値を追加して表示することが可能です（**図3**）。ただ、これまで塩蔵わかめなどの塩蔵品は栄養成分表示がされていない商品が多く、義務化にあたって塩抜き前・後の両方を表示するのは、実際にはたいへんだと思います。

販売時の表示でなければいけない、とはなんともお役所的とも思います。しかし、表示が正しいかどうか、抜き取り調査などをして監視する国や自治体の立場からいえば、販売時の栄養成分表示のほうが検証しやすいのです。消費者の調理の仕方によって変わってしまう摂食時の表示では、その数値が適切であるかどうか、確認できないケースもあるでしょう。

表示をする事業者には、どんな食品単位で表示するか、食べるときの表示もあわせて必要か、消費者の使いやすさに配慮した、わかりやすい表示をお願いしたいと思います。

図3　塩抜き後の表示をしたい場合は…

栄養成分表示 100gあたり	
エネルギー	11kcal
たんぱく質	1.7g
脂質	0.4g
炭水化物	3.1g
食塩相当量	41g

数値は、サンプル品分析による推定値です。

栄養成分表示 100gあたり（塩抜き）	
エネルギー	11kcal
たんぱく質	1.7g
脂質	0.4g
炭水化物	3.1g
食塩相当量	1.4g

数値は、日本食品標準成分表（7訂）を参照にした推定値です。

販売時の栄養成分表示と併記する

森田の視点

新法で栄養成分表示が義務化され、菓子やパンなどで表示されたものが増えてきました。しかし、まんじゅうに100gあたりなど利用しにくいものも目立ち、表示単位もばらばらです。アメリカやヨーロッパでは、単位をそろえて商品同士を比較できるようにしています。しかも1日摂取量あたりの割合表示も整備されています。日本の栄養成分表示はスタートしたばかり。まだまだ見直しの余地はありそうです。

まとめ

- 新ルールの食品単位は、100g、1食あたりなど事業者が決める
- アメリカのようなサービングサイズは、導入検討の余地ありとされた
- 販売時の栄養成分表示が原則で、食べるときに成分が変化するものはあわせての表示も可能

2-8

栄養表示が骨抜きに？義務化の例外が多すぎる

食品表示基準では、加工食品の栄養表示が義務化されましたが、しなくてもよい例外ルールもいくつか設けられています。たとえば、毎日メニューが変わる日がわり弁当。そのつど、計算しラベルを作成して貼るのはたいへんなので、省略してもよいことになっています。どのような食品で栄養表示が不要なのか、まとめておきましょう。

容器に入っていない食品、生鮮食品、業務用食品は対象外

新基準で栄養表示が義務づけられたのは、原則として「予《あらかじ》め包装された一般消費者向けの加工食品及び添加物」が対象となっています。「予め包装された」とありますが、たとえばスーパーの店頭で、コロッケやフライを自分で選んでパックするような場合は、あらかじめ包装されてはいないので表示が不要となります。パン屋さんでトレーに並べられているパンもそう。そもそも表示基準の対象外なのです。

また、生鮮食品にも栄養表示が義務づけられていません。野菜や魚は成分量にばらつきがあるので成分量を算出するのは困難です。ただし、自主的に表示する場合には、加工食品のルールに従う必要があります。たとえば、レモンの袋にビタミンCの含有量を表示したい場合は、ビタミンCだけでなく基本5項目の表示もあわせて必要です（**図**）。「ビタミンCたっぷり」と

強調表示をしたければ、強調表示のルールにも従う必要があります。

さらに新基準では、業務用食品の場合も栄養表示は義務づけられていません。外食や給食などではさまざまな業務用食品を使うので、表示がないと栄養計算のさいに困るのではないかと思われるかもしれません。しかし、業務用食品の場合は伝票や規格書などによって情報が伝達されているケースが多く、そのデータをもとに計算することができます。このため、容器包装の表示は必要がないとされました。

一方、最近では業務用スーパーなどで、一般消費者も業務用食品を買うことができるようになっています。この場合は、業務用とは認められず、栄養表示が必要となります。

加工食品でも栄養表示が省略できる5つのケース

栄養表示が義務づけられた加工食品であっても、次の5つに該当する場合は、栄養表示を省略することができます。

❶容器包装の表示可能面積がおおむね30㎠以下であるもの

棒つきキャンディなど、表示できる面積が小さいものは、たくさんの項目の表示が困難なので栄養表示を省略できます。なお、アレルギー表示や賞味期限など、安全性にかかわる表示は省略できません。

図　生鮮食品に栄養表示をする場合

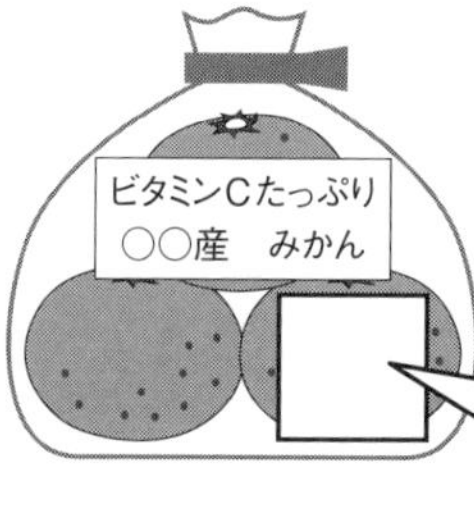

栄養成分表示 1個（可食部標準50g）あたり	
熱量	23kcal
たんぱく質	0.4g
脂質	0.1g
炭水化物	6.0g
食塩相当量	0.0g
ビタミンC	16mg

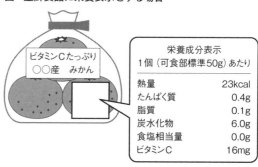

❷酒類

酒類の表示は国税庁で定めているため、対象となりません（69ページ参照）。

❸栄養の供給源としての寄与の程度が小さいもの

栄養表示の義務項目が、水のようにすべてゼロのものや、スパイスのように1日摂取量がきわめて微量のものは、表示を省略できます。

❹きわめて短い期間で原材料（その配合割合を含む）が変更されるもの

日がわり弁当など、レシピが3日以内に変更されるようなものは、そのつど表示を作成することは困難なので省略できます。また、複数の部位を混合しているために、そのつど原材料が変わるものも省略できます。たとえば合いびき肉などは、原材料の組成である牛と豚の配合割合が異なり栄養成分の量が変わるため、表示を省略できます。

❺零細事業者の販売するもの

食品事業者の中には家族で経営しているような小さな規模の店もあり、そこまで義務化の対象とすると、栄養計算やラベルプリンターの購入などが負担となります。このため救済措置として、当分の間は従業員20人以下の事業者が販売する場合は、栄養表示を省略できます。

いちばん知りたい外食や持ち帰り弁当は対象外

食生活改善のために食事に気をつけている人にとって、外食の熱量や食塩相当量の情報はたいせつな情報です。しかし、食品表示法では、外食や持ち帰り弁当のような対面販売のものは対象外としており、これらには栄養表示が義務化されていません。また、自主的に表示する場合でも食品表示法の適用を受けず、表示方法は店によって異なります。

すでにアメリカでは、一部のファストフード店やレストランチェーン店などで栄養表示が義務づけられていますが、日本ではお店の自主的な判断に任されているのが現状です。地方自治体によっては独自に外食の栄養成分表示ガイドラインを作って、利用頻度の高いメニューからできる範囲で表示をするように呼びかけていますが、とり組みはなかなか進みません。それでも最近は、メニューに熱量だけを表示したり、ホームページなどで情報開示をしているチェーン店も増えてきました。しかし、現状では表示方法のルールがなく、書き方はばらばら。事業者のとり組みを進めるためにも、ガイドラインの制定が望まれているところです。

森田の視点

私たちが栄養表示を活用して食品を選ぶためには、店頭でほとんどの食品に栄養表示がついている状態が望ましいといえます。同じ菓子パンを選ぶにしても、一部しか表示がなければ、比べることができません。新基準では例外規定があったりして、栄養表示が免除される食品がかなりありますが、消費者が食品を選択するさいの重要な情報なので、積極的に表示にとり組んでほしいと思います。

まとめ

- レシピや配合割合がしょっちゅう変わるものは、栄養表示が省略できる
- 生鮮食品は義務ではないが、任意表示する場合は基準に従う
- 外食や持ち帰り弁当は食品表示法の対象外だが、自主的なとり組みが求められる

2-9 栄養強調表示がある食品はかならず栄養成分表示の確認を

毎日の食生活で、栄養成分の不足やとりすぎが気になります。そんなときに目がいきがちなのが、「ビタミンCたっぷり」「低カロリー」といった特定の栄養成分や熱量を強調した「栄養強調表示」です。これらは事業者が勝手に表示をしているのではなく、表示してもよい数値の基準が定められています。

以前は健康増進法でルールが定められていましたが、食品表示法に移行して「日本人の食事摂取基準（2015年版）」をもとに数値が見直され、変更点も加わりました。新しい栄養強調表示について、見ていきましょう。

強調表示には「絶対表示」と「相対表示」がある

栄養強調表示の基準は、摂取不足（欠乏）またはとりすぎ（過剰）によって健康に影響を及ぼす成分について、その情報が消費者に誤解なく伝わるように定められたものです。その分類は**表1**のとおり、複雑です。まずは目的に応じ、①不足（欠乏）が心配される成分の場合は「多いことを強調」する表示、②とりすぎ（過剰）が心配される成分の場合は「少ないことを強調」する表示、の2つに分けられます。

さらに表示の方法で見ると、①②のそれぞれに「絶対表示」と「相対表示」の2種類があります。

「絶対表示」は成分ごとに、食品100g（飲料の場合は100㎖）あたりの基準値と、食品100kcalあたりの基準値が定められています。その基準値は多さ（または少なさ）に応じて2段階あります。一定量以上多い場合は「○○たっぷり」、それほどではないけれどもある程度含んでいる場合は「○○入り」などと表示されます。少ない場合は「△△控えめ」「低△△」など、より少なくゼロに近い場合は「△△ゼロ」「ノン△△」などと表示されます。

一方、「相対表示」はほかの食品に比べてどのくらい多

表1 栄養強調表示

①補給ができる旨の表示（多いことを強調）

<table>
<tr><th rowspan="2">栄養強調表示の種類</th><th colspan="2">絶対表示</th><th>相対表示</th></tr>
<tr><th>高い旨</th><th>含む旨</th><th>強化された旨</th></tr>
<tr><td>強調表示に必要な基準</td><td colspan="2">食品100g（100㎖）あたりで規定された基準値以上</td><td>●比較対象品との成分量の差が食品100g（100㎖）あたりで規定された基準値以上
●強化された量や割合を明記</td></tr>
<tr><td>強調表示の表現例</td><td>高○○
△△豊富
××多く含む</td><td>○○含有
△△源
××入り</td><td>○○30%アップ
△△2倍</td></tr>
<tr><td>該当する栄養成分</td><td colspan="3">たんぱく質、食物繊維、亜鉛、カルシウム、鉄、銅、マグネシウム、ナイアシン、パントテン酸、ビオチン、ビタミンA、ビタミンB_1、ビタミンB_2、ビタミンB_6、ビタミンB_{12}、ビタミンC、ビタミンD、ビタミンE、葉酸
（新基準ではカリウム、ビタミンKを追加）</td></tr>
</table>

②適切な摂取ができる旨の表示（少ないことを強調）

<table>
<tr><th rowspan="2">栄養強調表示の種類</th><th colspan="2">絶対表示</th><th>相対表示</th></tr>
<tr><th>含まない旨</th><th>低い旨</th><th>低減された旨</th></tr>
<tr><td>強調表示に必要な基準</td><td>食品100g（100㎖）あたりで規定された基準値未満</td><td>食品100g（100㎖）あたりで規定された基準値以下</td><td>●比較対象品との成分量の差が食品100g（100㎖）あたりで規定された基準値以上
●低減された量や割合を明記</td></tr>
<tr><td>強調表示の表現例</td><td>無○○
△△ゼロ
ノン××
☆☆フリー</td><td>低○○
△△控えめ
××ライト</td><td>○○30%カット
△△～gオフ
××ハーフ</td></tr>
<tr><td>該当する栄養成分</td><td colspan="3">熱量、脂質、飽和脂肪酸、コレステロール、糖類、ナトリウム</td></tr>
</table>

いか（または少ないか）を示すもので、その差（増加量・低減量）についても、一定の基準値を満たす必要があります。また、「カルシウム2倍（当社製品比）」、「脂質50％オフ（当社○○比）」などのように、比較対象品の表示と、増やした（または減らした）量や割合の明示が必要です。絶対表示か相対表示かは、比較対象品の表示の有無が目印になります。

「カロリーゼロ」でも、ゼロじゃない？ 商品の裏面表示の確認を

栄養強調表示は、**表1**の分類に従って、各成分による基準値が**表2**のとおり定められています。たとえば、①不足（欠乏）が心配される成分の絶対表示の場合、カルシウムで「カルシウム豊富」「高カルシウム」などと強調表示するときは、100gあたり204㎎以上、飲料の場合はその半分で100㎖あたり102㎎以上の基準を満たさなければなりません。また、「カルシウム入り」「カルシウム含有」といった表示であれば、100gあたり102㎎以上、飲料の場合は100㎖あたり51㎎以上となります。このように、「高い旨」の表示と「含む旨」の表示では基準値に2倍の差があり、食品か飲料かでも2倍の差があります。

また、②とりすぎ（過剰）が心配される成分の絶対表示も基準値が決まっています。たとえばエネルギーの場合、「含まない旨」を表示する「ノンカロリー」や「カロリーゼロ」では、100gあたり5kcal未満（飲料の場合も同様）という条件を満たさなければなりません。

「カロリーゼロ」と表示してある場合も、実際は0kcalではないかもしれ

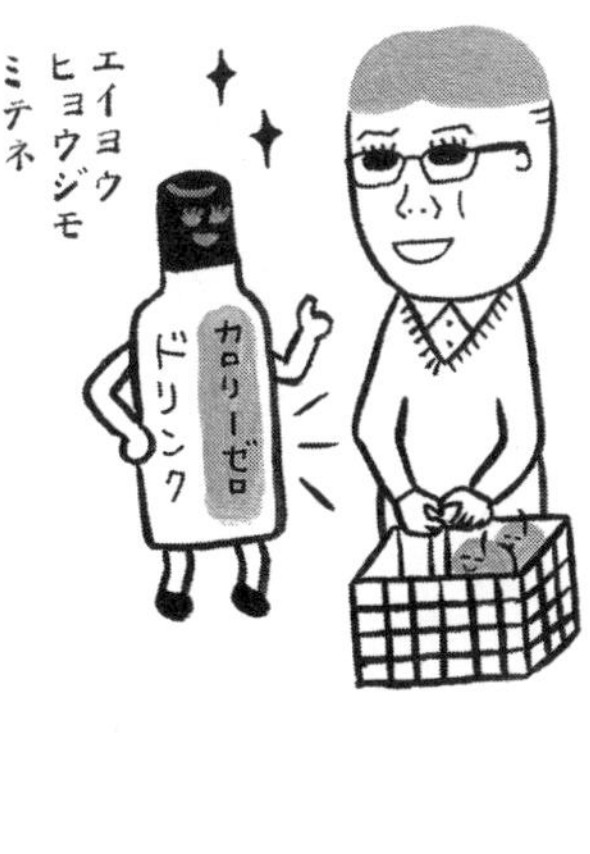
エイヨウ
ヒョウジモ
ミテネ
カロリーゼロ
ドリンク

ません。正確に0kcalにするのはむずかしいので、5kcal未満であれば誤差として認められており、これは世界共通の考え方です。そのため、たとえば「カロリーゼロ」と強調表示された飲料でも、裏面の栄養成分表示を確認すると「100㎖あたり4kcal」と書いてあったりします。

また、「低カロリー」や「カロリー控えめ」という表示であれば、基準値は100gあたり40kcal以下であり、飲料は100㎖あたり20kcal以下なのです。「低カロリー」と表示してあるからと安心して500㎖のペットボトルの飲料1本を飲み干すと、

表2　栄養強調表示の基準値

①補給できる旨の表示の基準値（基準値以上であること）の抜粋（全21成分中）

栄養成分	高い旨		含む旨		相対表示
	100g当たり	100kcal当たり	100g当たり	100kcal当たり	比較対象品との100g当たりの増加量
たんぱく質	16.2g (8.1g)	8.1g	8.1g (4.1g)	4.1g	8.1g (4.1g)*
食物繊維	6g (3g)	3g	3g (1.5g)	1.5g	3g (1.5g)*
カリウム	840mg (420mg)	280mg	420mg (210mg)	140mg	280mg (280mg)
カルシウム	204mg (102mg)	68mg	102mg (51mg)	34mg	68mg (68mg)
ビタミンC	30mg (15mg)	10mg	15mg (7.5mg)	5mg	10mg (10mg)
葉酸	72μg (36μg)	24μg	36μg (18μg)	12μg	24μg (24μg)

（　）内は液状の食品100㎖あたり、*は比較対象品との増加割合が25%以上。他の栄養成分については、食品表示基準・別表第12を参照。

②適切な摂取ができる旨の表示（基準値未満であること）

栄養成分及び熱量	含まない旨	低い旨	相対表示
	100g当たり	100g当たり	比較対象品との100g当たりの低減量
熱量	5kcal (5kcal)	40kcal (20kcal)	40kcal (20kcal)*
脂質	0.5g (0.5g)**	3g (1.5g)	3g (1.5g)*
飽和脂肪酸	0.1g (0.1g)	1.5g (0.75g)	1.5g (0.75g)*
コレステロール	5mg (5mg)	20mg (10mg)	20mg (10mg)*
糖類	0.5g (0.5g)	5g (2.5g)	5g (2.5g)*
ナトリウム	5mg (5mg)	120mg (120mg)	120mg (120mg)*

（　）内は液状の食品100㎖あたり、*は比較対象品との低減割合が25%以上、**ノンオイルドレッシングは例外として3gとする、コレステロールは例外規定あり。

100kcal近くを摂取することになるかもしれません。いずれの場合も、商品の表側の強調表示だけでなく、裏側の栄養成分表示も確認することがたいせつです。

「塩分20％カット」はダメ！ 相対表示に「25％以上ルール」が加わった

新法を作るさいに、消費者庁は栄養強調表示のあり方も見直し「絶対表示の考え方はこれまでどおりでよいが、相対表示については国際規格であるコーデックス委員会の考え方（相対差25％以上）をとり入れる」ことを決めました。これによって、新基準では従来の要件である比較商品との差の基準値に加えて、相対差の割合が25％以上であることが条件として加わりました。ただしこのルールは、すべての栄養成分にかかるわけではなく、たんぱく質、食物繊維、熱量、脂質、飽和脂肪酸、コレステロール、糖類、ナトリウムに限られます。

ここではナトリウムを例にして考えてみましょう。ナトリウムの場合、「低塩」のような「絶対表示」であれば**表2**のとおり、食品100gあたりのナトリウム量が120㎎（食塩相当量0・3g）以下と含有量が決まっており、これを満たせば表示が可能です。ただ、そうするとしょうゆなど塩分の高い調味料の場合は、絶対表示は無理です。そこで、これらの食品の多くは「相対表示」を採用することになります。

相対表示の場合は、比較するA製品100gあたりに比べて表示するB製品100gあたりのナトリウムが120㎎（食塩相当量0・3g）以上少ないという絶対差を満たせば、B製品は「Aに比べて塩分○％カット」などと表示ができます。たとえば、食品100g中のナトリウム量がAは500㎎、Bは380㎎であれば、500－380＝120㎎となり、「同社製品

Aと比べて塩分24％カット」ということになります。

しかし、このように比較する製品との絶対差だけであれば、もともとナトリウム含有量が多い食品では、１２０㎎低減さえ満たせば強調表示ができることになってしまいます。そこで新基準では、この相対差は「25％以上でなくてはならない」ときびしく定め、これからはB製品の強調表示はできなくなりました。これまで減塩をうたう食品の中には、相対表示で「塩分20％カット」のかまぼこや明太子などの商品を見かけましたが、新基準のもとでは25％以上でなければ強調できません。

ところが、これで困るのがみそやしょうゆの強調表示です。みそやしょうゆは、塩分を25％以上低減しようとすると、醸造方法など製造方法を根本から見直さなければなりません。そうすると保存性や品質を保つことがむずかしくなります。このため、特例が設けられ、「みそ15％以上」「しょうゆ20％以上」の相対差であれば認められることになったのです。

いずれにしても、相対表示の場合は比較対象にする食品として、わざわざ成分含有量が極端に高かったり（低かったり）する商品を持ってくることもあります。相対差はあっても実際に口にする「食塩相当量」が思ったほど少なくないこともありますので、かならず栄養成分表示の数値を確認するようにしましょう。

食塩や糖類の「無添加」表示を厳格に

新基準では、糖類とナトリウム塩に「無添加」と強調表示する場合にも、新たなルールを定めました。こちらも国際規格を定めるコーデックス委員会のガイドラインに基づいての変更です。

　これまではたとえば果物入りゼリーなどの商品では、具材にシロップ煮果物を用いていても製造時に砂糖を添加していなければ、「砂糖無添加」などと表示できました。しかし、糖類について「無添加」「不使用」を強調する場合、果糖、ブドウ糖などの単糖類や、ショ糖（砂糖）、乳糖などの二糖類など「いかなる糖類も添加されていないこと」に加え、原材料として「ジャム、ゼリー、甘みのついた果実片、非還元濃縮果汁」なども使用していないことが条件となりました。ただし、野菜ジュースのように、原料の野菜に食品本来の成分として含まれる糖類のような場合は、糖類の代用として使わなければ無添加表示をすることはできます。

また、「食塩無添加」などと表示する場合は、食塩（塩化ナトリウム）、グルタミン酸ナトリウムなど「いかなるナトリウム塩」も使用されていないこととされ、原材料の「ウスターソース、しょうゆ」などからの塩分も含んではなりません。

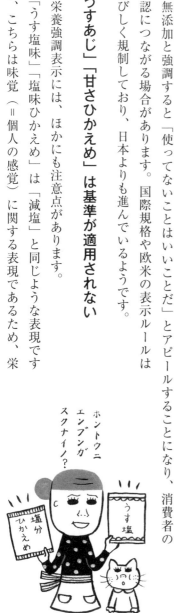

　無添加と強調すると「使ってないことはいいことだ」とアピールすることになり、消費者の誤認につながる場合があります。国際規格や欧米の表示ルールはきびしく規制しており、日本よりも進んでいるようです。

「うすあじ」「甘さひかえめ」は基準が適用されない

　栄養強調表示には、ほかにも注意点があります。

「うす塩味」「塩味ひかえめ」は「減塩」と同じような表現ですが、こちらは味覚（＝個人の感覚）に関する表現であるため、栄

養強調表示の基準を守る義務はありません。このため、「うす塩味」と表示されていても、実際は食塩相当量がほかのものと変わらないケースもあるので、要注意です。

同じように「甘さひかえめ」と表示されている食品にも、糖類のような基準がありません。「甘さ」は栄養素ではなく味覚だからです。まぎらわしいキャッチコピーに気をつけてください。

森田の視点

健康や栄養への関心が高まる中、栄養強調表示の食品はますます増える傾向にあります。しかし、特定の成分が不足していると思い込んであれこれ食べていると、いつの間にか過剰摂取になるかもしれません。また、強調表示のキャッチコピーだけでは、中身は期待どおりではないかもしれません。まずは裏面をひっくり返して基本となる栄養成分表示を確認しましょう。

まとめ

- 栄養強調表示は絶対表示と相対表示で基準となる数値が定められている
- 新基準では、相対表示に25％相対差ルールが加わった
- 糖類、食塩の「無添加」表示がきびしくなった

column

表示のために作られた「栄養素等表示基準値」とは

栄養強調表示の基準は、なにを根拠に定められているのでしょうか。よく「1日分の鉄分」などと書かれた商品を見かけますが、「だれにとっての1日分なの？　食事摂取基準では、性別や年齢によって目安となる推奨量は異なるはずなのに……」と思われるかもしれません。

食品表示の世界では、個人の属性によって基準値を変えるのではなく、わかりやすく表示するために栄養成分ごとに一つの数値を定めています。これが食品表示基準における「栄養素等表示基準値」で、基本的には日本人の1日に必要な量の平均値としてとらえることができます。

初めて「栄養素等表示基準値」ができたのは10年以上も前のことで、そのさいは「日本人の食事摂取基準（2005年版）」がもとになっていました。食事摂取基準は厚生労働省によって5年ごとに見直しが行なわれていますが、2010年版が公表されたときは「改訂の必要性は低い」と判断され、2005年版をもとにした基準値がそのまま使われてきました。その後、生活習慣病予防など新しい観点をとり入れた2015年版が公表され、食品表示法ではこの2015年版をもとに栄養素等表示基準値も見直したのです。

新基準では計算方法も変えて18歳以上を対象にして数値を算出しました。このため、新基準値は旧基準値とかなり異なっています。まずはエネルギーですが、従来の2100kcalから新基準では2200kcalとなり、これが基準熱量となります。ビタミンAは旧基準では450μgでしたが、新基準では770μgと1・7倍になっています。ビタミンCは80mgから100mgに変更されており、「1日分のビタミンC」と表示された食品は、これまでは80mgの含有量となっていましたが、新基準では100mgです。ビタミンやミネラルの補給を期待して、こうした栄養強調表示の

栄養素等表示基準値

栄養成分	栄養素等表示基準値
エネルギー	2200kcal
たんぱく質	81g
脂質	62g
飽和脂肪酸	16g
n-3系脂肪酸	2.0g
n-6系脂肪酸	9.0g
炭水化物	320g
食物繊維	19g
亜鉛	8.8mg
カリウム	2800mg
カルシウム	680mg
クロム	10μg
セレン	28μg
鉄	6.8mg
銅	0.9mg
ナトリウム	2900mg
マグネシウム	320mg
マンガン	3.8mg
モリブデン	25μg
ヨウ素	130μg
リン	900mg
ナイアシン	13mg
パントテン酸	4.8mg
ビオチン	50μg
ビタミンA	770μg
ビタミンB_1	1.2mg
ビタミンB_2	1.4mg
ビタミンB_6	1.3mg
ビタミンB_{12}	2.4μg
ビタミンC	100mg
ビタミンD	5.5μg
ビタミンE	6.3mg
ビタミンK	150μg
葉酸	240μg

食品を摂取している場合は、いつの間にか含有量が変更されていることに気づかないかもしれません。

新基準では、従来は不足することはないと考えられていて表示の基準値が設けられていなかったビタミンKとカリウム等についても、新たに栄養素等表示基準値が設定されています。なお、過剰が心配な成分の表示基準値（ナトリウム、脂質など）については、今回は変更されていません。

栄養素等表示基準は一つの数値に丸められているため、性別、年齢別に応じた細やかな内容には対応していません。自分が管理したい栄養成分が定まっている場合は食事摂取基準を参考にして、栄養素等表示基準値はあくまで平均的な数値であることを知っておきましょう。

栄養成分表示は、「分析値」「計算値」「参照値」から作られる

栄養表示の義務化に伴い、これまであまり表示されてこなかった弁当や和菓子などにも表示が必要となりました。

表示にあたっては、事業者は科学的根拠に基づいた数値を記載することが求められます。そのための解説書として、

消費者庁は「食品表示法に基づく栄養成分表示のためのガイドライン」を公表しています。

この中で、数値の設定方法には「分析値」「計算値」「参照値」がある、としています。

「分析値」は、公定法（成分ごとに消費者庁が定めた分析法）によって分析した値のこと。簡易法（公定法ではない簡単な分析法）は認めていません。公定法の分析はなかなかたいへんで、たとえば脂質はサンプルを特殊な形の容器に入れて時間をかけて分離する前処理が必要ですが、相当な時間がかかります。たんぱく質の分析には、劇物である濃硫酸や水酸化ナトリウムなどの試薬を使うので、分析をする人に負担がかかります。また食物繊維の分析は特に手間がかかり、消化酵素を使って食べ物が人の体内で消化される工程を再現して、最後に残った成分を測定するのですがこれには2日ほどかかります。自社で分析するのは大きな負担となり、多くの場合は専門機関に依頼することになりますが1サンプルで数万円ほどが必要だといわれています。ガイドラインでは、通常は1回の分析だけではなく、変動要因に応じて複数回分析をしてデータを蓄積することが望ましいとしています。たとえば「さばの缶詰」であれば、季節や部位によって数値がばらつくので、何か月かおきに部位ごとに分析して変動幅を調べることになります。

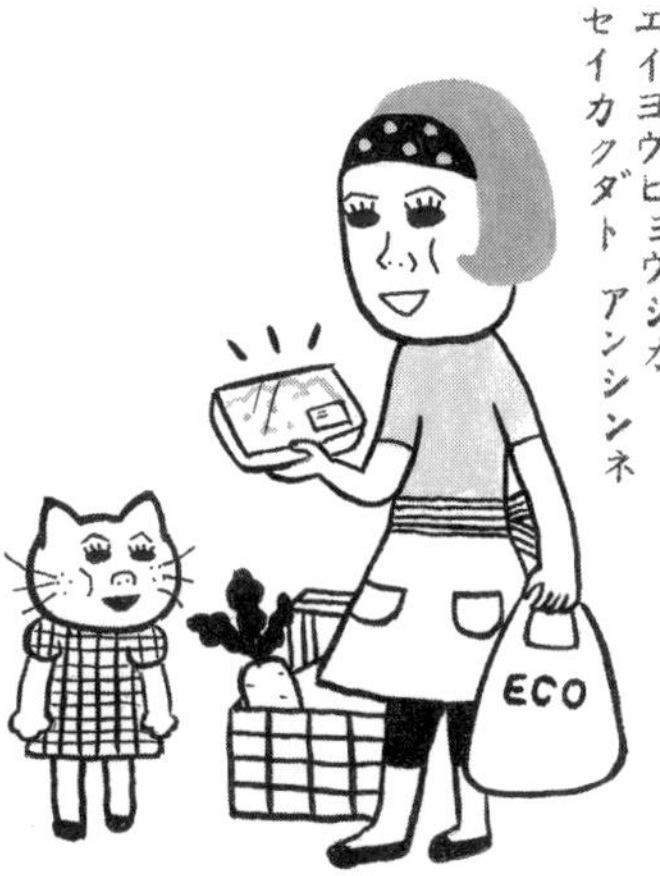
エイヨウヒヨウジガ
セイカクダト　アンシンネ
ECO

「計算値」は、分析するのではなく、日本食品標準成分表などの公的なデータベースから原材料の栄養成分値を入手して、配合レシピや調理方法から計算によって求めるものです。かならずしも分析をしなければならないわけではなく、弁当のように原材料の変動割合が大きいものなどは、計算値のほうが適している場合もあります。ガイド

ラインでは、計算値を求める事例が示されています。たとえば揚げ物の吸油率の目安などについては、素揚げ、から揚げ、天ぷら、フライなどに分けて数値が示されています（例：串カツなどフライの厚い衣の場合、食材１００gに対して小麦粉８％、卵８％、パン粉８％で吸油率15％など）。また、調理のさいの廃棄率や、ビタミンなどの栄養成分の流出率などの考え方、計算時に注意する点も記されています。表示を作成する事業者は、原料の配合量から製品の栄養成分を計算するためのソフトも利用していますが、このガイドラインによって基本的な考え方や表示方法を学ぶことができます。

「参照値」は、公的なデータベースをもとにして、類似した食品の数値を当てはめて栄養成分値を類推した値です。日本食品標準成分表には、たとえば食パンやライ麦パンなどの加工品も載っていますが、原材料の配合やレシピが類似していればそれを使うことが可能です。

これら分析値、計算値、参照値を併用した「併用値」の表示も可能です。事業者は商品に応じて、最適な算出方法を選んで表示することになります。

私たちは、表示の数値が正確であることはつねにあたりまえ、と思って食品を選びます。表示をする側は消費者の信頼を裏切らないよう、ガイドラインにのっとった適切な数値を記してほしいと思います。そして消費者も、栄養成分表示の裏側にはさまざまな人の努力があることに、ときには思いをはせたいものです。

第3章

健康食品の
表示を読みとく

3-1 健康食品の新しい制度「機能性表示食品」

このところテレビや雑誌などでの健康食品の宣伝や記事が目立ちます。加工食品、錠剤やカプセルなどさまざまな形状で販売され、消費者委員会のアンケート調査によれば、「健康食品を利用したことがある」と答えた人が6割を超えています。この中でその食品の「機能性（有効性）」をはっきりと表示できるのは、以前は「特定保健用食品（トクホ）」と「栄養機能食品」だけでした。ここに食品表示法のもとで「機能性表示食品」が加わりました。

２０１５年4月に食品表示法が施行されて、その後、1年間で機能性表示食品として出された商品は３００近くになります。中には売り上げが大幅に伸びている商品も出てきています。どのように機能性表示食品が誕生したのか、健康食品の中での位置づけとともにまずは見ていきましょう。

健康食品は、「保健機能食品」と「いわゆる健康食品」に分けられる

健康食品に法的な定義はありませんが、一般的には健康の保持増進に役立つ食品として販売されているものを指します。その中身は、国の制度として機能性の表示が認められている「保健機能食品」と、機能性の表示が認められていない「いわゆる健康食品」に大きく分けられます（**図**）。

保健機能食品の中では「特定保健用食品（トクホ）」の歴史がいちばん古く、１９９１年に制度がスタートしています。そのきっかけとなったのが、１９８０年代より盛んになった食品の機能性研究です。食品の機能性とは、食品が持つといわれる３つの働き「生命維持のための栄養機能」「味覚・食感などの感覚機能」「生体の生理機能を調整する機能」の３つ目の機能を指します。

特定の食品を食べることで「おなかの調子を整える」「骨の健康に役立つ」「コレステロールの吸収を抑える」といった機能性が明らかになり、国がその科学的根拠を認めたものについて、機能性を表示できる制度として作られたのです。人が両手を大きく広げたマークが目印で、これまで１２００近くの製品が許可されています。

続いて２００1年に保健機能食品として制度化されたのが、「栄養機能食品」です。こちらは、１日に必要な栄養成分（ビタミン、ミネラルなど現在は20種類）の補給のために、利用できる食品です。栄養成分ごとに科学的根拠が認められた機能性の表示が決められており、下限値と上限値の間の一定の基準量を含む食品であれば、届出をしなくても機能性を表示することが

図　医薬品と食品の区分

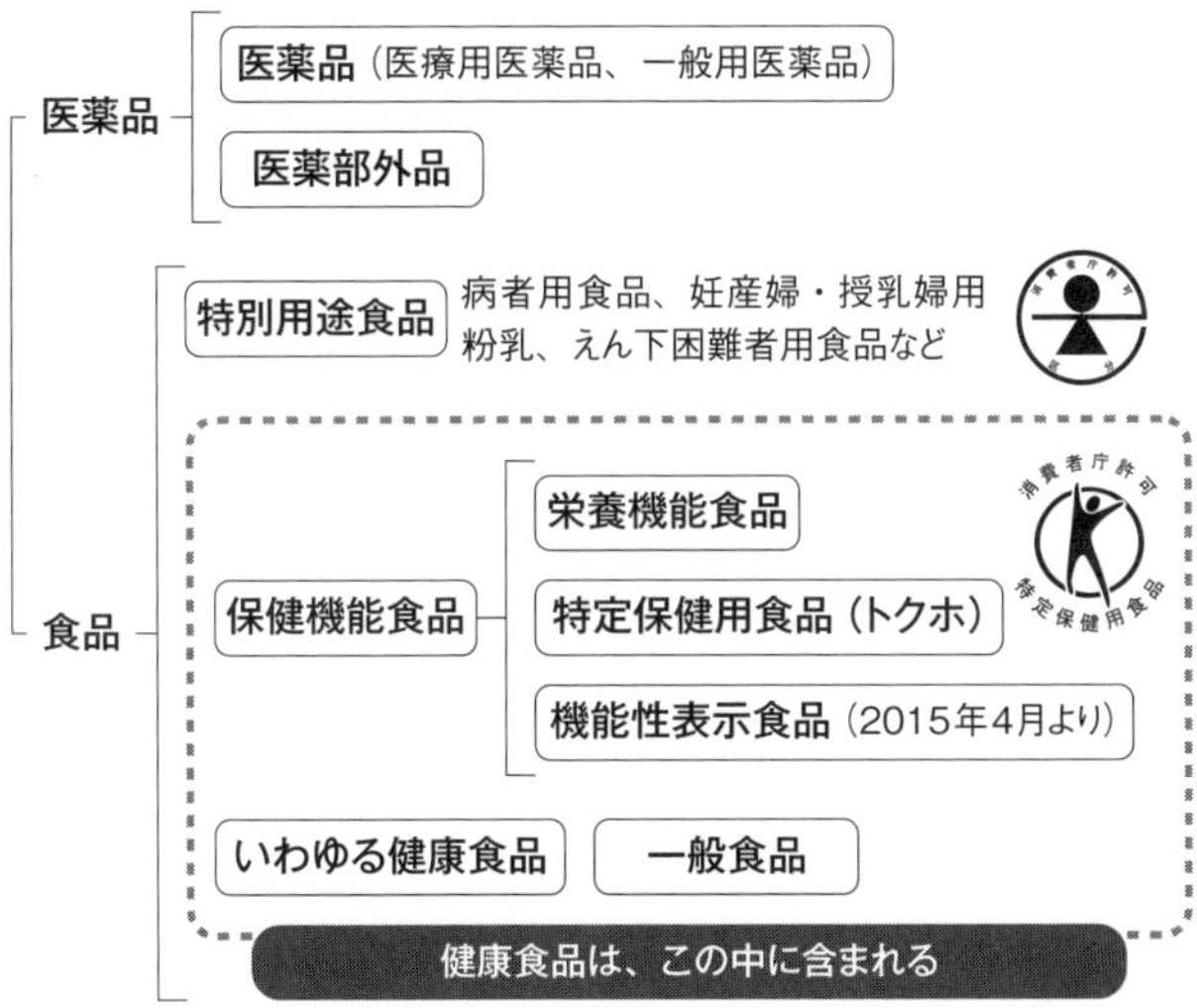

できます（177ページ以下に詳細）。

この保健機能食品の3つ目の制度として新しく加わったのが、機能性表示食品です。

新制度はアメリカがお手本!?　機能性表示食品制度ができるまで

健康食品の市場は、この十数年で大きく拡大しています。中でも「いわゆる健康食品」は、科学的根拠が一定程度あるものから、まったくないものまでさまざまです。機能性の表示や広告ができないために、イメージ重視の広告で効果を暗示させ、消費者に健康被害や経済被害を与えるケースもあります。

ただ、事業者からは「きちんと研究開発したものは、トクホとまでいかなくてもその機能性をなんとか表示できるようにしたい」「トクホは商品ごとに審査が行なわれて、お金も時間もかかり中小企業にとってはハードルが高すぎる」といった意見が寄せられ、表示制度の見直しが求められてきました。これを受け、2013年1月に内閣総理大臣の諮問機関である「規制改革会議」で制度の見直しが検討され、同年6月には方針がまとまり「アメリカのサプリメントの表示制度を参考に、事業者の責任において科学的根拠をもとに機能性を表示できる制度を導入する」との閣議決定がなされました。

これには驚きました。アメリカはサプリメント王国で、その種類も1人あたりの使用量も多く、さまざまな健康被害も報告されています。そのまま日本の制度の参考にするのは危うく、国民の健康を犠牲にすることがないよう慎重に検討を進めるべきだと思いました。

その後、消費者庁は「食品の新たな機能性表示制度に関する検討会」を設け、たとえ事業者の責任で機能性を表示できる制度であっても、安全性は確立しているか、有効性の根拠はあるか、有効な成分は入っているか、健康被害などが報告されたときに国に報告するか等々、機能性表示食品の条件を定める必要があるとしました。事業者は、このハードルをクリアした書類を消費者庁に届け出て、消費者庁は届出を受理した後に、同庁のホームページでその内容を開示します。事業者は届出後60日後に販売ができます。

事業者に責任を持たせ、国に届出をさせるという点はアメリカの制度と同じですが、日本の場合は届出をした内容を事前に開示させることによって、健康被害をもたらすような商品が出まわらないように一定の歯止めをかける独自の制度としたのです。これが日本の機能性表示食品制度です。

栄養機能食品、特定保健用食品との違いを**表**にまとめました。機能性表示食品では、ビタミンとミネラルを関与成分にすることは認められていませんが、トクホで認可された成分での届出は可能です。これまでトクホで認められていなかった「目」や「ひざ」など特定の部位に対する機能

表　栄養機能食品、特定保健用食品、機能性表示食品の違いは？

	栄養機能食品	特定保健用食品	機能性表示食品
制度	規格基準型（自己認証）	個別評価型（国が安全性、有効性を確認）	届出型（一定要件を満たせば事業者責任で表示）
表示	国が決めた栄養機能表示 例）カルシウムは骨や歯の形成に必要な栄養素です	構造・機能表示、疾病リスク低減表示 例）おなかの調子を整えます	事業者責任で構造・機能表示 例）目の健康をサポート
対象成分	ビタミン12種・ミネラル5種→2015年4月から3成分追加され、ビタミン13種、ミネラル6種、n-3系脂肪酸に	食物繊維、オリゴ糖、カテキンなど多種類	ビタミン・ミネラルや成分特定できないものは除く、トクホ成分とだぶる場合も出てくる可能性あり
対象食品	加工食品、錠剤カプセル形状食品→2015年4月から生鮮食品も	加工食品、錠剤カプセル形状食品はほとんどない	生鮮食品、加工食品、錠剤カプセル形状食品
マーク	なし	あり 消費者庁許可 特定保健用食品	なし

性の表示もでき、機能性の範囲も広がりました。対象食品も、生鮮食品、加工食品、サプリメントまで幅広いことも特徴です。

販売されている機能性表示食品は多種多様

こうして機能性表示食品制度は、食品表示基準の中で定義が定められ、2015年4月にスタートしました。

機能性表示食品は、みかんのような生鮮食品から、ヨーグルトやジュース、菓子など加工食品、サプリメント形状食品まで、食品のジャンルも販売形態もさまざまです（**写真**）。商品には「じょうぶな骨の健康に役立つ」「内臓脂肪を減らす」「手元のピント調節力に」「血中コレステロールが気になる方に」など、わかりやすい機能性が表示されており、消費者の購買意欲を高めているようです。

「いわゆる健康食品」から科学的根拠を国に届け出る「機能性表示食品」に移行することで、機能性を堂々と表示でき、健康食品全体の健全化にもつながるというメリットもあるでしょう。その一方で、消費者庁のウェブサイトに開示された情報を見ると、特定保健用食品の申請をしたものの安全性が確認されていないとして許可されなかったものが届出されて受理されたり、機能性の根拠となる論文の中に質の低いものが散見されるなど、さまざまな問題も出てきています。また、消費者庁のウェブサイト上に届出情報が開示されていても、専門用語が多くてむずかしく、消費者がなかなか判断できないものもあるようです。

写真　機能性表示食品の例

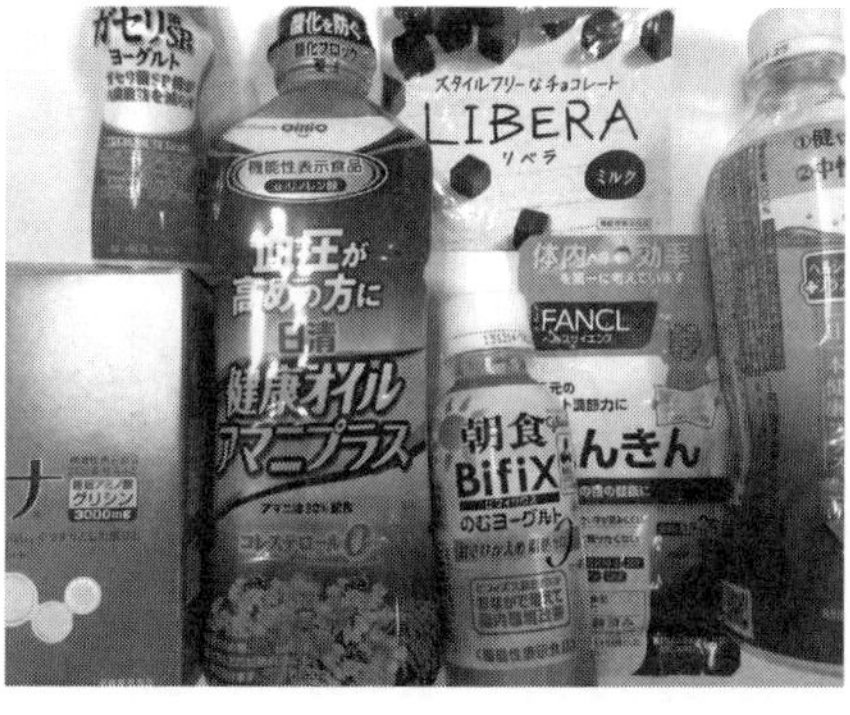

制度がスタートしたばかりで、まだまだ問題の多い機能性表示食品です。特定保健用食品のように一定の信頼を得ることができるかどうかは、事業者の責任にかかっているといえるでしょう。

森田の視点

健康食品とひと口にいってもさまざまな種類があります。この中で、国が機能性を表示してもよいとする保健機能食品制度は、トクホと栄養機能食品、機能性表示食品の3つがあり、制度のしくみが異なります。似たような名前で、栄養補助食品、健康補助食品などの名前で販売されているものもありますが、こちらはいわゆる健康食品と同じで機能性は表示できません。健康食品を利用するのであれば、まずはどの種類に属するのかを表示で確認してください。それによって信頼度も違ってくるはずです。

まとめ

- 事業者責任で機能性を表示できる「機能性表示食品」制度が食品表示法のもと新設された
- 対象は、生鮮食品、加工食品、サプリメント形状食品など広範囲にわたる
- 商品に「内臓脂肪を減らす」など幅広い機能性を表示できるようになった

3-2 機能性表示食品は、書かなければならない表示がぎっしり

それでは、新制度である機能性表示食品について見ていきましょう。手にとってみると、まずは表示が多いことに気づくはずです。消費生活センターなどでセミナーをしたときに、「なぜ、こんなに小さな文字でぎっしりと表示があるんですか?」と、聞かれました。機能性表示食品はトクホと異なり、事業者の責任で機能性を表示するために、注意点をしっかりと伝えなくてはなりません。そのためにたくさんの項目が義務づけられているのです。

機能性表示食品を選ぶのであれば、注意点をしっかりと見ることがたいせつです。ここでは表示のポイントについて、見ていきましょう。

機能性表示食品に必要な表示

機能性表示食品には、食品表示基準に基づき、次の表示項目が義務づけられています(図1)。

❶「機能性表示食品」の文字

パッケージの主要面に表示されます。これが目印になるので、まずはその製品が機能性表示食品かどうか確認しましょう。

❷届出番号

消費者庁は事業者からの届出を受理すると、番号をつけて開示情報を更新していきます。消

費者庁のウェブサイト「機能性表示食品の届出情報」には、この番号をもとに検索できるようになっています。商品ごとに、安全性や機能性などの届出内容を確認することができます。

❸届出表示

「届出表示」と冠して、消費者庁に届け出た機能性関与成分とその機能性の内容が表示されます。届出表示は、その科学的根拠が「最終製品を用いた臨床試験（ヒト試験）か」「最終製品もしくは機能性関与成分に関する研究レビュー（試験データを総合的に判断すること）か」によって、表現が異なります。前者は「本品にはA（機能性関与成分）が含まれるので、Bの機能があります」などと表示し、後者は「本品にはA（機能性関与成分）が含まれます。AにはBの機能があることが報告されています」などと表示します。前者のほうが科学的根拠が強く、後者は直接、最終製品で確認したわけではないことを示すもので「報告されています」と、まわりくどい間接的な表現になっています。

❹打消し表示

「本品は、事業者の責任において特定の保健の目的が期待できる旨の表示を行なうものとして、消費者庁長官に届出されたものです。ただし、特定保健用食品とは異なり、消費者庁長官による個別審査を受けたものではありません」との定型文が書かれます。アメリカのダイエタリーサプリメント健康教育法では、「これはＦＤＡが認めたものではありません」とする打消し表示（ディスクレーマー）がされますが、それを参考にしています。

❺摂取方法

１日に摂取する量の目安、摂取の方法が表示されます。食品によっては「食事と一緒にお召し上がりください」「寝る前にお召し上がりください」など、摂取方法を限定していることがあります。

❻注意事項

医薬品等との飲み合わせなど、注意事項が表示されます。また、たくさん飲めば効くと思っている人もいるかもしれないので、「本品は多量摂取により疾病が治癒したり、より健康が増進するものではありません」など、過剰摂取の注意喚起などを表示します。この事項は、太文字にしたり、四角で囲んだり、色をつけるなど目立つように表示されます。

❼医薬品ではない旨

「本品は、病気の診断、治療、予防を目的としたものではありません」との定型文が書かれます。

❽妊産婦、未成年に対する注意喚起表示

「本品は、疾病に罹患している人、未成年、妊産婦（妊娠を計画している者を含む。）及び授乳婦を対象に開発された食品ではありません」との定型文が書かれます。機能性表示食品を含む健康食品全般には、妊産婦、未成年者を対象にした安全性の科学的根拠はありません。このため、対象から除くことを明記します。なお、生鮮食品においては過剰摂取のリスクが低いと考えられることから、この事項は不要です。

❾医師・薬剤師に相談の旨

「疾病に罹患している場合は医師に、医薬品を服用している場合は医師、薬剤師に相談してください」との定型文が書かれます。機能性表示食品は健康な人を対象としたもので、疾病に罹

図1　機能性表示食品の表示例（加工食品の場合）

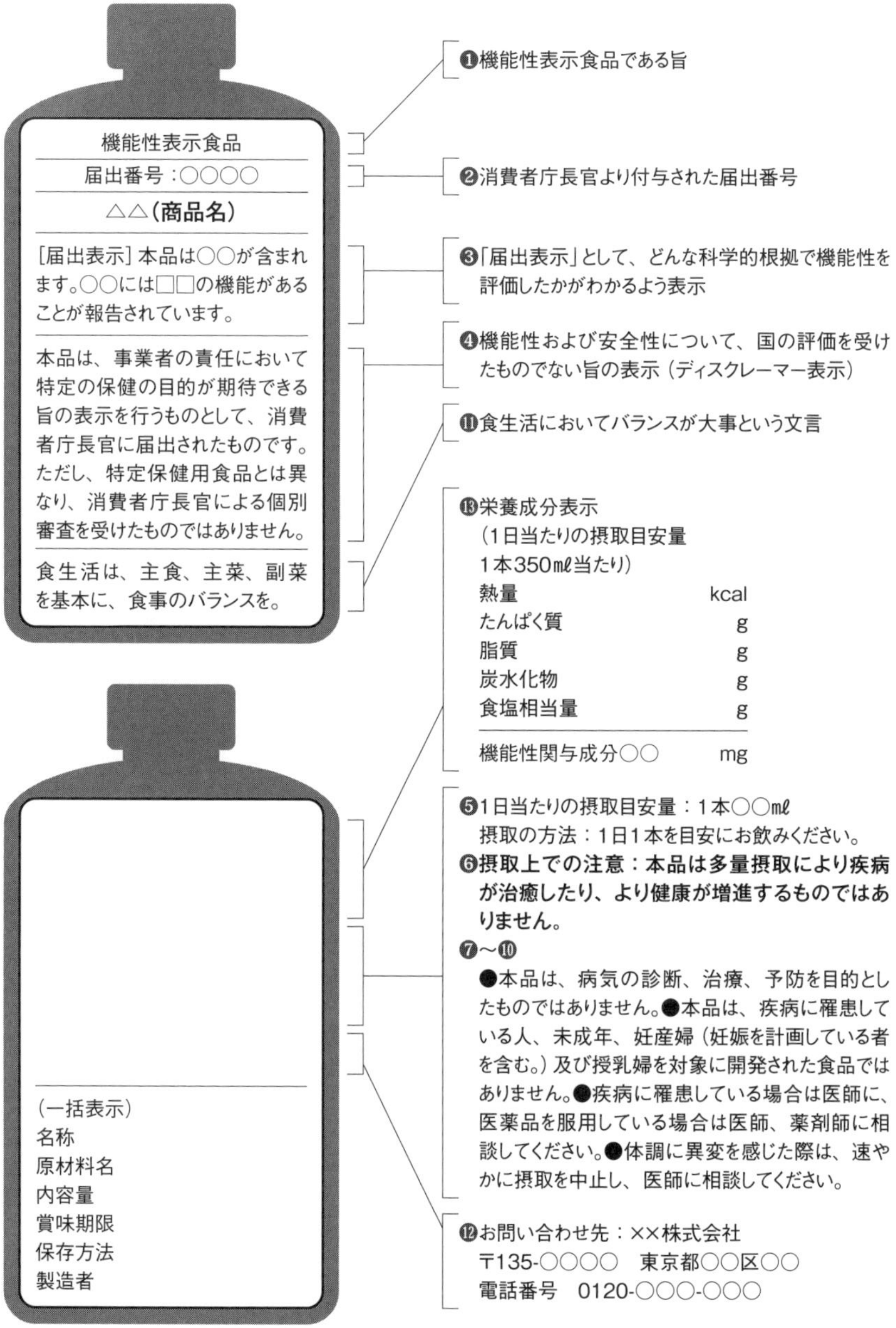
機能性表示食品
届出番号：○○○○
△△（商品名）
[届出表示] 本品は○○が含まれます。○○には□□の機能があることが報告されています。
本品は、事業者の責任において特定の保健の目的が期待できる旨の表示を行うものとして、消費者庁長官に届出されたものです。ただし、特定保健用食品とは異なり、消費者庁長官による個別審査を受けたものではありません。
食生活は、主食、主菜、副菜を基本に、食事のバランスを。
（一括表示）
名称
原材料名
内容量
賞味期限
保存方法
製造者
❶機能性表示食品である旨
❷消費者庁長官より付与された届出番号
❸「届出表示」として、どんな科学的根拠で機能性を評価したかがわかるよう表示
❹機能性および安全性について、国の評価を受けたものでない旨の表示（ディスクレーマー表示）
⓫食生活においてバランスが大事という文言
⓭栄養成分表示
（1日当たりの摂取目安量
1本350mℓ当たり）
熱量 kcal
たんぱく質 g
脂質 g
炭水化物 g
食塩相当量 g
機能性関与成分○○ mg
❺1日当たりの摂取目安量：1本○○mℓ
摂取の方法：1日1本を目安にお飲みください。
❻摂取上での注意：本品は多量摂取により疾病が治癒したり、より健康が増進するものではありません。
❼〜❿
●本品は、病気の診断、治療、予防を目的としたものではありません。●本品は、疾病に罹患している人、未成年、妊産婦（妊娠を計画している者を含む。）及び授乳婦を対象に開発された食品ではありません。●疾病に罹患している場合は医師に、医薬品を服用している場合は医師、薬剤師に相談してください。●体調に異変を感じた際は、速やかに摂取を中止し、医師に相談してください。
⓬お問い合わせ先：××株式会社
〒135-○○○○　東京都○○区○○
電話番号　0120-○○○-○○○

患している人のために開発されたものではありません。

❿体調に異変があった場合

「体調に異変を感じた際は、速やかに摂取を中止し、医師に相談してください」との定型文が書かれます。

⓫バランス文言

「食生活は、主食、主菜、副菜を基本に、食事のバランスを」の定型文が書かれます。トクホや栄養機能食品にもこの一文の表示が義務づけられています。

⓬事業者の連絡先

事業者に問い合わせたり、連絡することができるように電話番号の表示が義務づけられています。体調の不調などがあれば、すぐに問い合わせるようにしましょう。

⓭栄養成分表示

栄養成分の量および熱量について、食品表示基準に基づいて1日あたりの摂取目安量を単位としてまとめて書かれます。機能性関与成分の量については、その下に分けて記されます。

届出表示に「報告されています」とあるか確認する

以上のように、機能性表示食品はたくさんの項目の表示が義務づけられています。よく読むと、特定保健用食品のように国が審査したものではないことや、利用にあたって注意をしなければならないことも伝わるはずです。

商品を選ぶさいには「商品名」の近くに大きく書かれたキャッチコピーだけでなく、「届出表

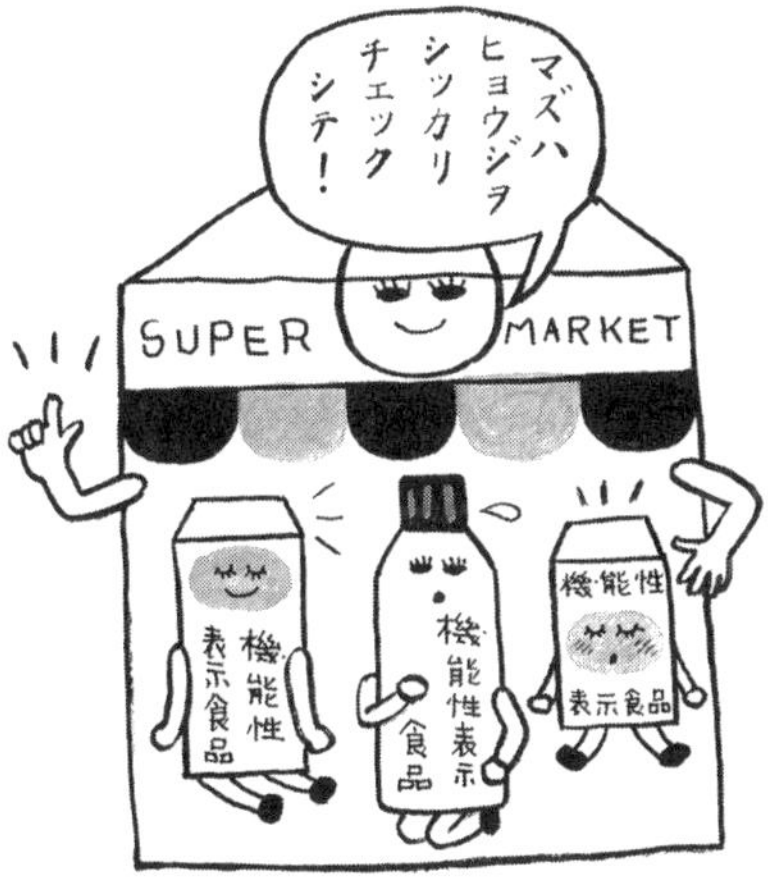

示」もかならず見るようにしましょう。届出表示は、商品によっては２００字近い長文のものもあり、その一部だけが抜き書きされてキャッチコピーになっていることもあります。

たとえば、機能性表示食品のトマトジュースの表面には「血中コレステロールが気になる方に」と大きく表示されていますが、裏面の届出表示を見ると、「本品はリコピンが含まれます。リコピンには血中ＨＤＬコレステロールを増やす働きが報告されています。血中コレステロールが気になる方へお勧めです」とあります。これを読むと、悪玉のＬＤＬコレステロールを下げるわけではなく、善玉のＨＤＬコレステロールに対する働きだけが確認されていることがわかります。総血中コレステロールを下げるわけではないことがわかります。

また、ここに「報告されています」という一文があるかどうかも確認しましょう。これは❸に示したとおり、その商品で臨床試験をしたわけではなく、科学的根拠は研究レビューによるものであることを示しています。このトマトジュースでいえば、リコピンの成分についてさまざまな研究があり、その結果からＨＤＬコレステロールを増やす働きがあると報告されているだけで、最終製品で試験をしたわけではないのです。研究レビューに用いた製品とその製品がどこまで同一かもわかりません。届出表示に「報告されています」とあるかどうかがポイントで、それによって科学的根拠のレベルが異なることも覚えておきましょう。

森田の視点

機能性表示食品のパッケージにはぎっしりと注意事項が表示されていて、「読む気がしない」といった声もよく聞かれます。表示項目が多すぎるという意見もありますが、事業者の責任で機能性を表示している以上、注意喚起表示は必須です。まずは表示をよく読んで、国が審査をしていないことや届出表示の内容を確認しましょう。

まとめ

- 機能性表示食品はトクホ、栄養機能食品に比べても義務表示項目が多い
- 「消費者庁が審査したものではない」という打消し表示が義務づけられている
- 届出表示もかならずチェック。最終製品で試験していない研究レビューの場合は「報告されています」という表示がある

3-3

機能性表示食品の安全性や機能性の根拠は確かなものなのか？

機能性表示食品の表示は前項のとおり、食品表示基準で定められています。一方、安全性、品質、機能性のルールは、「機能性表示食品の届出等に関するガイドライン」でルールが定められています。どのような根拠が必要なのか、制度のしくみをご紹介します。

安全性や有効性などのハードルはトクホより低い

機能性表示食品制度は、事業者がみずから安全性や有効性をチェックして届出をする制度です。ガイドラインでは、その項目を細かく定めており、科学的根拠に基づいたデータを添付することを求めています（**図1**）。ガイドラインのおもな内容をまとめます。

❶安全性の根拠

機能性関与成分（この成分には効果があると明らかに特定できるもの）について、これまで多くの日本人に一定期間食べられた実績があるか、まずは食経験から見ていきます。ここでは摂取方法、摂取頻度、期間、販売量などから安全性を評価します。食経験が不十分な場合は、文献などの情報を参考にしたり、特定保健用食品と同じ試験方法など（185ページ参照）で安全性を確認します。さらに機能性関与成分と医薬品成分との相互作用などの安全性の評価も必要です。

❷品質確保のとり組み

安全性や機能性のデータがそろっていても、実際にその商品に文献データと同じ機能性関与成分がきちんと入っていなければ意味がありません。機能性関与成分の表示や含有量に偽りはないか、製造現場では品質の管理がなされているか、事業者が規格を定めて分析などを行なうことなどが求められます。生鮮食品の場合はばらつきがあるので、生産や採取の管理体制などもあわせて届け出ることになります。

❸健康被害などの連絡体制

事業者は消費者からの相談を受けつける体制を整えます。健康被害が生じたときは保健所や消費者庁に速やかに連絡することが求められます。さらに行政（消費生活センター、保健所、都道府県など）は情報を集め、危険な商品が出まわらないように注意喚起をしなくてはなりません。

❹機能性は科学的根拠が必要

機能性関与成分が本当に有効か、あたりまえのことですが動物試験ではなくヒトでの試験データが必要です。その科学的根拠は、ⓐ最終製品を用いた臨床（ヒト）試験、ⓑ最終製品もしくは機能性関与成分に関する研究レビュー、のどちらかとされています。トクホの場合はⓐだけしか認められておらず、ⓑの研究レビューは、本制度で初めて導入されました。研究レビューとは、精査された学術論文などの文献を、偏ることがないよう事前に決定した手順に従って選別し、肯定的な結果だけでなく否定的な結果もあわせて総合的に考察する手法です。事業者はこの手法によって機能性があるかどうか判断しますが、このとき、つごうのよい結果だけを集めることがないよう、さまざまなルールが定められています。なお、ⓐは最終製品での実験が必要ですが、ⓑはその必要がないので、多くの事業者がⓑを採用して届出をしています。前述しましたがⓑの場合の届出表示は「報告されています」の文言が入ります。

図1　機能性表示食品の届出等に関するガイドラインの流れ

対象食品となるかの判断

- 疾病に罹患している者、未成年者、妊産婦（妊娠を計画している者を含む。）、授乳婦を対象としていない
- 機能性関与成分が明確であり、食事摂取基準が定められた栄養素でない
- 特別用途食品、栄養機能食品、アルコールを含有する飲料、脂質やナトリウム等の過剰摂取につながる食品でない

▼

安全性の根拠

以下のいずれかにより、安全性の評価を行う。

- 喫食実績により、安全性を説明できる
- 既存情報を調査し、安全性を説明できる
- 安全性試験を実施し、安全性を説明できる

機能性関与成分の相互作用に関する評価を行う。

- 機能性関与成分と医薬品の相互作用
- 機能性関与成分を複数含む場合、当該成分同士の相互作用の有無

※相互作用が報告されている場合、届出しようとする食品を摂取しても安全な理由を説明すること。

▼

生産・製造及び品質の管理

機能性表示食品に特化した要件は定めないが、消費者の食品の選択に資する情報として、以下の情報を説明する。

- 加工食品における製造施設・従業員の衛生管理体制
- 生鮮食品における生産・採取・漁獲等の衛生管理体制
- 規格外製品の出荷防止体制
- 機能性関与成分の分析方法　等

製品規格を適切に設定するとともに、製品分析を実施して適合を確認する。

▼

健康被害の情報収集体制

健康被害の情報収集体制を整えている。

▼

機能性の根拠

以下のいずれかにより、表示しようとする機能性の科学的根拠が説明できる。

- 最終製品を用いた臨床試験
- 最終製品又は機能性関与成分に関する研究レビュー

▼

表示の内容

容器包装に適正な表示が行われている。

▼

届出

❺対象食品、対象者を限定

機能性表示食品制度の対象食品は、生鮮食品、加工食品、サプリメント形状食品など食品全般ですが、アルコール飲料や、食塩や糖分などを過剰に含む食品は対象外となります。また、どの成分が有効なのかが特定できることが必要条件で、たとえばクロレラのように、どの成分がどのように効くかがわからず関与成分が明確ではない食品も対象外となっています。

公開された一般向け消費者情報を見てみよう

事業者はガイドラインにのっとった書類を消費者庁に届け出て、消費者庁は届出項目がそろっていれば受理し、届出情報を消費者庁のウェブサイト「機能性表示食品の届出情報」で開示します。消費者庁のウェブサイトでは、届出が受理された製品ごとに「一般消費者向け基本情報」とともに、有識者向け公開情報として「基本情報」「機能性情報」「安全性情報」の合計4項目が示されています。このうち、「一般消費者向け基本情報」は**図2**のとおり、フォーマットと字数が決まっており、届出内容が1000字程度でコンパクトにまとめられています。

❶安全性に関する基本情報

まず、「安全性の評価方法」として、3段階のうちどこまで調べているかチェック項目が設けられ、その内容が記述されています。医薬品との相互作用もここに書かれます。

❷生産・製造及び品質管理に関する基本情報

品質管理についての評価項目もあり、加工食品であれば製造施設できちんと衛生管理のシステムが導入されているか、サプリメント形状の加工食品では、GMPといって医薬品に準じた

図2　消費者庁のウェブサイトの「一般消費者向け基本情報」の概要

商品名	
食品の区分	□加工食品（□サプリメント形状、□その他）、□生鮮食品
機能性関与成分名	
表示しようとする機能性	
届出者名	
本資料の作成日	
当該製品が想定する主な対象者（疾病に罹患している者、妊産婦（妊娠を計画している者を含む。）及び授乳婦を除く。）	

おもな対象者が自分に当てはまるか確認

1.安全性に関する基本情報

（1）安全性の評価方法

届出者は当該製品について、

□食経験の評価により、十分な安全性を確認している。

□安全性に関する既存情報の調査により、十分な安全性を確認している。

□安全性試験の実施により、十分な安全性を確認している。

食品によって、食経験の短いものもあるので、どこまで評価しているかを確認

（2）当該製品の安全性に関する届出者の評価

（3）摂取する上での注意事項（該当するものがあれば記載）

医薬品との相互作用などの注意事項を確認

2.生産・製造及び品質管理に関する基本情報

（管理体制を記載。加工食品の場合、製造施設ごとにGMP、HACCP、ISO 22000、FSSC 22000の別及び認証の有無等について記載。サプリメント形状の加工食品については、GMPによる自主的取組の下、製造されることが強く望まれる。）

3.機能性に関する基本情報

（1）機能性の評価方法

届出者は当該製品について、

□最終製品を用いた臨床試験（人を対象とした試験）により、機能性を評価している。

□最終製品に関する研究レビュー（一定のルールに基づいた文献調査（システマティックレビュー））で、機能性を評価している。

□最終製品ではなく、機能性関与成分に関する研究レビューで、機能性を評価している。

最終製品の試験か、研究レビューによるものかがひと目でわかる

（2）当該製品の機能性に関する届出者の評価

（構造化抄録）

PICO（だれに、なにをすると、なにと比べて、どうなるか）をここで確認

規格で作られているか、管理体制が書かれています。

❸機能性に関する基本情報

「機能性の評価方法」として「ⓐ最終製品を用いた臨床試験（人を対象とした試験）」か、「ⓑ最終製品に関する研究レビュー（文献調査）」か、「ⓒ最終製品ではなく機能性成分に関する研究レビュー」かのチェック項目が設けられ、その研究内容の要点をまとめたものが抄録という形で記述されています。

抄録には、PICO（ピコ）の形式がわかるように記述されています。PICOとは臨床試験の目的をわかりやすくまとめたもので、「P＝だれに対して（participants）」「I＝なにをすると（interventions）」「C＝なにと比べて（comparisons）」「O＝どうなるか（outcomes）」を示しており、医薬品の臨床試験の考え方にも共通するものです。

ここで「P＝だれに対してか」を見ると、たとえば製品によってはBMIが25以上の人に対する実験だったり、60歳以上と高齢者を集めた内容だったりと、対象者が限定されていることがあります。この商品の科学的根拠は、こうした限定した人たちを対象にしたものであって、自分が該当しない場合は、その機能性は期待できないということもわかります。一般消費者向け情報は、その内容がわかりにくい場合も多いのですが、「情報の一部」ととらえて参考にしてみるとよいでしょう。

森田の視点

…機能性表示食品は届出制度のため、安全性や機能性の根拠のレベルはさまざまで…

す。消費者庁は、機能性の研究レビューの科学的根拠がきちんとガイドラインに沿っているか、専門家による検証を行なっていますが、中には質の低いものが含まれていることも明らかになりました。機能性表示食品の質のレベルを消費者が判断するのはむずかしく、利用のさいには薬剤師やサプリメントアドバイザーなどの専門家に相談したほうがよいでしょう。

まとめ

- 機能性表示食品の安全性、機能性は、ガイドラインで届出事項が定められている
- 機能性の根拠として、研究レビューという考え方が初めて導入された
- 届出情報の一部がまとめられ、一般消費者向け情報として公開されている

column

機能性表示食品のみかんの根拠は?

2015年秋、機能性表示食品で初の生鮮食品として話題となったのが、静岡県の三ヶ日町農業協同組合が届け出た「うんしゅうみかん」でした。みかんに「骨の健康に役立つ」と表示されており、ちょっと意外な感じです。生鮮品なので、ばらつきも気になるところです。科学的根拠はどうなっているのか、消費者庁のウェブサイトに情報開示されている届出内容を、確認してみましょう。

届出番号はA-79。ここから「一般向け公開情報」を見ると、届出表示として「本品には、β-クリプトキサンチンが含まれています。β-クリプトキサンチンは骨代謝の

はたらきを助けることにより、骨の健康に役立つことが報告されています」とあります。β-クリプトキサンチンは、カロテノイドの一種。対象者は、「健康な成人男女」とあり、特に限定していません。

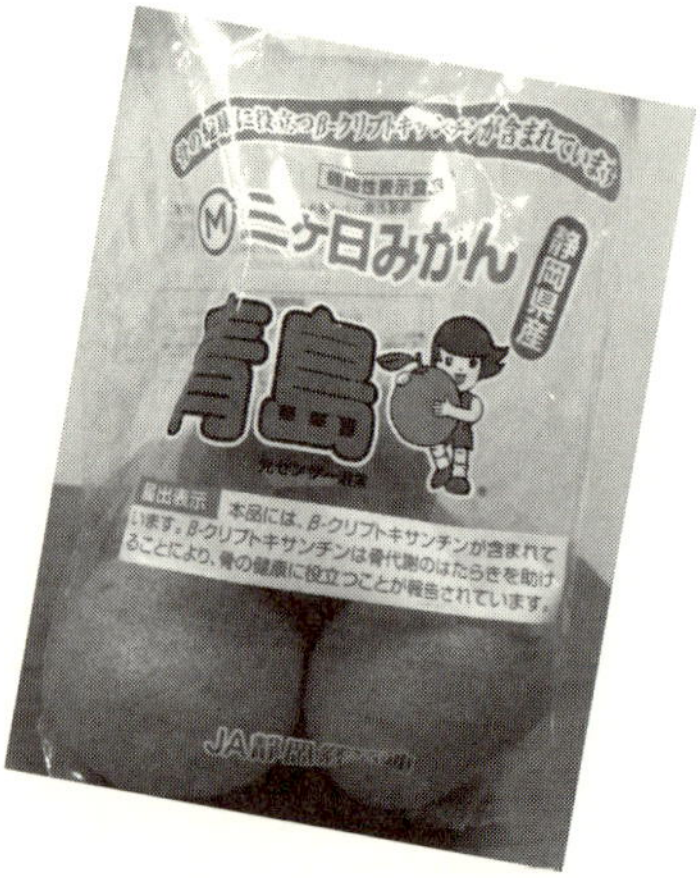

安全性の項目を見ると、食経験の評価で長年食べられており問題ないとされ、摂取上の注意もありません。サプリメントのように過剰摂取の心配はなく、その点は安心です。続いて品質の項目を見ましょう。β-クリプトキサンチンは糖度と高い相関関係があり、光センサー糖度計で一つずつ測定して一定基準以上のものを出荷するとあります。糖度の基準を満たしていれば、関与成分も含有していることになるので、みかんによって、目的成分が入っていたり、いなかったりということもなさそうです。

さて、肝心の機能性の項目ですが、届出表示に「報告されています」とありますので、科学的根拠は最終製品のみかんで調べたのではないことがわかります。研究レビューは3本の論文を採用しています。このうち2本の臨床試験では、PICO（168ページ参照）は、「P：健康な男女を対象に」「I：β-クリプトキサンチン強化ミカンジュースを摂取したグループは」「C：一般のミカンジュースを摂取したグループに比べて」「O：骨代謝マーカーの数値が変化（骨形成マーカーの上昇と骨吸収マーカーの低下）」と確認されたことがわかります。また、残り1本の論文は、「P：閉経後女性を対象に」「I：β-クリプトキサンチン含有カプセルを摂取したグループは」「C：プラセボカプセル摂取のグループに比べて」「O：骨粗鬆症《こつそしょうしょう》における有効性」が確認されたとしています。これらの論文からβ-クリプトキサンチンを1日0・3〜6㎎、2〜3か月摂取することで、骨代謝マーカーの変化が確認され、骨の健康維持に有効であると結論づけています。
これを「みかん」に当てはめると、1日摂取目安量は
「可食部270g（3個）でβ-クリプトキサンチン3㎎」

となるのだそうです。このように一般向け届出情報を見ると、概要を知ることができます。

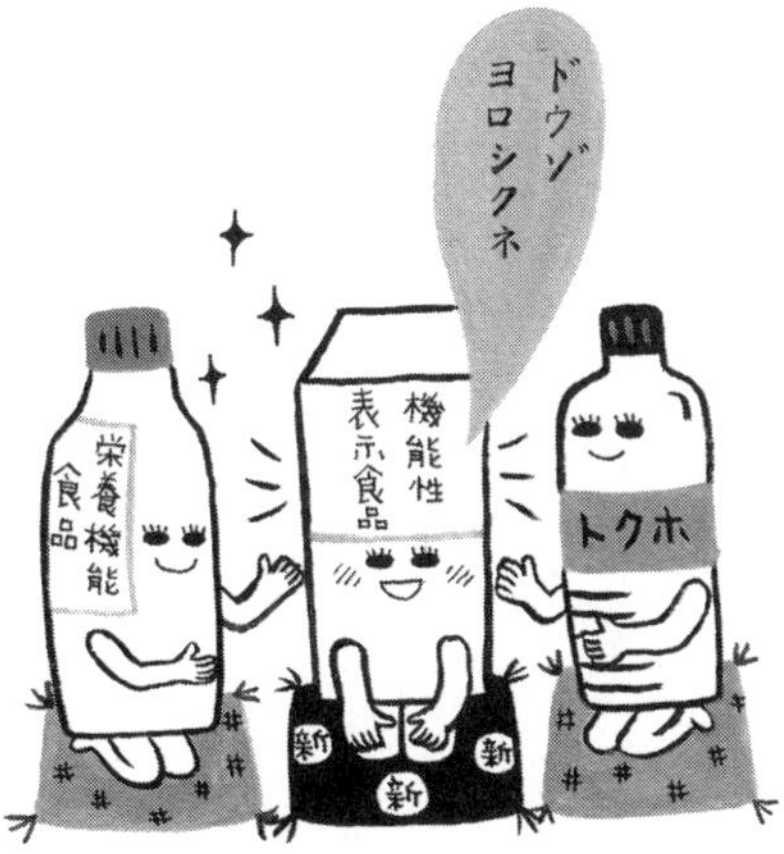

3-4 課題山積の機能性表示食品の注意点を見てみよう

機能性表示食品の市場は、どんどん拡大しています。消費者庁が2016年3月に行なったインターネット調査によると、消費者の認知度は6割強もあり、1年足らずで広く知られるようになったことがわかります。

その一方で、さまざまな課題も浮き彫りになっています。消費者がこの食品について知っておきたい注意点について、まとめておきます。

国の審査はなし、安全性確認も事業者任せ

機能性表示食品は、容器包装に「消費者庁長官による個別審査を受けたものではありません」と表示されるとおり、消費者庁は内容を審査しません。届出書類がガイドラインに沿ってそろっているかどうかを確認するだけです。論文が科学的な根拠に基づくものか、論文の質や本数が適切かなど、安全性や機能性の科学的根拠は、事業者の判断にゆだねられます。

その代わりに、消費者庁は事後チェック制度を導入しているとしています。消費者庁のウェブサイトで開示された内容に不備があれば、消費者団体や事業者、専門家などの指摘が相次ぐことになります。これまでも、販売前に事業者が届出をとり下げたケースも何件かあります。また、消費者庁は販売されている食品に機能性関与成分が入っているかなどを、一部の製品に

ついて商品を買い上げ、分析機関に委託して調査を行ない、不適切な場合は指導も行ないます。このように、届出後に事後規制が働いている部分もあります。

それでも、これまでに消費者庁のウェブサイトに開示された内容を見ると、科学的根拠が充分かどうかわからない商品もいくつか出てきています。

まずは安全性。ガイドラインでは事業者は科学的根拠として、第1段階で食経験が充分かどうかを調べます。ここでの「食経験」の意味は、単に食べたことがあるということではなく、摂取対象者は広範囲か、摂取方法や摂取量はどうか、長い期間摂取されたかなどのさまざまな要素を含んでいます。たとえばアメリカでは、仮の目安として25年摂取と定められています。

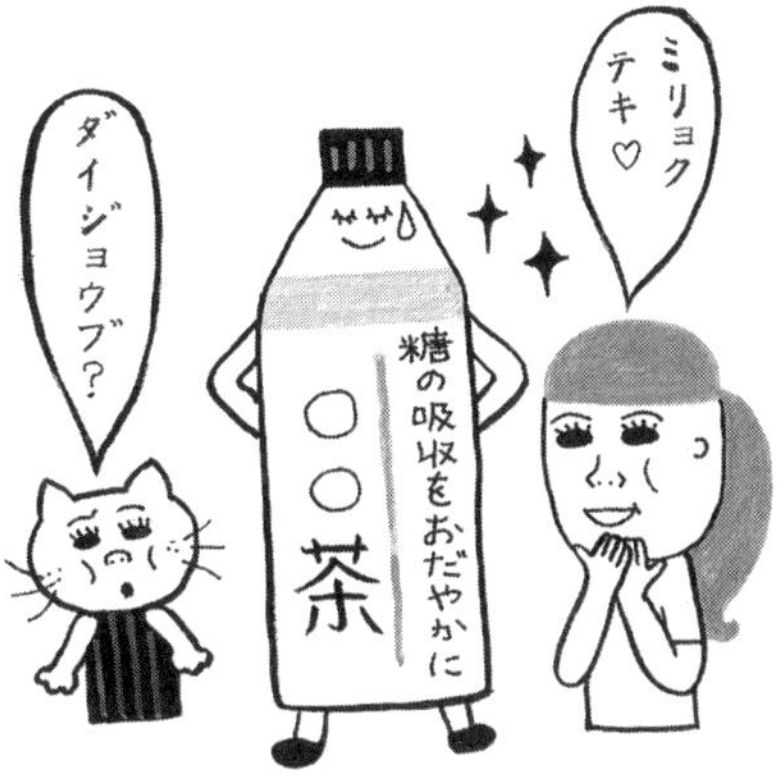
ミリョクテキ♡
糖の吸収をおだやかに
○○茶
ダイジョウブ?

特にサプリメント形状の食品は、過剰摂取の心配もあるため充分な安全性の根拠が必要だと思いますが、届出内容の多くが、販売実績だけで「食経験あり」として、それ以上は調べていませんでした。商品の中には、3年間で4万個程度しか販売していないのに充分な食経験があるとして届け出ている製品もありました。また、過去にトクホとして申請したさいに食品安全委員会が「安全性が確認できない」と判断して許可されなかった成分を含んでいるのに、機能性表示食品として受理されたものもあり、その後ガイドラインが見直されました。

トクホであれば食経験も含めて、第3段階の試験までの実施が必須で、その内容を国が審査します。しかし機能性表示食品の場合は、どこまで調べるかは事業者の良識に任されるため、安全性の根拠が充分ではないと思われるものでも表示が可能になってしまうのです。いわゆる健康食品のように、安全性の根拠がまるでわからないものよりはよいのですが、科学的根拠から見て、トクホや栄養機能食品ほどのレベルではないことも知っておきましょう（**図1**）。

機能性の根拠が非常に弱いものもある

届出情報を見ると、機能性の科学的根拠が弱い商品も受理されていることがわかりました。たとえば「膝関節の動きを助ける」としてコラーゲンのサプリメントが受理されています。しかし、コラーゲンの成分の効果については、国立健康・栄養研究所の「健康食品」の素材情報データベースでも「信頼できる十分なデータは見られない」とされています（2016年8月時点）。ここでは機能性関与成分ごとにどのような科学的根拠があるか、最新情報がまとめられており、利用上の注意もわかります。しかし機能性表示食品の場合は、最終製品を用いた臨床試験がたった1本でも効果が確認されれば、表示が認められてしまうのです。

そういうケースでは、臨床試験の内容を確認してみると、試験の人数が少なかったり、摂取期間が短すぎたり、対象者の選定が偏ってい

図1　安全性、品質、有効性から見た各食品の信頼度

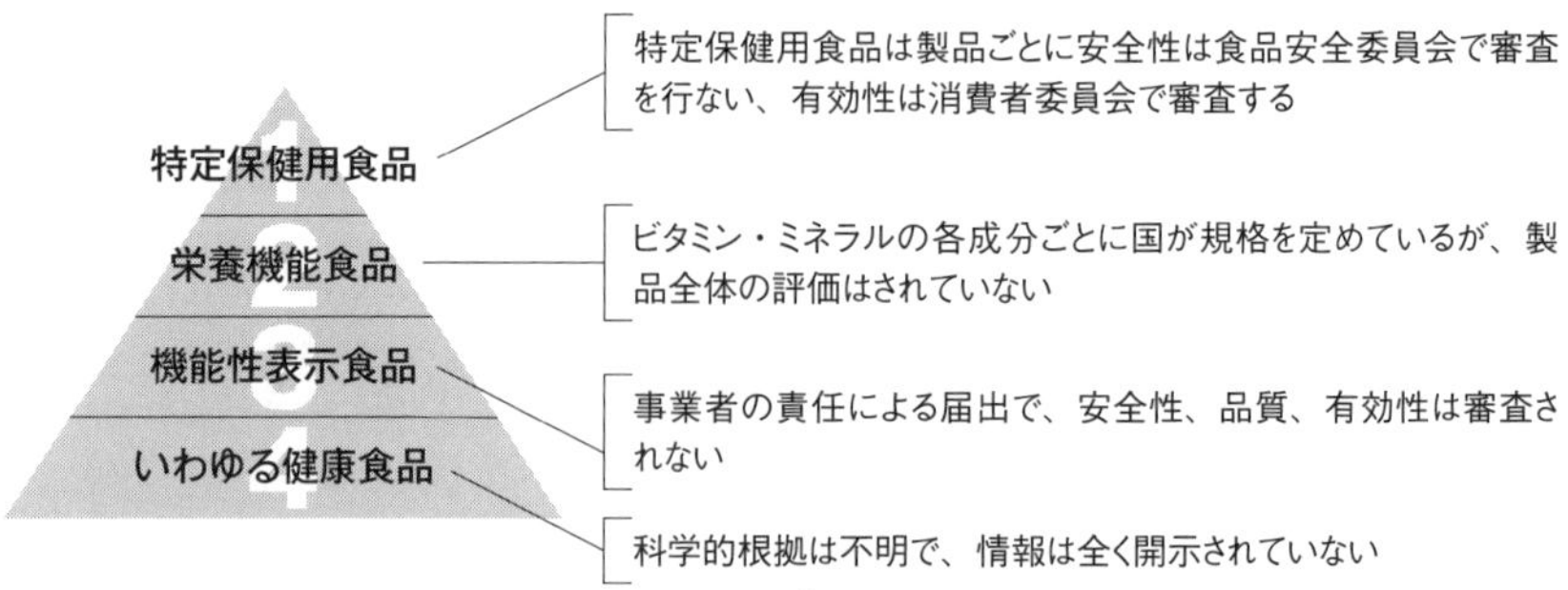
特定保健用食品
栄養機能食品
機能性表示食品
いわゆる健康食品
特定保健用食品は製品ごとに安全性は食品安全委員会で審査を行ない、有効性は消費者委員会で審査する
ビタミン・ミネラルの各成分ごとに国が規格を定めているが、製品全体の評価はされていない
事業者の責任による届出で、安全性、品質、有効性は審査されない
科学的根拠は不明で、情報は全く開示されていない

（一財）社福協「知っておきたい健康食品の基礎知識・Q&A」より筆者が改変

たりとさまざまな問題点が見つかることがあります。有効性についても、たとえばコラーゲンのサプリメントの場合、摂取8週目にわずかな改善傾向が見られるものの、その後は12週、16週と差がないのに、効果があるかのような表示がされているものもありました。トクホでは認められないレベルです。

国立健康・栄養研究所の素材情報データベースでもう少しくわしく調べてみると、「コラーゲンって本当に効果があるの？」というページが出てきます。ここには、コラーゲンは食べたら体の中でとても小さな分子にまで分解されてしまうこと、ひざや肌の部位でコラーゲンとして再合成が行なわれるかどうかは定かではないこと、現時点の科学的知見ではコラーゲンを食べても美肌や関節に期待する効果が出るかどうかは不明など、さまざまな情報がまとめられています。

利用する前に自分で調べることから始めよう

現在、健康食品の市場では科学的根拠が定かでない「いわゆる健康食品」が多くを占め、テレビや新聞で派手な広告がされています。それに比べれば、機能性表示食品は科学的根拠について消費者庁に届出を行なっているだけでもまし、健康食品の健全化につながるという考え方もあります。

それでも制度はスタートしたばかりで、当分は過渡期が続きますので注意が必要です。選ぶときには、まず表示を確認すること（156ページ参照）。そして、消費者庁への届出内容をチェックすること（166ページ参照）ですが、さらにもう一つ、前述の国立健康・栄養研究

国立健康・栄養研究所　「健康食品」の安全性・有効性情報
https://hfnet.nih.go.jp/

所のデータベースを確認してみてください。このデータベースには機能性表示食品だけでなく、いわゆる健康食品の成分の情報やトクホの科学的根拠など幅広く情報が盛り込まれています。健康食品とのつきあい方もわかりやすくまとめられていて、参考になります。

機能性表示食品は、まさにその背景にある情報を買う商品です。まずは調べることから、始めてほしいと思います。

森田の視点

機能性表示食品の制度のしくみや問題点などは、マスコミなどでもあまりとり上げられません。しかし、消費者団体の多くが「安全性や機能性に問題がある場合、消費者庁は届出を受理しないこと」、「事業者は科学的根拠が少ないものは届出をしないこと」など、消費者がさまざまな不利益をこうむらないよう求めています。

まとめ

- 機能性表示食品は、安全性、有効性が事前に審査されていない
- 届出後の事後規制で指導が行なわれることもあるが、すべてではない
- 表示、届出情報、国のデータベースなど、まずは調べてみよう

3-5 新基準のもとで栄養機能食品も変わる

日ごろの食生活の中で、手軽にビタミンやミネラルが補給できる食品に「栄養機能食品」があります（151ページの**図**参照）。栄養機能食品は、保健機能食品の一つで、ビタミンやミネラルなどの20種類の栄養成分について、一定の量を満たせば、定められた有効性の表示が可能です。クラッカーのような食品から清涼飲料、サプリメント形状のものまで、多種類の商品が販売されています（**写真**）。

栄養機能食品はどのようなルールで表示されるのか、食品表示法のもとでどう変わるのかについてお伝えします。

栄養強化食品から栄養機能食品へ

栄養機能食品は2001年、国の健康食品対策として制度化されました。それ以前は栄養不足を補う目的で、米や押し麦などにビタミンやカルシウムを添加した「栄養強化食品」がありましたが、栄養不足の時代が終わり、健康の維持や増進を目的とした制度にと形を変えたのです。

栄養機能食品は、成分ごとに含有量の上限値と下限値が定められ

写真　栄養機能食品の例

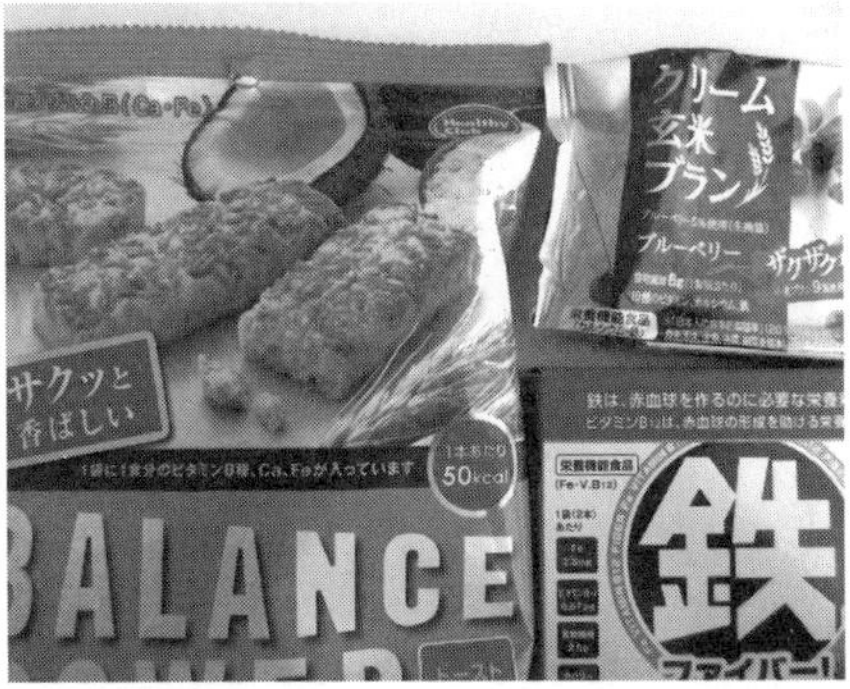

ています。これを満たせば、たとえば「栄養機能食品（ビタミンC）」などと表示することができます。この場合、ビタミンCの含有量、1日あたりの摂取目安量、それが栄養素等表示基準値（145ページ参照）に占める割合（%）、注意事項などの表示とともに、「ビタミンCは、皮膚や粘膜の健康維持を助けるとともに、抗酸化作用を持つ栄養素です」という決められた機能性表示が可能となります（**図**）。

栄養機能食品が制度化

図　栄養機能食品の表示例

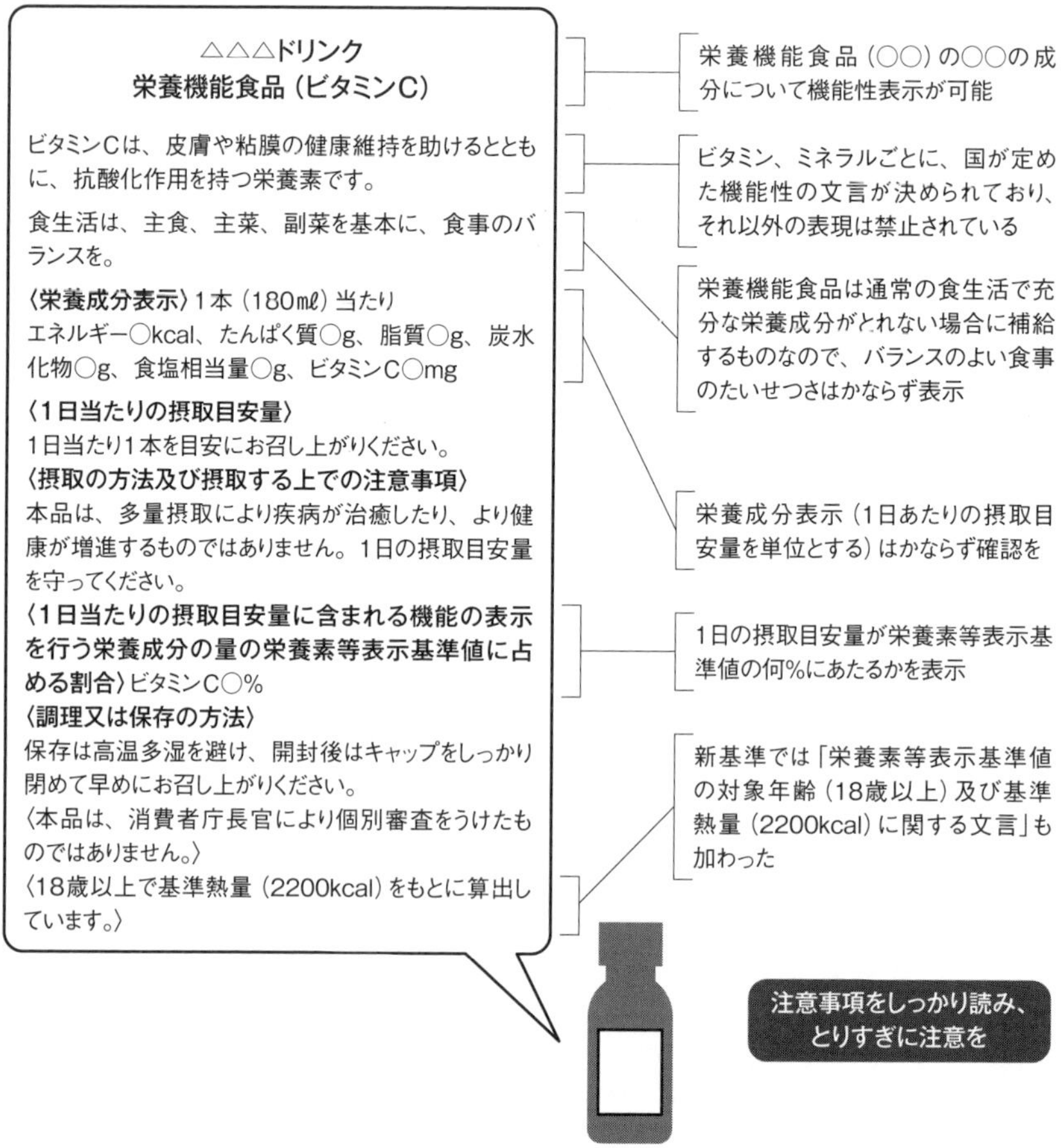
△△△ドリンク
栄養機能食品（ビタミンC）
ビタミンCは、皮膚や粘膜の健康維持を助けるとともに、抗酸化作用を持つ栄養素です。
食生活は、主食、主菜、副菜を基本に、食事のバランスを。
〈栄養成分表示〉1本（180mℓ）当たり
エネルギー○kcal、たんぱく質○g、脂質○g、炭水化物○g、食塩相当量○g、ビタミンC○mg
〈1日当たりの摂取目安量〉
1日当たり1本を目安にお召し上がりください。
〈摂取の方法及び摂取する上での注意事項〉
本品は、多量摂取により疾病が治癒したり、より健康が増進するものではありません。1日の摂取目安量を守ってください。
〈1日当たりの摂取目安量に含まれる機能の表示を行う栄養成分の量の栄養素等表示基準値に占める割合〉ビタミンC○%
〈調理又は保存の方法〉
保存は高温多湿を避け、開封後はキャップをしっかり閉めて早めにお召し上がりください。
〈本品は、消費者庁長官により個別審査をうけたものではありません。〉
〈18歳以上で基準熱量（2200kcal）をもとに算出しています。〉
栄養機能食品（○○）の○○の成分について機能性表示が可能
ビタミン、ミネラルごとに、国が定めた機能性の文言が決められており、それ以外の表現は禁止されている
栄養機能食品は通常の食生活で充分な栄養成分がとれない場合に補給するものなので、バランスのよい食事のたいせつさはかならず表示
栄養成分表示（1日あたりの摂取目安量を単位とする）はかならず確認を
1日の摂取目安量が栄養素等表示基準値の何%にあたるかを表示
新基準では「栄養素等表示基準値の対象年齢（18歳以上）及び基準熱量（2200kcal）に関する文言」も加わった
注意事項をしっかり読み、とりすぎに注意を

されて十数年が経過し、市場は拡大してきました。トクホほど市場規模は大きくないものの、身近な食品として私たちの暮らしに定着しています。

野菜や果物など生鮮食品も表示の対象になる

食品表示法のもとで機能性表示食品制度がスタートし、そこに生鮮食品も含まれることに伴い、栄養機能食品の対象範囲も拡大されることになりました。それまでは加工食品（錠剤やカプセル形状食品を含む）に限定されていたものが、新基準のもとでは生鮮食品も含むことになります。

そもそも生鮮食品には、さまざまなビタミンやミネラルが含まれています。たとえばキウイフルーツの場合、1個（約100g）に含まれるビタミンCはおよそ70mgで、栄養機能食品の下限値（30mg）をクリアしています。含有量にばらつきがなければ、キウイフルーツの袋に「栄養機能食品（ビタミンC）」と表示をすることも可能になりました。今後、青果売り場で、ビタミンやミネラルをアピールした栄養機能食品の表示が見られるようになるかもしれません。すでに、ビタミンB_{12}の機能性をうたったアルファルファが販売されています。

表示の対象成分は17種類から20種類に増える

栄養機能食品の対象成分は、旧基準では17種類（ビタミン12種、ミネラル5種）でしたが、新基準では3種類が加わり、20種類になりました。追加成分は、n-3系脂肪酸、ビタミンK、カリウムです。

3種類の選定にあたっては、「ビタミン、ミネラル以外の成分も検討」「欠乏によって健康の保持増進に影響を与えると厚生労働省が定めている栄養素」「食事摂取基準に項目があるもの」の条件から、消費者庁が選定しました。

「n-3系脂肪酸」には、α-リノレン酸、魚由来のEPAやDHAなどがあります。生体内では作り出すことができず、欠乏すると皮膚炎などが発症するため、n-3系脂肪酸は「日本人の食事摂取基準（2015年版）」で年齢、性別、妊婦、授乳婦ごとに目安量が設定されています。このため、ビタミンやミネラルには該当しませんが、栄養機能食品の対象となりました。表示は「n-3系脂肪酸は、皮膚の健康維持を助ける栄養素です」となります。

また、「カリウム」は、ナトリウムの摂取量が多い日本人にとって、尿中排泄《はいせつ》を促すために重要なミネラルです。こちらも通常の食生活では不足することはありませんが、高血圧などの生活習慣病発症予防の観点から、食事摂取基準では目標量が設定されています。一方、腎《じん》機能が低下している人にとって、過剰摂取は、最悪の場合は心停止の危険性もあるので注意が必要です。過剰摂取のリスクを回避するために、錠剤やカプセル剤などの食品は対象外です。表示は「カリウムは、正常な血圧を保つのに必要な栄養素です」になります。

新基準で栄養機能食品の上限値、下限値も変更された

栄養表示においては各栄養成分ごとに「栄養素等表示基準値（146ページ参照）」が定められていて、これをもとに栄養機能食品の上限値と下限値が決められています。この基準値は食事摂取基準から日本の人口分布に基づいて算出されたもので、便宜上、成分ごとに一つの数値

に表わされています（**表**）。この数値は、これまでは6歳以上を対象としていましたが、ばらつきが大きくなるため、食品表示基準では18歳以上の男女を対象に基準値が変更されました。上限値と下限値の考え方はこれまでどおりで、下限値は栄養素等表示基準値の30%としています。

栄養機能食品の場合、1日の摂取目安量が栄養素等表示基準値の何%にあたるかの表示が必要で、かならず書かれています。これを参考にするのですが、そのさいには注意が必要です。たとえば「栄養機能食品（鉄）」の場合、「1日の摂取目安量6.8mg」と設定した食品では、

表　栄養機能食品の各成分の下限値と上限値

成分名	下限値	上限値	栄養素等表示基準値
n-3系脂肪酸	0.6 g	2.0 g	**2.0 g**
亜鉛	2.64 mg	15 mg	**8.8 mg**
カリウム	840 mg	2800 mg	**2800 mg**
カルシウム	204 mg	600 mg	**680 mg**
鉄	2.04 mg	10 mg	**6.8 mg**
銅	0.27 mg	6.0 mg	**0.9 mg**
マグネシウム	96 mg	300 mg	**320 mg**
ナイアシン	3.9 mg	60 mg	**13 mg**
パントテン酸	1.44 mg	30 mg	**4.8 mg**
ビオチン	15 μg	500 μg	**50 μg**
ビタミンA	231 μg	600 μg	**770 μg**
ビタミンB_1	0.36 mg	25 mg	**1.2 mg**
ビタミンB_2	0.42 mg	12 mg	**1.4 mg**
ビタミンB_6	0.39 mg	10 mg	**1.3 mg**
ビタミンB_{12}	0.72 μg	60 μg	**2.4 μg**
ビタミンC	30 mg	1000 mg	**100 mg**
ビタミンD	1.65 μg	5.0 μg	**5.5 μg**
ビタミンE	1.89 mg	150 mg	**6.3 mg**
ビタミンK	45 μg	150 μg	**150 μg**
葉酸	72 μg	200 μg	**240 μg**

- 栄養機能食品の対象成分の下限値は栄養素等表示基準値の30%、上限値は「①NOAEL（健康障害非発現量）から日本人の平均的な摂取量を差し引いたもの、②UL（耐容上限量）から日本人の平均的な摂取量を差し引いたもの」のうち低いほうの値とする。
- 栄養素等表示基準値の算出および適用対象は18歳以上の男女として求められたもの（18歳未満は数値の差が大きいため）。

1日の栄養素等表示基準値に占める割合は「鉄100%」と表示されます。しかし、「月経がある15歳以上の女性」は、日本人の食事摂取基準における鉄の1日推奨量は10・5㎎で、6・8㎎では足りません。栄養成分によっては、個人の食事摂取基準とかい離する場合があることを知っておきましょう。

森田の視点

栄養機能食品は、国が定めた機能性しかうたえないこともあって、商品数はそんなに多くはありません。保健機能食品の中では地味な存在ですが、新法でルールが変わって商品は少しずつ増える傾向にあります。この中には、対象成分以外の栄養成分を添加して、その成分が入っていることを強調しているようなまぎらわしいものもあります。どの成分をもって栄養機能食品としているのか、表示をよく読んでから利用するようにしましょう。

まとめ

- 栄養機能食品は表示対象成分が増え、ビタミン、ミネラルなど20種類になった
- 加工食品や錠剤、カプセル型食品以外に、生鮮食品にも表示が可能になった
- 栄養強調表示の食品も含めて、過剰摂取にならないように注意しよう

3-6

マークでおなじみ特定保健用食品との新しいつきあい方

あまたある健康食品の中でも、特定保健用食品（トクホ）は、国が安全性、有効性を個別に認めた唯一のものです。トクホマークがついた商品として私たちの暮らしに定着しています。機能性表示食品制度がスタートしたことで、むしろ特定保健用食品の信頼性が増して、これまで以上にトクホマークを強調した商品も目立つようになりました。その一方で、消費者を誤認させるような大げさな広告・宣伝があります。トクホといっても過度な期待は禁物。どのようにつきあったらいいのか、考えてみましょう。

トクホは消費者庁長官が個別に許可をする

１９８０年代に、日本では農学部などで食品の機能性研究が盛んに行なわれ、体の生理的機能に影響を与える成分の研究が行なわれるようになりました。これを文部省（当時）が特定研究として後押しするようになり、１９９１年、厚生省（当時）のもとでこうした研究成果を食品に表示できるよう、特別用途食品（１９１ページ参照）の一つに特定保健用食品を位置づけ、制度化しました。トクホ第1号は、資生堂の低アレルゲン米と森永乳業の低リン粉ミルクの2商品で、今よりも特別用途食品の概念に近いものでした。

その後、血圧、血中のコレステロールなどを正常に保つことを助けたり、おなかの調子を整えたりするのに役立つような特定の成分の研究が進み、特定保健用食品の開発が進みました。表のように保健の用途は幅広いものですが、科学的根拠の審査がきびしくその範囲は限定されています。機能性表示食品のように特定の部位（目、ひざなど）を自由に表示できるものではありません。

国の省庁や研究機関にまたがって審査される

特定保健用食品の表示許可手続きは、消費者庁が発足する２００９年までは厚生労働省が審査を行なってきました。現在は、消費者庁が手続きを行ない、トクホマークの上には消費者庁許可と表示されています。

許可までの流れは複雑です。まず消費者庁が消費者委員会に諮問し、食品安全委員会が安全性を評価します。次に、消費者委員会が安全性と有効性について検討したうえで、厚労省が医薬品の表示に抵触しないか確認し、さらに国立健康・栄養研究所が関与成分量を分析して問題がないことを

表　特定保健用食品の保健の用途（例）

分類	保健の用途例	食品の種類	おもな関与成分
整腸作用	お腹の調子を整える。 お通じの気になる方に適している。	飲料、テーブルシュガー	ビフィズス菌、食物繊維（難消化性デキストリン等）、オリゴ糖
血糖値関係	血糖値が気になる方へ。糖の吸収をおだやかにする。	飲料、即席みそ汁	難消化性デキストリン、小麦アルブミン
血圧関係	血圧が高めの方に。	乾燥スープ、錠菓	ペプチド、杜仲葉配糖体
コレステロール関係	コレステロールを低下させる。コレステロールの吸収を抑える。	飲料、調整豆乳	キトサン、大豆たんぱく質
歯・歯ぐき関係	歯を丈夫で健康に保つ。虫歯の原因にならない甘味料を使用。	チューインガム	キシリトール・パラチノース、エリスリトール
脂肪関係	体に脂肪がつきにくい。脂肪を消費しやすくする。体脂肪が気になる方に。中性脂肪の上昇を抑える。	清涼飲料水、食用調整油	コーヒー豆マンノオリゴ糖、グロビンたんぱく分解物
骨関係	骨の健康を大切にする方に。	納豆、清涼飲料水	大豆イソフラボン、MBP
ミネラル吸収関係	貧血気味の人に適しています。	清涼飲料水	カゼインホスホペプチド
疾病リスク低減	骨粗鬆症になるリスクを低減するかもしれません。	魚肉ソーセージ	カルシウム

確認したうえで、消費者庁長官が許可するというものです。審査には時間がかかり、事業者の経済的負担も大きく、中小企業にとってはハードルが高い制度となっています。

トクホに求められる安全性・機能性の条件はきびしい

トクホの安全性については、食品安全委員会で安全性評価が行なわれます。個別製品ごとにケースバイケースで行なうもので、保健機能を有する関与成分について評価することが最大の特徴です。この審査基準の基本的な考え方は食品安全委員会のもとで作られています。

まずは食経験が充分にあるか、検証します。食経験が充分でない場合は関与成分について遺伝毒性試験などの動物試験のデータが要求されます。さらにヒト試験も重視され、最終製品の形で4〜12週間食べてもらったり、1日摂取目安量の3倍量を2〜4週間食べてもらう試験も行なわれます。ヒト試験は、第三者機関で実施することになっており、社員を対象にして試験をするようなことは認められません。トクホの安全性試験はこのように客観的にきびしく行なわれますので、それだけに信頼性が高いといえます。

次に有効性については、消費者委員会の新開発食品調査部会で評価が行なわれます。その審査基準は厚生省の時代にベースが作られたもので、まずは動物試験などで、関与成分がどのような作用で体内において有効性を発揮するのかを明らかにするデータが必要です。そのうえで、ヒトを対象とした試験として、「二重盲検比較試験」といって、関与成分が入った試験食のグループと、関与成分が入っていないことが見分けがつかないように作られたプラセボ（偽薬）食のグループを作り、12週間程度の試験を行ない、グループ同士の有意差があるかどうかを見ます。この試験デザインは、事業者にとって恣意的にならないよう、さまざまな決まりごとが定められています。事業者はその条件をクリアした試験結果を消費者庁に申請し、審査をクリアしたものだけが許可されます。

トクホには通常のトクホに加えて3種類ある

以上のようにトクホの審査はきびしいことから、制度が発足して十数年間はなかなか商品が増えませんでした。このため、2005年に規制緩和の流れを受けて、通常の特定保健用食品に3つの区分が加わりました。

●特定保健用食品（規格基準型）

トクホとしてこれまでに科学的根拠が蓄積された成分（オリゴ糖と難消化性デキストリンの9成分）について、特定の基準（規格基準）を定めたもの。たとえば、水溶性食物繊維である難消化性デキストリンは、「糖の吸収をおだやかにするので、食後の血糖値が気になる方に適しています」などと表示文言が定められている。消費者庁で、規格基準に適合するかどうかの簡単な審査をクリアすれば許可される。

●条件付き特定保健用食品

科学的根拠のレベルが特定保健用食品に求められるレベルまでには届かないものについて、条件を付して許可するもの。事業者からの申請はこれまでほとんどなく、まったく活用されていない。

●特定保健用食品（疾病リスク低減表示）

基本的な許可要件に加え、病気のリスクを減らす効果が医学的、栄養学的に確立されている成分について、定められた表示ができるもの。現在はカルシウムと葉酸のみで、たとえばカルシウムの場合「この食品はカルシウムを豊富に含みます。日ごろの運動と適切な量のカルシウムを含む健康的な食事は、若い女性が健全な骨の健康を維持し、歳をとってからの骨粗鬆症になるリスクを低減するかもしれません」と表示できる。

以上3区分のうち、最も活用されているのが1つ目の「規格基準型トクホ」です。たとえば、難消化性デキストリンの入った清涼飲料水など、さまざまな商品が製品化されてトクホとして販売されています。また、すでに許可された製品のシリーズとして、商品名や風味だけを変える場合の「再許可」製品もあり、こちらも消費者委員会と食品安全委員会の審査を必要としません。同じトクホでも、簡単な審査で許可をとることができる区分が設けられているのです。

トクホだからといって、だれにでも有効なわけではない

特定保健用食品の義務表示は食品表示基準に引き継がれ、**図**のとおり定められています。

❶「特定保健用食品」である旨とトクホマーク

「特定保健用食品」または「条件付き特定保健用食品」である旨がトクホマークとともに書かれる。

❷許可等を受けた表示の内容

「許可表示」として、消費者庁の許可を受けた表示の内容のとおりに表示される。キャッチコピーとして抜き書きをされている内容と若干ずれる場合もあるので、かならずこちらを確認する。

❸栄養成分（関与成分を含む）の量及び熱量

❹1日あたりの摂取目安量

過剰摂取にならないように、摂取目安量を守ること。

❺摂取の方法

同じように見えるトクホのお茶でも、食事と一緒

図　特定保健用食品（トクホ）の表示例

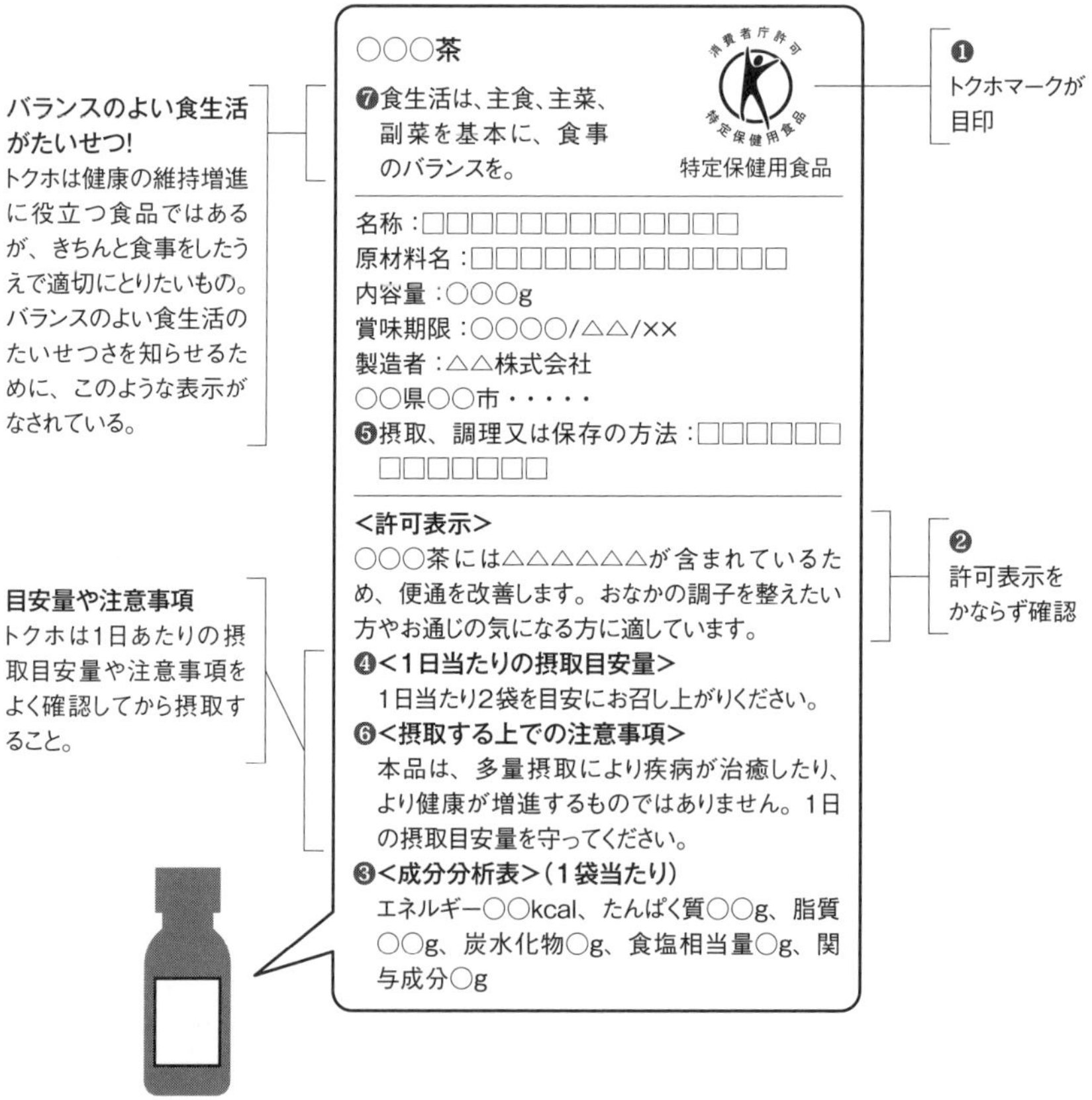

○○○茶
❼食生活は、主食、主菜、副菜を基本に、食事のバランスを。
消費者庁許可
特定保健用食品
特定保健用食品
名称：□□□□□□□□□□□□□□
原材料名：□□□□□□□□□□□□□□
内容量：○○○g
賞味期限：○○○○/△△/××
製造者：△△株式会社
○○県○○市・・・・・
❺摂取、調理又は保存の方法：□□□□□□□□□□□□□□
<許可表示>
○○○茶には△△△△△△が含まれているため、便通を改善します。おなかの調子を整えたい方やお通じの気になる方に適しています。
❹<1日当たりの摂取目安量>
1日当たり2袋を目安にお召し上がりください。
❻<摂取する上での注意事項>
本品は、多量摂取により疾病が治癒したり、より健康が増進するものではありません。1日の摂取目安量を守ってください。
❸<成分分析表>（1袋当たり）
エネルギー○○kcal、たんぱく質○○g、脂質○○g、炭水化物○g、食塩相当量○g、関与成分○g
❶トクホマークが目印
❷許可表示をかならず確認
バランスのよい食生活がたいせつ!
トクホは健康の維持増進に役立つ食品ではあるが、きちんと食事をしたうえで適切にとりたいもの。バランスのよい食生活のたいせつさを知らせるために、このような表示がなされている。
目安量や注意事項
トクホは1日あたりの摂取目安量や注意事項をよく確認してから摂取すること。

に摂取するのか、一日のうちいつでもいいのか、摂取方法が異なる場合があるのでかならず確認を。

❻摂取する上での注意事項

整腸作用のあるものなどは、人によってはおなかがゆるくなることがあることを記載している。

❼バランス文言

保健機能食品すべてに「食生活は、主食、主菜、副菜を基本に、食事のバランスを」の文言が表示される。

❽関与成分について栄養素等表示基準値が示されているものにあっては、1日あたりの摂取目安量に含まれる当該関与成分の栄養素等表示基準値に対する割合（％）

関与成分が、ビタミンやミネラルなどの成分である場合、1日あたりの関与成分摂取量の割合を表示する。

❾調理や保存の方法など、特に注意が必要なものはその注意事項

以上のとおり、トクホの義務表示は機能性表示食品ほど多くはありませんが、それでも一般食品よりは詳細に書かれています。これらの表示をきちんと確認した人ほど、有効性が実感できるという調査結果もあります。

トクホの有効性を示す科学的根拠の一部は、国立健康・栄養研究所のデータベースで見ることができますが、じつは摂食群とプラセボ群を比較しても、その差はわずかしかないものも見

国立健康・栄養研究所　「健康食品」の安全性・有効性情報
https://hfnet.nih.go.jp/

られます。トクホであっても過度な期待は禁物です。トクホを利用する場合は表示をよく読み、食生活や運動を含めて日々の暮らしを見直すきっかけとして利用することがたいせつです。

また、トクホの宣伝・広告が消費者を著しく誤認させる場合は、景品表示法や健康増進法違反になります。すでに違反となった事例もあり、トクホだからといって、広告がやりたい放題では許されないのです。

森田の視点

機能性表示食品制度ができて間もないころ、「トクホがなくなるのでは？」という声も聞かれました。機能性表示食品の中にはトクホと同じ成分を用いた製品もあり、トクホよりも簡単な届出で表示することができるからです。しかし、トクホはなによりも国が個別審査を行なっているという安心感があります。現在、トクホの規制緩和も進められており、許可手続きの簡素化や規格基準型の成分の拡大など制度も見直されています。トクホが生き残る道筋はきちんと作られているようです。

まとめ

- トクホの安全性の審査はかなりきびしく、これまでも安全性の問題は起きていない
- トクホの表示は、届出表示、摂取方法、1日目安量の確認を
- トクホであっても過度な期待は禁物。暮らしを見直すきっかけとして利用する

3-7 特別用途食品は病気の人や妊産婦など特別な人のための食品

病気の人、えん下（えんげ＝のみ込み）困難者、妊産婦や乳児など特定の人が、健康の保持や回復のために用いる食品について、国は健康増進法で規格を定めて「特別用途食品」と位置づけています。特別用途食品は、人形のマークが目印で、消費者庁が個別に許可したものです。

そういえば、私の母が手術後に口にしたえん下困難者用のゼリーも、父が脱水症状でお世話になった経口補水液も、特別用途食品マークがついているものでした。高齢化が進むにつれ、こうした特別用途食品の需要はますます増えると考えられ、制度の見直しが求められています。一方、新しい介護食品へのとり組みとして、農林水産省では「スマイルケア食」という独自の制度も立ち上げました。高齢社会を迎え、これから大きな市場となるこれらの食品についてご紹介します。

特別用途食品の種類は大きく分けて4つある

特別用途食品には、大きく分けて「病者用食品」「妊産婦・授乳婦用粉乳」「乳児用調整粉乳」「えん下困難者食品」があります（**図**）。特別用途食品は健康増進法で規定されているため、食品表示法のもとで基準は定められていません。ただし特定保健用食品は例外で、最初は健康増進法の特別用途食品の中に位置づけられましたが、保健機能食品の一つにもなっていることから現在では食品表示法のもとで基準が定められています。

特別用途食品の中で、病者用食品はさらに「許可基準型」と「個別評価型」に分けられます。許可基準型には、たんぱく質の摂取制限が必要な人（腎臓疾患患者用）のための「低たんぱく質食品」、特定の食物アレルギーを持つ人のための「アレルゲン除去食品」、乳糖不耐症の

図　特別用途食品の種類（2016年3月現在）

特別用途食品

- 病者用食品
  - 許可基準型
    - 低たんぱく質食品　11件
    - アレルゲン除去食品　10件
    - 無乳糖食品　7件
    - 総合栄養食品　1件
  - 個別評価型　8件
- 妊産婦・授乳婦用粉乳　1件
- 乳児用調製粉乳　13件
- えん下困難者用食品　12件
- 特定保健用食品　約1200件 ※

※特定保健用食品は分類上は最初は特別用途食品の中に位置づけられたが、現在は保健機能食品の一つにもなっている。

写真　特別用途食品の商品

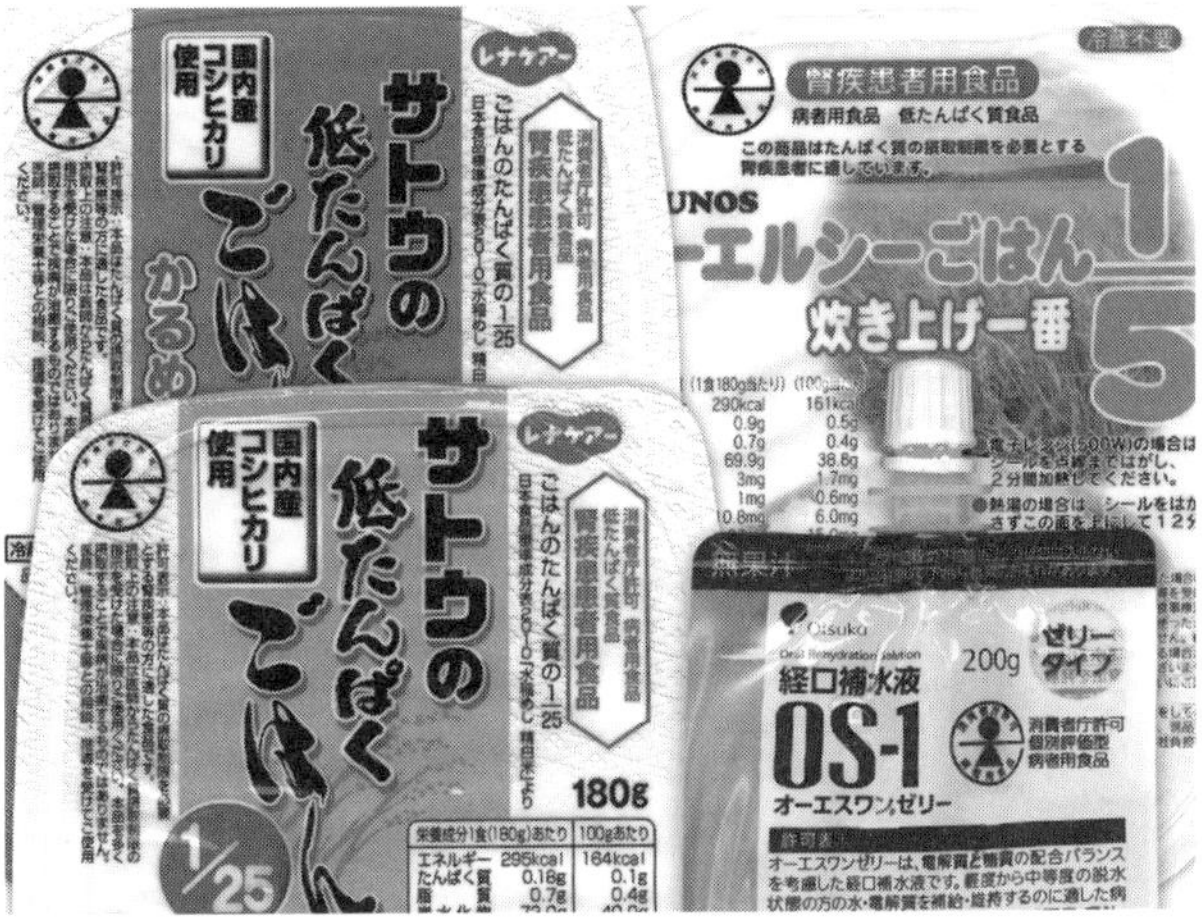

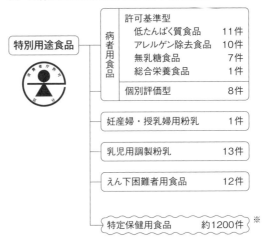

人のために乳糖を除去した粉乳などの「無乳糖食品」、濃厚流動食などの「総合栄養食品」があります。また、「個別評価型」は個別の用途に応じて評価されるもので、脱水症状のときに飲む経口補水液などがあります。

特別用途食品は専門家と相談して利用する

特別用途食品は、トクホのしくみと似ており、国が個別製品ごとに表示の許可を行ないます。病者用の「許可基準型」は、その基準に適合しているかどうかを審査します。許可基準のないものについては、学識経験者による国の専門家チームが個別に評価を行ないます。

表示が許可されると、人形型の許可マークがつけられますが、これまで許可されたのは63件と多くありません。これらは医師、管理栄養士などに相談しながら、使用する食品です。特に病者用食品の一部は、医師に指示を受けた場合のみ、使用できます。

この特別用途食品にも、制度の見直しが求められています。2015年6月の規制改革実施計画の閣議決定において、特別用途食品の申請手続きや表示制度の見直しが決まり、制度の拡充に向けて制度改正が求められました。これまで許可された数があまりに少ないので、本制度が使えるように「審査基準の見直し」「とろみ調整食品の追加」「糖尿病食等の新たな食品区分の追加」などが提案されています。

「とろみ調整食品」は、介護の現場でおなじみです。飲みこむ機能が低下した場合に、液体のまま飲むと誤嚥《ごえん》のおそれがあるため、お茶やみそ汁などに入れてかき混ぜ、とろみをつけるものです。とろみ調整食品は、それだけで食べるものではなく、他の食品と組み合わせて使うもので、利用者によって粘度調整も必要となり、特別用途食品にはこれまで申請できませんでした。現在、医療と介護の連携が進み、自宅で介護をする場面が増えていますが、こうした特殊な食品の規格を定める場合に対象者を限定できるのか、その使い方、表示も含めて利用者に伝達するために制度の見直しが行なわれています。

食べることがむずかしい人に、スマイルケア食が始まった

特別用途食品は病気の人を対象に定められた規格ですが、介護の現場はかなり多様化しています。介護福祉施設や自宅で介護食品を必要としている人の中で、かむことに問題がある人の食品のニーズもあります。見た目や食感などにもっと配慮して、食事の満足感を得たいと思っている人も多いでしょう。現在、介護食の配食サービスは、レトルト食品や冷凍食品などさまざまな形態で、和風、洋風、中華風などをとりそろえて、多様なニーズに対応し始めています。誤嚥事故を起こさないためのケアも多様になされなければならないでしょう。

農林水産省ではこうしたニーズをとらえて、新しい介護食品を「スマイルケア食」と名づけ、事業者への自主的なとり組みを進めています。消費者が選ぶときに迷わないよう、食品のかたさに応じて「ゼリー状の食品」「ムース状の食品」「ペースト状の食品」「舌でつぶせる食品」「歯ぐきでつぶせる食品」「弱い力でかめる食品」のように分類して番号でわかるようにし、普及をしていこうというものです。こちらは、特別用途食品のようにきびしい規制ではなく、JAS規格で定められます。消費者にとって使いやすい表示や規格はどうあるべきか、検討はまさに始まったばかりです。

森田の視点

　えん下困難者など病気の人のための食品は、消費者庁の特別用途食品のように、本来はきびしい規格が求められます。一方、介護食品のニーズは多様化しており、スマイルケア食のようなものもあっていいでしょう。いずれも、食べる機能に問題があるかた向けですが、情報が正確に伝わらなければ、誤嚥となって命を脅かすことになりかねません。高齢社会を迎えて形成される新たな食品市場に対して、適切な規格や表示が求められるでしょう。

まとめ

- 特別用途食品は国が個別に審査したもので、人形マークが目印
- とろみ調整食品など、特別用途食品に新たな区分が作られる
- 農林水産省で、新しい介護食品「スマイルケア食」のとり組みが始まった

3-8 健康食品の虚偽・誇大広告をとりしまる景品表示法と健康増進法

現在、健康食品の市場規模は年間1兆5000億円近いといわれています。このうちトクホは6000億円程度で、「いわゆる健康食品」が市場の多くを占めています。これらは「○○に効く」などと具体的に表現できないため、イメージ広告や個人の体験談などの大げさな内容が目立ちます。また、トクホや機能性表示食品であっても、認められた表示範囲を超えるような広告をしているケースもあります。

容器包装の表示は食品表示法で規制されますが、テレビ、新聞、インターネットで見かけるこうした健康食品の広告・宣伝は、景品表示法と健康増進法という2つの法律によって規制されています。

こんな広告はダメ！ 消費者庁が事例を示す

全国の消費生活センターの窓口に寄せられる相談のうち、健康食品の苦情は年間数万件で、ここ数年は増加傾向にあります。多くは取り引き上のトラブルですが、中には健康危害の訴えもあります。消費者委員会は、これらを深刻な消費者問題ととらえ、改善するよう関係省庁に求めてきました。特に「行き過ぎた広告・宣伝が目立つ」として、虚偽・誇大広告の規制を強化するように求めました。

このときに登場する法律が、景品表示法と健康増進法です。表示や広告は「実際のものよりも著しく優良であると消費者を誤認させてはならない」として、虚偽・誇大広告をとりしまります。消費者庁は、これらの法律を効果的に運用できるように「健康食品に関する景品表示法及び健康増進法上の留意事項について」という通知を出して、どういう場合に違反となるのか具体的な事例を示しています。

たとえば、ダイエットに関する広告の違反事例では、**図**のように「食事制限をしたくない方、運動が苦手な方必見です」などの文言とともに「たった1粒飲むだけですぐに体型に変化が出てきた」など個人の体験談を記載しています。このような広告をよく見かけます。これを法律に当てはめると「特段の運動や食事制限もせずに痩身効果が得られるような暗示的な表現をしている」となり、虚偽・誇大広告とされます。景品表示法の措置命令か、健康増進法の勧告かのどちらかで違反とされ、名前が公表されます。会社にとっては大きなダメージになるばかりでなく、景品表示法の場合は、課徴金が科されることもあります。

テレビのBSチャンネルなどでもさまざまな健康食品が宣伝されており、個人の体験談が披露されます。たとえその体験にうそがなくとも、このように広告全体で消費者を著しく誤認させたら、個人の体験談も免罪符になるわけではないのです。しかし、実際にはとりしまりがなかなか追いつかないため、これは違反だろうと思われる広告があちこちに見られます。消費者庁も地方自治体もとりしまりを強化してもらいたいと思います。

図　痩身効果についての広告例

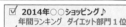

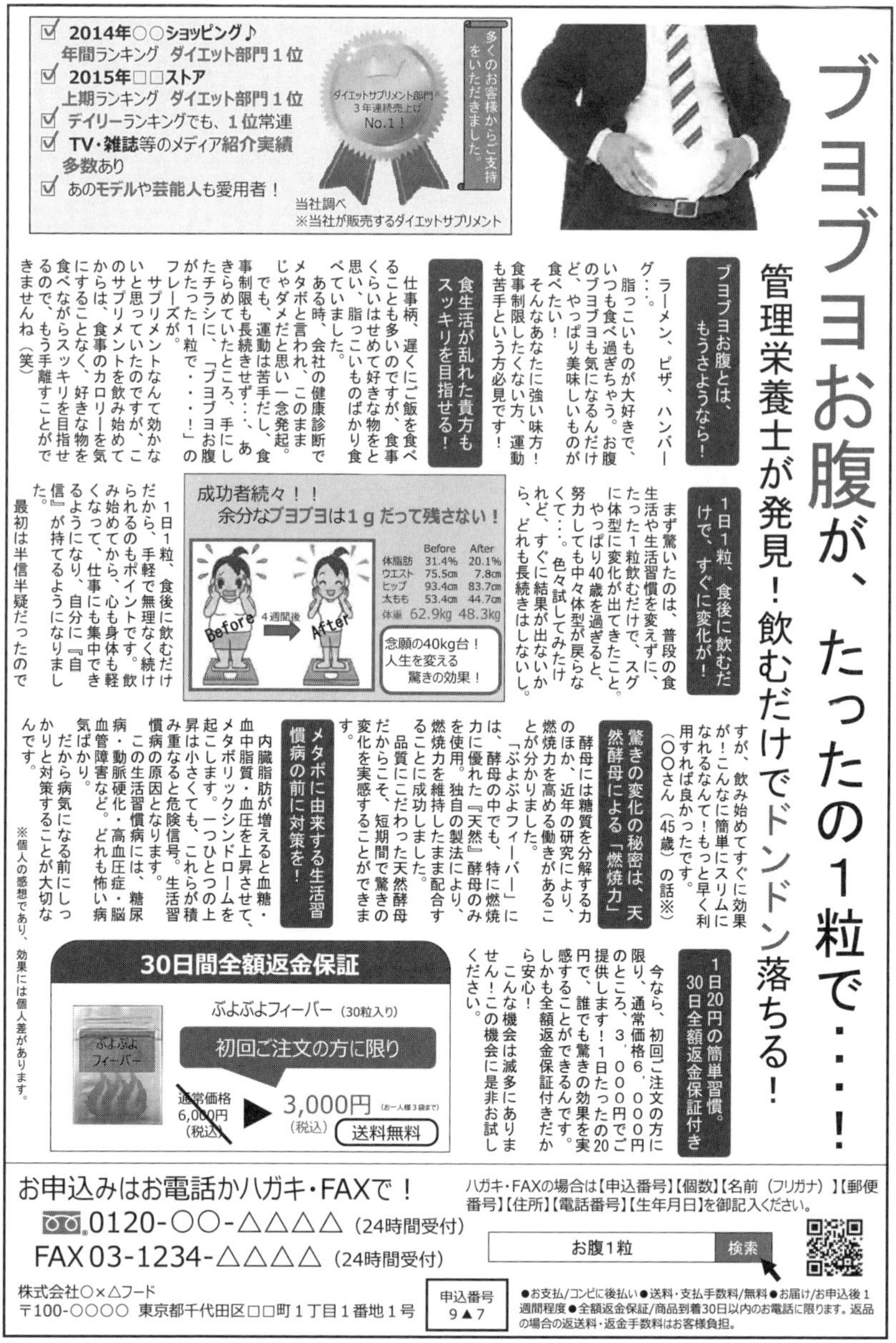

出典：消費者庁『健康食品に関する景品表示法及び健康増進法上の留意事項（案）』から筆者改変

トクホも機能性表示食品も、誇大広告はアウト

健康食品の広告規制は、トクホや機能性表示食品であっても例外ではありません。最近は、いわゆる健康食品の広告だけでなく、トクホの広告にも目に余るものを見かけます。中には、消費者庁の許可表示の範囲を超えて「これを飲めば血圧が下がる」などと表示していた例もあり、消費者が適切な医療を受ける機会を奪われてしまう可能性もあります。

2016年3月には、トクホの製品の広告で違反があったとして、健康増進法の勧告が初めて出されました。この製品は酢の入った飲料で、許可表示は「本品は食酢の主成分である酢酸を含んでおり、血圧が高めの方に適した食品です」というものでした。許可表示では「血圧を下げる」とはいえないのですが、新聞広告には「驚きの血圧低下作用」「薬に頼らず食品で血圧の対策をしたい方をサポート」などと書かれてありました。これが「著しく人を誤認させる表示」と判断されたのです。

機能性表示食品でも、届出された表示内容と実際に販売するときの広告・宣伝の中身が違う事例を見かけます。広告はどうしても大げさになってしまいがちですが、トクホや機能性表示食品であっても、消費者を誤認させることは許されないのです。

森田の視点

健康食品の市場が拡大するにつれて、あちこちで広告を目にします。いくら法律がきびしくなっても、法の目をかいくぐるような広告はなくならず、事業者とのい

たちごっこは続くでしょう。健康に不安があるとさまざまな広告につられてしまいそうですが、バランスのよい食事に勝るようなサプリメントはありません。自分の身を守るためにも正しい栄養情報を身につけて、健康食品が必要か、判断できる力を養いましょう。

まとめ

● 健康食品の広告・宣伝は、健康増進法と景品表示法で一体的に規制される
● 個人の体験談を含めて、広告全体として消費者を著しく誤認させればダメ
● トクホや機能性表示食品でも規制の対象となる

column

食品安全委員会が健康食品に注意するメッセージを発表

食品安全委員会は2015年末、「『健康食品』に関する検討ワーキンググループ」がとりまとめた報告書とメッセージを公表しました。食品安全を評価する国の最高機関が「健康食品で健康を害することもある」とする声明を発表して、国民に注意を促す内容です。ここでの「健康食品」は、いわゆる健康食品だけでなく、トクホや栄養機能食品、機能性表示食品をも含みます。声明では健康食品の悪影響を懸念しており、まずは次の5点に絞って注意を促しています。

● 「食品」であっても安全とは限りません。
● 多量に摂ると健康を害するリスクが高まります。
● ビタミン・ミネラルをサプリメントで摂ると過剰摂取の

リスクがあります。

●「健康食品」は医薬品ではありません。品質の管理は製造者任せです。

●誰かにとって良い「健康食品」があなたにとっても良いとは限りません。

まず1つ目、健康食品の販売手法として「食品だから安全です」といったキャッチコピーを見かけますが、どんな食品にもリスクはあり、健康被害を生むおそれがあります。食品はさまざまな未知の物質を含んでおり、調理によって発がん物質が発生することもあり、カビ毒なども含みます。食品だから安全ということはないのです。

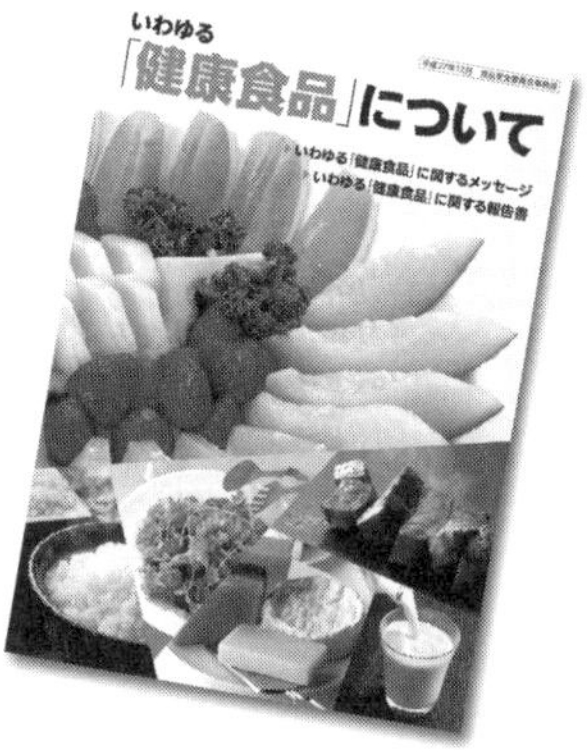

2つ目、健康食品はたくさん飲めば効果が期待できるわけではありません。むしろ過剰摂取で健康を害するリスクが高まるので注意が必要です。

3つ目は、ビタミンとミネラルのサプリメントに注意を促しています。ワーキンググループがまとめた報告書では、「現在の日本では、通常の食生活をしていれば、ビタミンやミネラルの欠乏症が問題となることはまれ」であるとしています。健康食品の中には、日ごろの食生活で特定の成分が「足りていない」ことを強調して購入させる広告も目立ちます。しかし、欠乏に関して、サプリメントで補給する必要性を示すデータは今のところありません。戦後のように食べ物が乏しい時代は、欠乏症が問題になることもありましたが、今の日本ではその心配はありません。

4つ目は、健康食品は医薬品ではないというあたりまえのことを述べています。しかし、実際には薬に頼りたくないからといって健康食品を利用するなど、誤った使い方が目立ちます。健康食品の摂取によって、適切な医療を受ける機会を失うことがないよう、警告をしているのです。

５つ目は健康食品の有効性についてです。広告などで臨床試験の結果を示し、あたかも特定の成分がだれにでも効くように販売されていますが、実際には個人差があります。そのことも忘れないで。だれかに効いたからといって、あなたに効くとは限らないのです。

あわせて、健康食品を利用する場合には摂取の状況や体調などをメモ程度でよいので記録しておき、体調が悪くなったらすぐ摂取をやめて医療関係者に相談するようにと、食品安全委員会では強調しています。

健康食品の市場が拡大する中で、食品安全委員会が以上のように注意を促すような内容をまとめたことは、とても意義深いことです。

第4章

食品表示を
もっと
活用するために

4-1

情報満載の新表示に対する期待と課題

これまでの章は、表示項目ごとに食品表示法による変更点について見てきました。この章では表示全体がどのように変わったのか、そして、これからどうあるべきかを考えてみたいと思います。

旧表示と新表示とではここが違う

ふだん私たちが買う食品が新表示に完全に移行するのは、食品表示法施行の5年後、2020年とされています。それまでは新表示かどうかを知りたい場合には、まずは栄養成分表示欄を確認するとよいでしょう（**図**）。枠の中に「食塩相当量」の文字があれば、新表示だとわかります。今後は「食塩相当量」の表示を見る機会がぐんと増えていきます。パンなどを見ると、意外に多く塩分が含まれていることがわかります。

次に、この商品の一括表示欄の原材料名を見ると、原材料と食品添加物がスラッシュ（／）で区分されています。**図**では乳化剤から後が添加物です。スラッシュのほかに、改行したり線で上下に区切ったりなどさまざまな方法がありますが、いずれもどこからが添加物かわかるようになりました。

アレルギー表示は「（一部に卵・乳成分・小麦・大豆を含む）」となっています。旧表示では

「(原材料の一部に大豆を含む)」と示されていましたが、新表示は「原材料の」の4文字がなくなっています。これも新旧を見分ける目印です。新表示では原材料名欄に卵、乳成分、小麦と表示されていても省略できなくなるため、重ねて表示されます。食物アレルギーのかたに確実に情報が届くように改善されているのです。

図の商品では、賞味期限と製造所固有記号は一括表示と離れたところに印字されています。新しい製造所固有記号は、「+(プラス)」で始まります。この記号から製造所と住所を知りたい場合は、消費者庁のウェブサイトにある「製造所固有記号データベース」で検索をすれば、すぐに調べることができます。パソコンやスマートフォンがなければ、直接事業者に問い合わせることも可能です。もし、どこかの工場で事故などがあったときには、その商品が該当するかどうか、すぐに調べることができるようになりました。

このように新表示では、旧表示よりも安全や健

図　新法による表示(レーズンバターロールを例に)

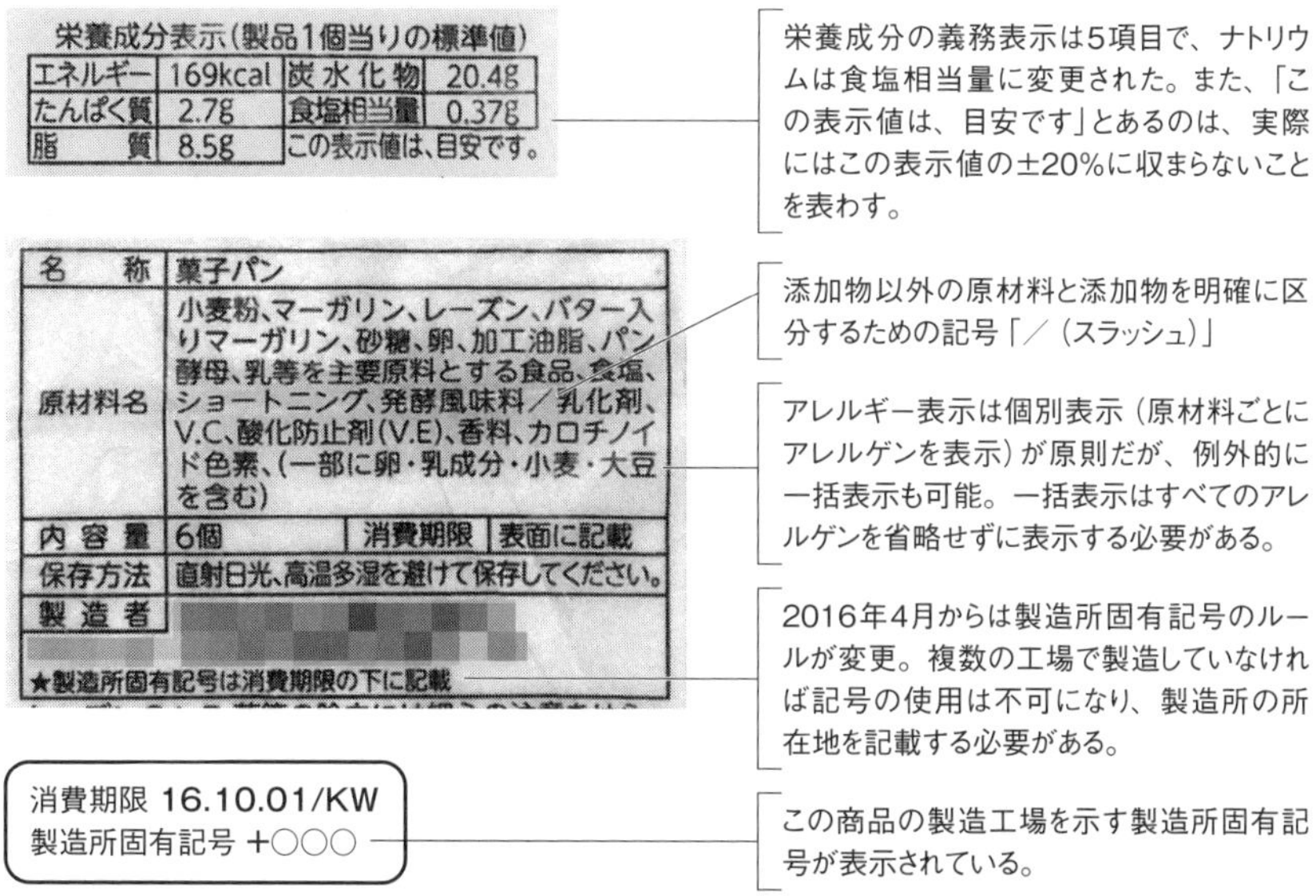

栄養成分表示(製品1個当りの標準値)
エネルギー 169kcal
炭水化物 20.4g
たんぱく質 2.7g
食塩相当量 0.37g
脂質 8.5g
この表示値は、目安です。
栄養成分の義務表示は5項目で、ナトリウムは食塩相当量に変更された。また、「この表示値は、目安です」とあるのは、実際にはこの表示値の±20%に収まらないことを表わす。
名称 菓子パン
原材料名 小麦粉、マーガリン、レーズン、バター入りマーガリン、砂糖、卵、加工油脂、パン酵母、乳等を主要原料とする食品、食塩、ショートニング、発酵風味料/乳化剤、V.C、酸化防止剤(V.E)、香料、カロチノイド色素、(一部に卵・乳成分・小麦・大豆を含む)
内容量 6個
消費期限 表面に記載
保存方法 直射日光、高温多湿を避けて保存してください。
製造者
★製造所固有記号は消費期限の下に記載
添加物以外の原材料と添加物を明確に区分するための記号「/(スラッシュ)」
アレルギー表示は個別表示(原材料ごとにアレルゲンを表示)が原則だが、例外的に一括表示も可能。一括表示はすべてのアレルゲンを省略せずに表示する必要がある。
2016年4月からは製造所固有記号のルールが変更。複数の工場で製造していなければ記号の使用は不可になり、製造所の所在地を記載する必要がある。
消費期限 16.10.01/KW
製造所固有記号 +○○○
この商品の製造工場を示す製造所固有記号が表示されている。

康に関する情報がくわしく伝わることがわかります。

「情報の充実」と「わかりやすさ」を両立できるか

それでは、わかりやすさという点ではどうでしょうか。食品表示法は、3つの法律を一つにすることで、わかりやすさを目指していました。法令上では一元化されて、確かに整理されたように見えますが、でき上がった食品表示基準は700ページを超える膨大なものです。旧法では、品目ごとにまとめられていた基準が、表示項目ごとに横断的にまとめられたため、事業者にとってはわかりにくい内容となってしまいました。

消費者から見ても、細かい変更点が加わったため表示の文字数が増えることになり、わかりにくくなったと感じる人も多いでしょう。

じつは食品表示法を検討する段階で、表示の見やすさ、理解しやすさについても検討が行なわれました。このとき、文字サイズについて話し合われました。現在、文字の大きさは原則8ポイント（2・8㎜）以上で、例外として表示可能面積が150㎠以下の場合は5・5〜7・5ポイントとなっています。清涼飲料水などで「小さい字だなあ」と思うのは5・5ポイント。ときどき、お弁当の表示などで5・5ポイントよりも小さい文字を見かけますが、これは行政から指導される対象になります。

この5・5ポイントを1ポイント大きくして、6・5ポイントにしたら表示が見やすくなるのではないかと消費者庁は提案しました。食品表示のわかりやすさについては、消費者庁に設置された食品表示一元化検討会が2012年8月に報告書をまとめており、その中で「今後、

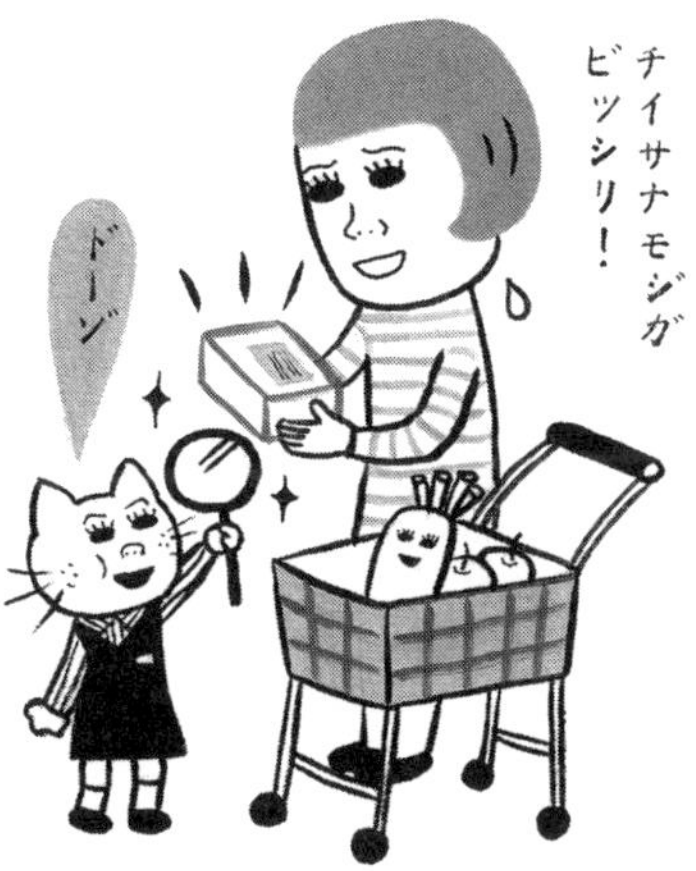

高齢化が進展する中で、高齢者の方々がきちんと読み取れる文字のサイズにすることが特に必要」と提言していたからです。しかし、その後の消費者委員会（消費者行政に関連する各事業者、専門家で構成される。消費者、中央省庁を監視するのが役目）では「栄養表示が義務化されるなど項目は増えるのに、表示可能面積は限られるのでむずかしい」といった意見が出され、却下されました。結局、文字の大きさは変更されないことになりました。近ごろ、関東のあるスーパーで、売り場にルーペを置く店が出てきました。小さい文字と格闘しなければならない状況は変わらず、新表示で文字が増えることで、むしろ拍車がかかることになりそうです。

新法は、「情報を充実させること」と「わかりやすい表示」を目指しましたが、その両立がなかなかむずかしいのです。容器包装のスペースは限られています。これ以上表示項目を増やしていくのであれば、表示の優先順位を考えて、容器包装以外の媒体（ウェブサイトなど）の表示方法を新たに検討していく必要があるでしょう。この先も食品表示の見直しに終わりはなく、よりよい形を目指して、模索は続くことでしょう。

森田の視点

…食品表示に関するアンケートでは、消費期限や賞味期限は見るけれども、ほかの…

項目はあまり活用されていない実情が明らかになりました。表示を見ない人にとっては、新表示になっても表示ルールが変わったことにすら気づかないかもしれません。せっかく義務化された栄養成分表示も、それを活用する知識や関心がなければ意味のない文字の羅列になってしまいます。情報をどう伝え、どう活用するか——消費者教育のあり方も問われています。

まとめ

- 新表示はたくさんの情報が盛り込まれるようになった
- 新表示かどうか見分けるには、栄養成分表示の食塩相当量がポイント
- 文字の大きさは変わらず、文字数が増えたのでわかりにくくなった側面もある

4-2 時代に対応して変わり続ける食品表示

食品表示法ができてさまざまな変更が加えられましたが、これがゴールというわけではありません。表示制度の歴史を見ると、食品に関する事件の発生や、科学技術の進展などにともない、時代ごとに見直されてきたことがわかります。

食品の多様化に伴い、法律が整備されてきた

そもそも食品表示に関連する法律が初めて整備されたのは、戦後のこと。戦前は、食品の流通が狭い地域に限られて、お店とお客さんとの距離も近かったことから、情報伝達手段として表示の必要性は高くありませんでした。戦後、食品流通も広域になり、食品衛生法、ＪＡＳ法、景品表示法と目的に応じて法律が整備され、表示のルールが少しずつ整えられてきたのです。

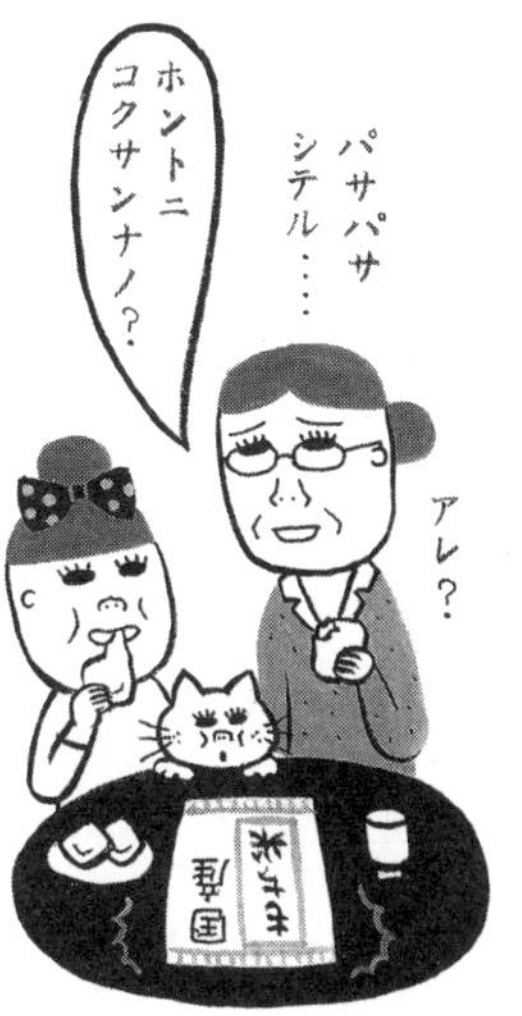

表示項目が一気に増えたのは、２０００年前後のことです。１９９０年代に学校給食などで食物アレルギーの事故が相次ぎ、食品衛生法のもとで加工食品のアレルギー表示制度が義務化されました。遺伝子組換え食品の輸入が始まったのもこのころで、消

費者の不安の高まりから表示制度が作られました。また、当時は輸入食品に対する消費者の関心も高まり、ＪＡＳ法で生鮮食品の原産地表示が義務づけられ、加工食品の原料原産地表示も定められるようになりました。

２０００年代に入って表示制度が充実するのとほぼ時を同じくして、今度は食品の偽装表示問題が次々と起こります。２００７年のミートホープ事件など、消費者の食品事業者に対する信頼が大きく損なわれる事件が頻発しました。こうした背景から２００９年に消費者庁が発足し、食品表示の法律がすべて移管され、２０１５年に食品表示法が施行されました（**表**）。

表　食品表示にかかわる制度の歴史

時代背景	食品安全に関する表示	品質・選択に関する表示	健康・栄養に関する表示	消費者保護に関する規制
戦後の混乱	1947年 **食品衛生法**制定（厚生省）	1950年 **JAS法**制定 1970年 JAS法改正、ここで表示に関する事項が加わった	1952年 栄養改善法制定	1962年 **景品表示法**制定
1990年代 健康・栄養への関心高まる	1988年 食品添加物の義務表示		1991年 特定保健用食品制度 1995年 栄養成分表示基準制度	
2000年代 食の安全・安心への関心高まる	2001年 アレルギー表示義務化 2001年 遺伝子組み換え食品義務化（JAS法も）	2000年 JAS法改正・生鮮食品、加工食品の表示の義務化 2005年 原料原産地表示を20食品群に拡大	2001年 保健機能食品制度 2002年 **健康増進法**制定	
2007年 偽装表示頻発 2009年 消費者庁発足				
	2013年　3法の一元化　食品表示法の公布			
	2015年4月　食品表示法施行 （2020年3月まで移行期間）		機能性表示食品スタート	2016年4月 課徴金制度スタート

これから食品表示はどうなるのでしょうか。消費者庁は食品表示法が施行された後の検討課題として、加工食品の原料原産地、遺伝子組換え食品、添加物の表示ルールを見直していくとしています。また、最近はインターネット販売の食品が増えており、適切な表示のあり方も検討されます。この先も時代に応じて、食品表示の見直しが続けられます。

TPP対策で原料原産地表示が見直される

すでに新基準の見直しは始まっています。食品表示法施行後、最初に検討されたのが加工食品の原料原産地表示です。食品表示法が施行された時点で、22食品群および4品目（45ページ**図2**参照）に限定して義務づけられていましたが、これからすべての加工食品を対象とする方針が定まりました。

そこには、2015年10月に大筋合意されたTPP（環太平洋パートナーシップ協定）対策が関係しています。日本の農業を守り国産振興を進めるためにと、政府はすべての加工食品に原料原産地表示を義務づけることを掲げたのです。たとえば、ハムの原材料となる豚肉について、原産地表示を「豚肉（国産）」とすれば、「国産」を選ぶ消費者が増え、日本の養豚業を守ることができるというのです。国産品は価格が高いので、実際はそんなに簡単な問題ではないとも思うのですが……。

一方、食品事業者にとって、義務化はかなりの負担を伴います。果汁や小麦粉、植物油など多くの加工食品は、一定の品質を消費者に届けるために、季節に応じてさまざまな国の原材料を調達しています。複数の国の原材料をブレンドして使うこともあり、原産国はしょっちゅう変わります。中身に応じてそのつど、容器包装の表示を印刷するのは、技術的にも困難で、コストアップにもつながります。国名ではなく「輸入」という大くくりの表示も検討されていますが、それでは特定の国名を知りたい消費者にとっては、中途半端な情報といえるでしょう。

国際的に見ると、原料原産地表示を義務化している国は韓国だけ。韓国も生産者団体の意向を受けて制度化されたもので、現状では韓国と日本のローカルルールです。それでもTPP対策として、生産者団体からは原料原産地表示を求める声が強く出されています。こうした政治的な判断によって、表示が見直されていくというのが現実なのです。

消費者にとって「原産地表示」は関心の高い項目です。選択のための情報がまた一つ、増えるのはよいことですが、原産国の表示がむずかしい商品もあること、無理に表示を義務づけることで弊害が起こる場合もあることも考慮しておきたいと思います。

消費者と事業者とのせめぎ合いが続く

食品表示法施行とともに機能性表示食品制度がスタートして、健康食品の市場が変わりつつあります。1年で300近い商品が誕生していますが、第3章でもお伝えしたとおり、さまざまな問題も出ています。制度がスタートしたときから、施行後2年で実態をふまえて見直すことが約束されており、さまざまな観点から検証されていくことになります。

一方、健康食品をとり扱う事業者からは、もっと規制緩和をしてほしいという声も出されています。機能性表示食品の機能性関与成分として、ビタミンとミネラルを認めること、さらに機能性関与成分が明らかでないものも認めてほしいという要望もあります。緩和を求める事業者と、きびしさを求める消費者とのせめぎ合いがこれからも続くでしょう。

今後は、高齢化が進み病者用食品のニーズが高まることから、特別用途食品の見直しも行なわれ、介護食品の規格も作られます（194ページ）。消費者のニーズが多様化し、さまざまな食品が開発される中で、中身の情報をきちんと消費者に届けられているか、健康食品分野でも見直しが続きます。

森田の視点

食品表示の法律は戦後にできたもので、安全性確保のために食品衛生法、品質のためのＪＡＳ法と目的の異なる2つの法律がベースとなって、表示項目を充実させてきました。なにか社会的な問題が発生すると、それに対応して制度が見直されるという場面も見られました。これを一元化して食品表示法が作られましたが、ここで終わりということではありません。時代に合わせてよりよい表示を目指して、これからも検討され続けることになるでしょう。

まとめ

- 食品表示は時代に応じて表示項目が増えてきた歴史の積み重ねである
- ＴＰＰ対策ですべての加工食品を対象に原料原産地表示が義務化の方針が定められている
- 機能性表示食品などの健康食品分野でも、制度の見直しは続く

column

特定の産地がブランドになる　地理的表示「GI制度」が進む

日本では原産地表示の義務化が議論されていますが、国際的に見ると原産地表示は重要視されず、ほとんどの国で任意表示となっています。

しかし、例外的に、特定の産地を強調して一つのブランドを形成する場合があります。たとえばワインといえばボルドー、シャンパンといえばシャンパーニュといったように、産地名が商品の価値を高めるのです。特定の地域でその商品の価値が作られ、社会的な評価が得られた場合、その原産地を特定する表示を「地理的表示：GI（Geographical Indication）」といいます。EUではチーズ、ワインなどにGIルールを作り、限定した地域で特定の製法でなければその表示はできないようにして、食文化とともに名産品を守っています。

日本でも、国際的な考え方をとり入れたGI法として、「特定農林水産物等の名称の保護に関する法律」が2015年6月に施行されました。特定の地域で伝統的に生産されたものに品質基準や生産方法を定めて、その条件をクリアしたものにGIマークがつけられるしくみです。これまで「神戸ビーフ」「但馬牛」「夕張メロン」「鹿児島の壺づくり黒酢」などが登録され、GIマークがつけられています。このマークは、いわば国のお墨つき、産地と品質が保証された地域ブランドであることを意味します。輸出のさいも、日本の真正な地域ブランドであることが明示できるので、海外展開も有利となります。

特定の産地を強調する場合に、消費者を誤認させないようにルールを定めるGIの考え方。日本の農業を強くするための方策として、注目されています。

日本のGIマーク

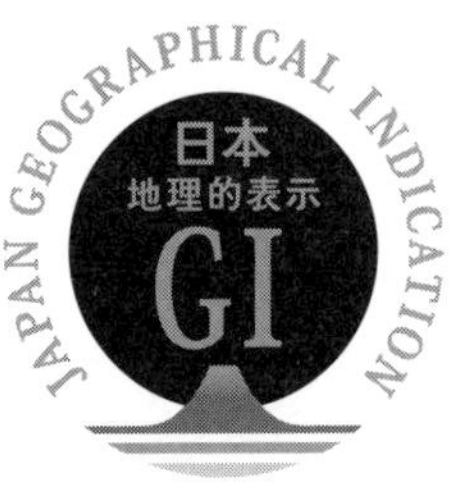

4-3

日本の表示は世界と比べるとここが違う

日本の表示は、海外と比べるとどうでしょうか。さまざまな国の表示を見てみると、名称、原材料、添加物、期限表示など基本部分は同じですが、細かい部分は国によって異なります。たとえば、日本がこだわる原産地表示は、欧米ではあまり見られません。また、原材料表示は多くの国が多いものの順に表示していますが、含有量割合まで表示してある国もあります。ヨーロッパの表示は何か国語にもわたって小さな字でぎっしりですが、アレルギー表示は太字で目立つよう表示されています。アメリカでは、栄養成分表示が充実していて、こだわっていることがわかります。それぞれの国の考え方が、表示ルールに反映されています。

世界の潮流はどこにあるのか、そこから日本の表示の行方を探ります。

食品表示の国際規格を定めるコーデックス委員会

世界各国で食品表示のルールは異なりますが、あまりにばらばらでは貿易に支障をきたします。そこで、国際的な基本ルールとして、国際連合の専門機関であるＦＡＯ（食料農業機関）とＷＨＯ（世界保健機関）の下のコーデックス委員会において、国際規格が作られています。各国の規制は特別の理由がない限り、この規格を逸脱しないよう定められます。

コーデックス委員会の食品表示部会では、これまで「包装食品の表示に関する一般規格」「栄養・健康強調表示に関するガイドライン」などを定めてきました。

一般規格では、「食品の名称、原材料名、添加物名、アレルゲン、内容量、生産者の情報、期限表示、特徴的な原料を強調した場合の原料の重量比率」などを規定してあります。日本の食品表示基準には、これらすべてが盛り込まれています。ただしコーデックスの規格では、原産地名の表示は消費者の誤認を生じる場合と限定されており、義務化は求めていません。

「栄養・健康強調表示ガイドライン」は、「低脂肪」「低カロリー」「減塩」などを表示する場合の具体的な基準が定められています。日本の食品表示法はこの国際規格を参考にして、作られています。数値は、各国の食事摂取基準によって異なりますが、考え方はガイドラインに基づいています。

どんな表示項目にも国際規格があるわけではありません。表示は、各国の食文化や価値観に根差した側面があるので、内容によっては結論がまとまらなかった議論もあります。たとえば、遺伝子組換え食品の表示では、表示を義務づけるべきとする欧州と、義務づける必要はないというアメリカで激しく対立して、規格は作られていません。このため、遺伝子組換え食品の表示ルールは世界中ばらばらです。

なお、国際規格の中でくり返し強調されているのは、「表示がいかなる方法であれ、虚偽であったり、誤解を招いたり、消費者を欺くような形での情報提供はしない」という点です。日本では、任意表示で「天然」「自然」「無添加」といった記述が目立ちますが、欧米各国では消費者を誤認させるということから、そのような表示を規制している場合もあります。

国際規格を参考にしながら、各国の食生活に応じた考え方がプラスされて表示ルールができ上がりますが、書き方や表示方法も異なります。食品パッケージの様相は、まさにその国のお国柄が表われているように思います。

日本は栄養成分表示が遅れている

食品表示法ができて、日本はようやく栄養表示が義務化されたところですが、これは世界的に見るとかなり遅れています。すでに義務化した国は、ＥＵ諸国、アメリカ、韓国、香港、台湾、中国、インド、オーストラリア、ニュージーランド、アルゼンチン、ウルグアイ、ブラジルなど多くの国に及び、表示項目はエネルギー、炭水化物、たんぱく質、脂質、ナトリウムの基本5項目はもちろん、国によって飽和脂肪酸、トランス脂肪酸、コレステロール、糖類、食物繊維などが加わります。ＥＵ諸国は義務表示が8項目、アメリカは15項目にもなります。

表示項目が多いだけでなく、表示方法にもさまざまなくふうが見られます。ＥＵ諸国では表示項目の中でも、重要な「エネルギー」「脂肪」「飽和脂肪」「糖類」「食塩」を強調するために、表面（フロントパッケージ）にこれを図示して、赤青黄色の信号表示で記す方法も可能としています（**写真1・左**）。

食品の容器包装の表面にこうした信号表示があれば、栄養に関する意識も高まるはずです。日本でも、せめてエネルギーと食塩相当量の表示だけでも表面に出して、1日の栄養素等表示基準値に占める割合を表示してもらいたいと思います。

実は日本でも、チョコレートバーなど一部の食品に導入しているものもあります

写真1　信号表示の例

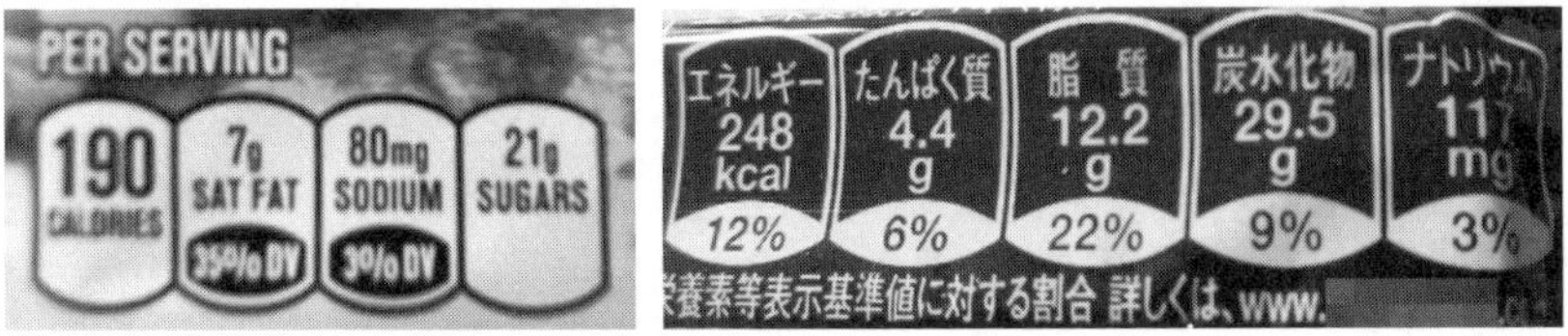

（**写真1・右**）。せめて自主的なとり組みが進むように、共通のガイドラインを作ってはどうでしょうか。栄養成分表示の充実は、これからの日本の食品表示制度において優先的にとり組む課題だと考えます。

欧米の表示は文字が小さいが、さまざまなくふうがある

世界各国の表示を見ると、ほとんどの国で日本の表示よりも文字が小さいことに気づきます。日本の義務表示は、原則として8ポイント、30㎠以下は5・5ポイント（1・9㎜）です。そしてこれらの表示をする場所ですが、日本では一括表示項目としてまとめて裏面に表示してありますが、欧米では表面に名称と重量、裏面に原材料名、アレルギー表示など分けて表示してあります（**写真2**）。

EU諸国では、表示義務のある食品表示のサイズは、小文字のxの高さが1・2㎜以上です。包装・容器の表示部分が80㎠以下の場合はさらに小さく、0・9㎜以上です。ヨーロッパの菓子など、文字の大きさを計ってみると確かに1㎜以下で、日本の表示の半分くらいの大きさに感じるほどです。ヨーロッパ全土で食品が流通するため、母国語だけでなく数か国の言語で表示してあり、そのことが文字の小ささにつながっているのです。ただしメリハリがあり、アレルギー表示は太字で強調するルールとなっています。レストランやケータリングの食品も原則として

写真2　EUにおける表示の例

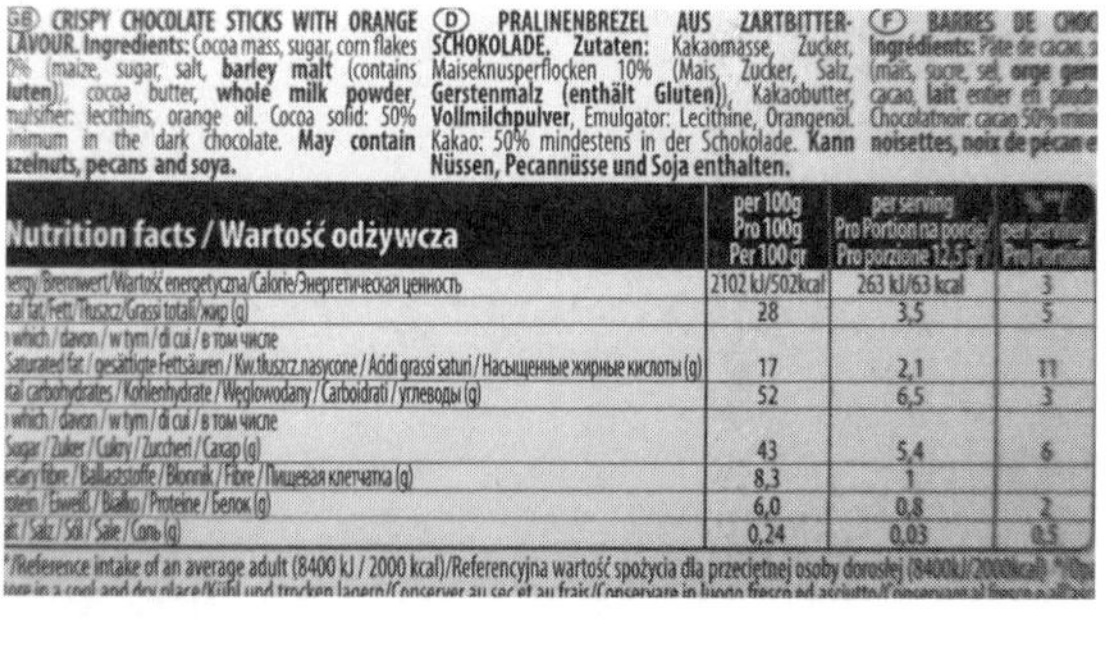

アレルギー表示を義務化しており、日本よりも進んでいます。

アメリカの表示は、表面に品名と重量が大きく表示してあります。文字サイズは、他の任意表示でいちばん大きい印字の半分としてあるので、大きなサイズで書くことになります。重量は容器包装の表示面積によって異なりますが、一般的な32～161㎠であれば3・2㎜以上です。食品を選ぶときに、まずは品名と重量が目に飛び込んでくることになります。

原材料やアレルギー表示の文字の大きさは、小文字のoが1・6㎜以上で、EUよりも大きく表示されます。そして最も充実しているのが栄養成分表示です。20年ぶりに見直されて、2018年夏から新表示が義務づけられますが、熱量をより大きく表示するようになりました（129ページ参照）。

欧米の表示サイズは、日本よりも小さいのですが、重要と考える事項を大きく表示させたり、太字で目立たせるようにするなど、さまざまなくふうが見られます。食品表示は、たいせつな情報伝達手段であり、消費者にとって重要な項目をいかに目立たせて伝えるのか、日本の表示制度を見直すさいにはこういった観点も求められます。

優先すべき表示項目をまとめた「表示の論理」

食品表示は表示項目が増え、情報量が多くなるほど、文字が小さくなります。限りあるスペースの中で、どのように順位をつけるのか、なにを義務表示とするのか、悩ましい問題です。この問題を分析して、行政がどこまで介入して義務表示を決めるべきかを考察したのが、オーストラリアとニュージーランド政府の検討委員会が2011年にまとめた報告書「表示の論理（Labelling Logic）」です。

　報告書は食品表示の法律と政策のあり方についてまとめたもので、この中で「食品表示の階層（ヒエラルキー）」という**図**が出てきます。上にいくほど食品のリスクが高く、健康影響を直接及ぼすものが位置しており、これらに関する表示は当然のことながら義務表示と位置づけてあります。アレルギー表示がその代表でしょう。

　一方、消費者の価値感や倫理的観点にかかわる表示はいちばん下に位置し、自主規制でよいとされています。たとえば、宗教的なもの、こだわりの製法などがここに該当すると思います。その上には「新技術」が位置しますが、これは遺伝子組換え食品のようなもので、食品の安全に関する事前承認を求めるものの、リスクが高いとはいえず、義務表示の必要性は低めになっています。

　そして栄養成分表示は、上から2番目に重要な予防的健康のところに位置します。バランスのよい食事は、間接的、長期的に健康に影響を与え、さまざまな疾病から身を守ります。ここは義務表示として、その国の食生活に合わせて予防措置をとるべきという考え方です。

　このように図解してあれば、なにを優先的に義務表示すればいいのかが、よくわかります。そして、栄養成分表示のとり組みが遅れ

図　食品表示の階層（オーストラリア・ニュージーランド政府がまとめた表示の論理より）

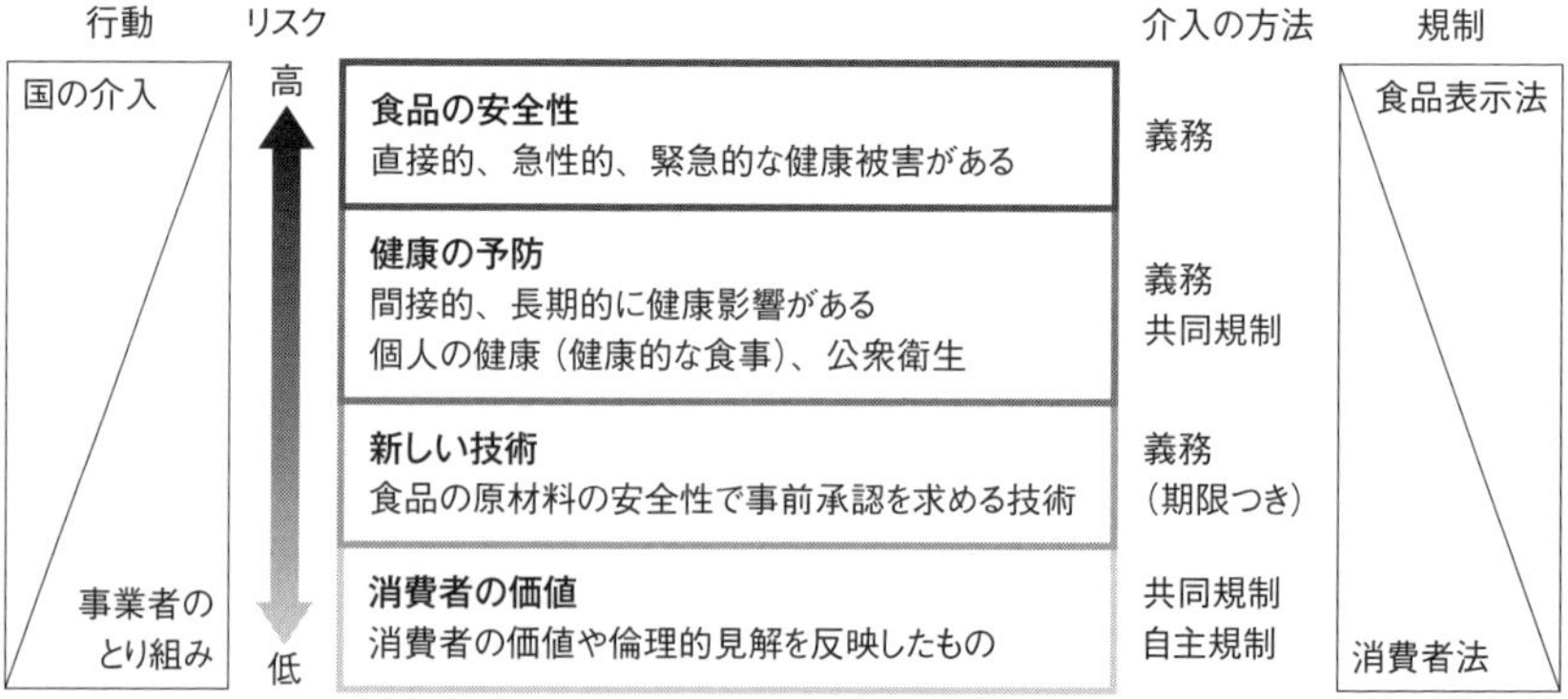

行動
リスク
介入の方法
規制
国の介入
事業者のとり組み
高
低
食品の安全性
直接的、急性的、緊急的な健康被害がある
義務
健康の予防
間接的、長期的に健康影響がある
個人の健康（健康的な食事）、公衆衛生
義務
共同規制
新しい技術
食品の原材料の安全性で事前承認を求める技術
義務
（期限つき）
消費者の価値
消費者の価値や倫理的見解を反映したもの
共同規制
自主規制
食品表示法
消費者法

ていたことにも気づきます。現在、新表示に移行している食品の栄養成分表示を見ると、裏面に小さく表示してあるものが多く、食塩相当量の文字を見つけ出すのにひと苦労です。新表示になっても、まだ本当に知ってもらいたい大事な情報が埋もれてしまっているとも思います。これからの日本の表示が、世界の表示の潮流や考え方にとり残されてしまわないように、国際的な視点をとりこんでいくことも重要です。

森田の視点

さまざまな国の食品を並べて表示を見比べると、世界で共通の部分と、各国で独自の部分があることに気づきます。日本の表示は栄養表示の情報量が少なく、その割には任意表示が多いと思います。商品のアピールや使用方法、注意などが細かく書かれている商品が目立ち、義務表示の部分が目立たないのが気になります。

まとめ

- 国際機関によって、食品表示の国際的な規格や考え方が定められている
- 欧米の表示は日本よりも文字が小さいが、わかりやすさに配慮されている
- 日本の栄養表示は世界に比べて遅れている

4-4

食品表示を活用して、安全で健康な食生活を！

食品表示は、私たちが安全で健康な食生活をおくるためのたいせつな手がかりです。ところが消費者アンケートなどを見ると、なかなか活用されていない実態がわかります。中学、高校の家庭科の時間に食品表示の見方を学びますが、大人になるとなかなか学ぶ機会がありません。新しい食品表示を活用してもらうためには、その見方を伝えるような情報提供の場や消費者教育が求められています。

いちばんよく見る表示は消費期限・賞味期限

消費者は食品表示のどこを見ているのでしょうか。消費者庁では食品表示一元化を検討するさいに、インターネットによる消費者アンケート（有効サンプル数１０８３人）を行なっています（２０１１年調査）。この中で、食品を購入するさいにどの項目をおもに見るか（５つまで回答可）を聞いていますが、「消費期限・賞味期限」（71・０%）、「商品名」（52・８%）、「一括表示（名称、原産地、原材料名、内容量、保存方法等）」（43・５%）、「メーカー・ブランド名」（35・６%）、「栄養表示」（32・８%）となっています。残念ながら、一括表示や栄養表示は、あまりチェックされていないようです。

表示の中で、いちばん見られている「消費期限・賞味期限」ですが、この２つの用語の違いはわかっているでしょうか。別のアンケート調査結果（国民生活産業・消費者団体連合会事務局：2013年調査）では、「知っている」（50・4％）、「なんとなく知っている」（45・6％）を含めて、9割以上が知っていると答えています。しかし、消費行動を聞いたところ、「賞味期限が過ぎたら飲食しない」と答えた人が46・3％を占めています。賞味期限を過ぎても飲食できることが理解されていないのか、知識はあっても行動が一致していないのか、いずれにしても用語の意味が浸透していない実態がわかります。私が消費生活センターなどでお話しするときは、「賞味期間はゆとりをもってつけられているので、その日を過ぎても食べられます。できるだけ無駄を出さないように、使いきりましょう。消費期限はその日を過ぎたら食べないようにしましょう」と伝えるようにしています。まずは用語の意味を理解してもらい、どのようにとり扱うのか、具体的にお話をしていかなければと思います。

せっかく義務表示となった栄養成分表示の活用をしよう

栄養成分表示が義務化されて情報が充実すると、1日の摂取量も把握しやすくなります。高血圧や糖尿病などの生活習慣病が増加している中で、みずからの食生活を見直すためにも、積極的に活用してもらいたいと思います。

栄養表示を見るさいには、いくつかの注意点があります。まずは、1食あたりか、100gあたりかという表示単位を確認します。そこから実際に食べた分の栄養成分を計算します。ペットボトル飲料を1本（500㎖）飲んだ場合、100㎖あたり40kcalと表示してあれば、1本飲んだときの熱量は200kcalとかなりの数値になります。1日の摂取目標を2000kcalで管理しているかたでは、それだけで1割をとってしまいます。

塩分に気をつけようと思ったら、たとえば最初から1日分を計算しようとするとハードルが高いので、まず朝・昼食を2・5g未満に抑えようと小さな目標を立てます。朝の食パン0・7g、バター0・2g、サラダのドレッシング0・5g、カップスープ1・0gと計算していくと、あっという間に目標を超えそうになります。昼は外食の場合、チェーンレストランなどメニューに塩分が表示してあるところを探します（最近は増えてきました）。コンビニ弁当は表示がありますが、ほぼ2・5gを超えますのでソースを残すなど気をつけます。このようにして続けていくと、少しずつ薄味に慣れていきます。

私は食事の献立を作るときや子どもの弁当は、野菜、豆類、海藻、きのこなどから食物繊維をとれるように意識もしています。新表示では食物繊維は推奨表示ですが、これも表示しているものはほとんどありません。欧米では「Dietary Fiber」は義務表示で、日本もこれから少しずつ表示が充実していけばいいと思います。

食べ物情報に食いものにされないで

食品表示法ができて、都道府県などの地方自治体や生協などで、「表示の見方を学ぼう」という会が開催されるようになりました。地方自治体によっては、市民向けパンフレットを作成して、新表示の見方について学びの場を提供しています。消費者庁もパンフレットや動画を作成して新表示の啓発を行なっています（巻末資料集282ページ参照）。同時に、新基準がきちんと遵守されるよう、関連機関では監視や指導も強化しています。

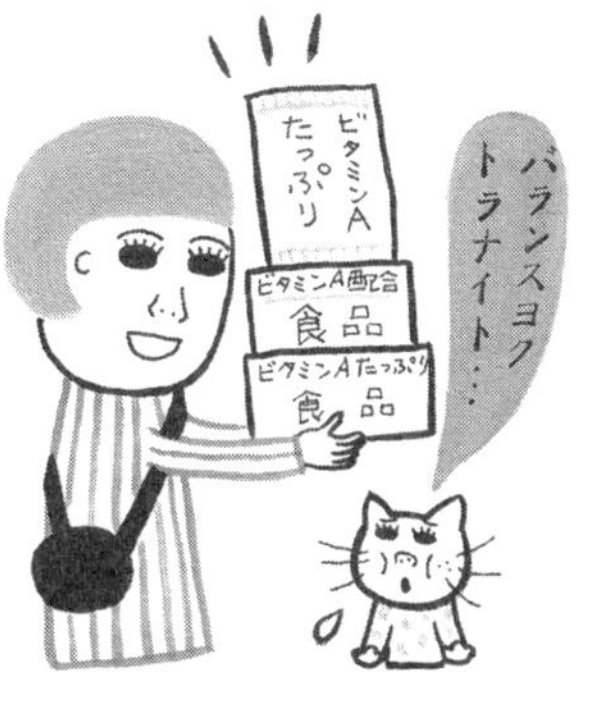

私も消費生活センターなどの学びの場で、いろいろな食品を持ち込んでお話をしたり、これからの新しい食品表示のあり方について意見交換をしたりします。食品表示基準のお話ももちろんしますが、いつも最後にお伝えするのは「食べ物情報に食いものにされないで」ということです。

私たちはたくさんの情報の中から、食品を選びます。その情報には、消費者の購買意欲をそそるような宣伝・広告や、優良誤認を招く表示が多く含まれています。そのためいやおうなしに、偏った情報をもとに判断する状況になりがちです。

表面の任意表示からだけでは、その商品のよいイメージしか伝わってきません。まずは裏面を見て、一括表示と栄養表示を確認してほしいと思います。さらに、健康食品などまさに情報を買う商品は、食品安全委員会のメッセージ（２００ページ参照）にもあるように、慎重な姿勢を身につけてほしいと思います。

食品表示法の基本理念には、食品表示の情報が「自立の支援」につながることを明記しています。偏った情報によって、消費者がみずから考えて選ぶという自立を妨げることがないようにしなければなりません。食べ物情報に食いものにされず、私たち自身の身を守るためには、表示の知識や科学的根拠に基づく考え方を身につけることが必要です。これからも変わり続ける表示に関心を持ち、生活の中で活用してくださることを願っています。

森田の視点

食品の容器包装には、たくさんの文字が書かれています。その中には健康や安全にかかわるたいせつな情報が盛り込まれているのですが、表示の意味や見方がわからなければ、ただの模様となってしまいます。新しい表示になったのを機に、なにが書かれているのか、まずは関心を持っていただきたいと思います。暮らしに役立つ「なるほど」情報がたくさん詰まっていて、食品を選ぶのがきっと楽しくなるはずです。

まとめ

- 食品表示の中でいちばん見られている賞味期限、消費期限ですら、その意味が伝わっていないことがある
- 義務表示となった栄養成分表示をもっと利用しよう
- 食べ物情報に食いものにされないためにも、表示の見方を身につけよう

第5章

ここに注目

食品ごとに見る新表示

本章では、食品表示基準に基づく表示の具体例を見ながら、
ポイントや変更点を解説します。
newは、新基準で変更されたり新しく加わった項目を示します。
また、景品表示法のもとに
食品業種によって定められた公正競争規約など、
他法令によるルールもあわせて紹介します。

*ここでの表示は代表的なものではなく、実際と異なる場合があります。

生鮮食品 ①野菜、果物

食品表示基準では、生鮮食品の表示は原則として「名称」と「原産地」が義務づけられている。野菜・果物の原産地は、国産の場合は都道府県名が表示される。

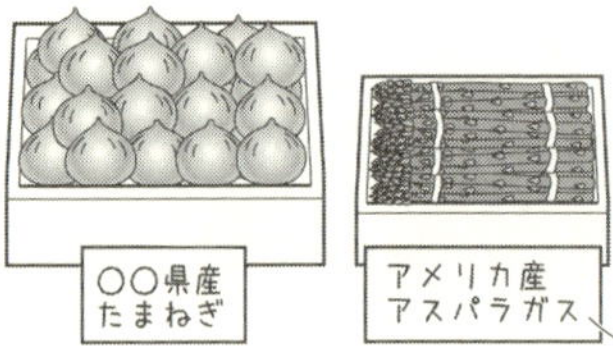
○○県産
たまねぎ
アメリカ産
アスパラガス

容器包装に入っていないものは、立札等のポップ表示でもよい。

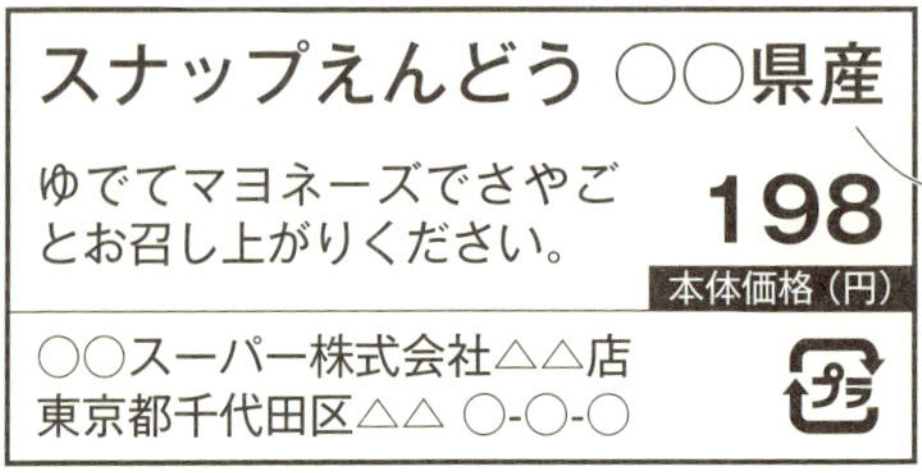
スナップえんどう ○○県産
ゆでてマヨネーズでさやごとお召し上がりください。
198
本体価格（円）
○○スーパー株式会社△△店
東京都千代田区△△ ○-○-○
プラ

容器包装に入ったものは見やすい箇所に、名称と原産地を表示することが義務づけられている（文字の大きさは原則8ポイント以上）。

価格、食べ方、販売者は任意表示。容器包装の識別マークは必要に応じて表示される。

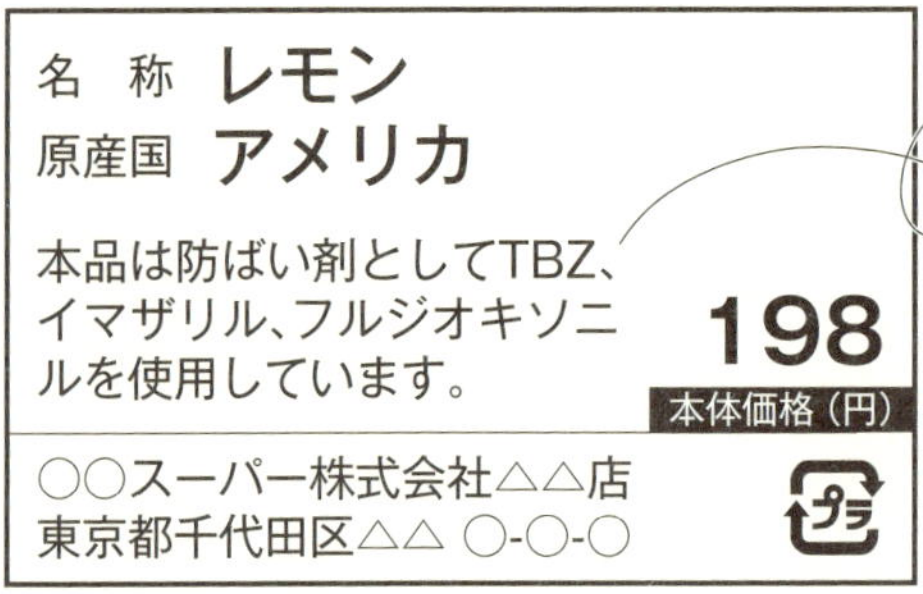
名　称 レモン
原産国 アメリカ
本品は防ばい剤としてTBZ、イマザリル、フルジオキソニルを使用しています。
198
本体価格（円）
○○スーパー株式会社△△店
東京都千代田区△△ ○-○-○
プラ

輸入果物で防ばい剤（防カビ剤）を用いている場合は、添加物としての表示が必要。ばら売りの場合はポップ等で表示される。

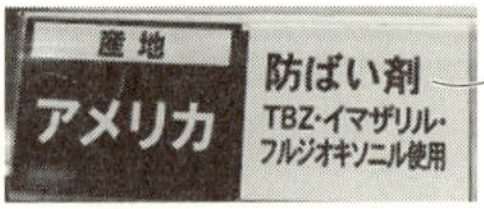
産地
アメリカ
防ばい剤
TBZ・イマザリル・フルジオキソニル使用

生鮮食品で遺伝子組換え食品の場合は、名称、原産地に加えて（遺伝子組換え）と表示する。（第1章64ページ）
現在、日本で生鮮食品に表示がなされた作物はパパイヤのみ。非組換えのものと混ざらないように1個ずつシール等で表示される。

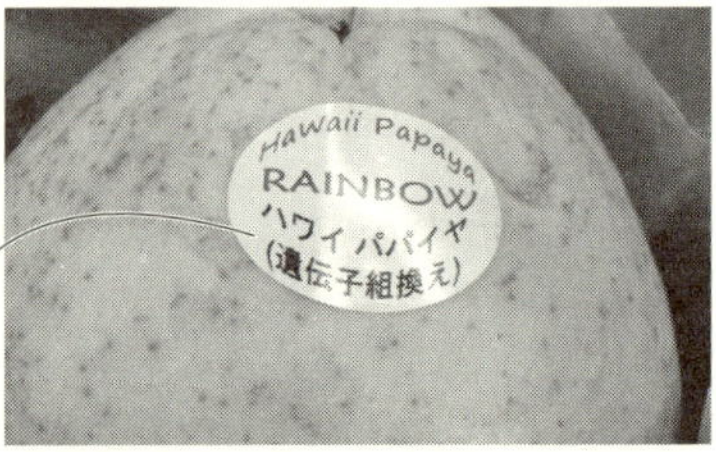
Hawaii Papaya
RAINBOW
ハワイ パパイヤ
（遺伝子組換え）

●特色のある野菜・果物のマーク

「無農薬」や「減農薬」の表示は、消費者に誤認を与えるので禁止されている。その代わりに、「有機」「特別栽培」と表示することとし、表示できる条件は国や地方自治体によって定められている。

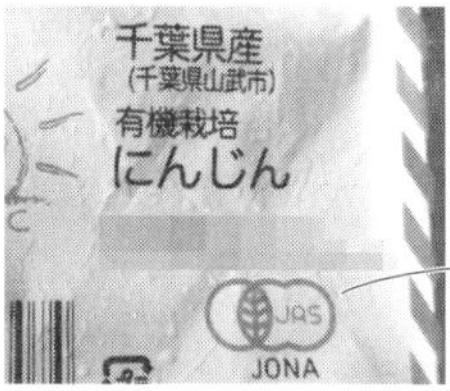

有機農産物は、種まきする2年以上前から化学合成肥料や農薬を使わない畑で生産するなど、国がルールを定めている。有機JASマークは農林水産大臣から認可を受けた認証機関が現場を検査して合格したものだけがつけることができ、マークがなければ「有機」「オーガニック」の表示はできない。

化学合成肥料や農薬が、その地域で通常用いられている2分の1以下で栽培された農産物を認証するもので、国でガイドラインが定められ、地方自治体ごとに制度化されている。

●生鮮食品の健康・栄養に関する表示

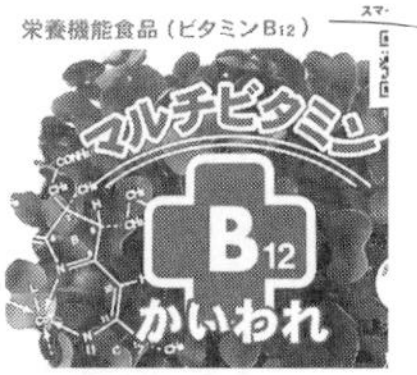

new

食品表示法施行に伴い、生鮮食品も栄養機能食品の対象となり、ビタミンやミネラルの機能性を表示できるようになった。（第3章177ページ）

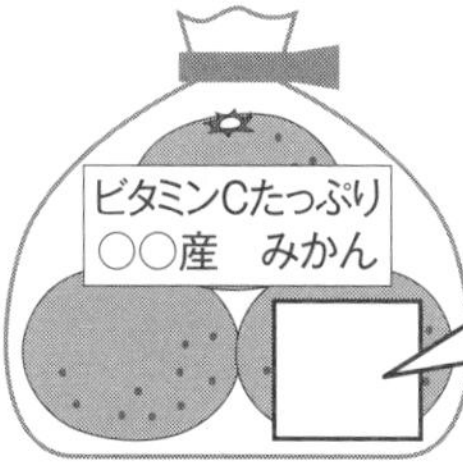

栄養成分表示
1個（可食部標準50g）当たり

熱量	26kcal
たんぱく質	0.4g
脂質	0.1g
炭水化物	6.0g
食塩相当量	0.0g
ビタミンC	16mg

new

食品表示法施行に伴い、機能性表示食品制度がスタート。生鮮食品にも「骨の健康が気になる方に」などの表示ができるようになった。（第3章150ページ）

new

生鮮食品に栄養の強調表示をする場合は、栄養表示が必要となる。（第2章134ページ）

生鮮食品
加工食品

生鮮食品 ②食肉

食肉の原産地は、国産品は「国産」(都道府県名でも可)と、輸入品は「原産国名」が表示される。パック詰めの場合は、「保存温度」「消費期限」等も表示しなければならない。

●対面販売の場合（パック詰めされていないもの）

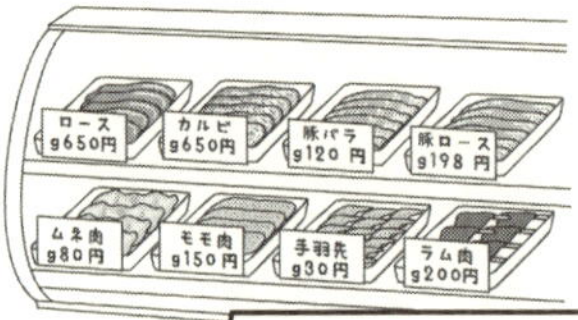

国産　豚ロース肉
100g 198円

パック詰めされていないものは、名称、原産地のほか、部位(ロースなど)や用途(焼き肉用など)、100gあたりの単価、冷凍の場合はその表示が必要となる。

●パック詰めされているもの

国産和牛
肩ロース切落とし(解凍)

消費期限 16.7.30
保存温度 4℃以下

個体識別番号
1355853714

100g当たり(円) 1280
内容量(g) 200

2560
本体価格(円)

加工者 ○○スーパー株式会社△△店
東京都千代田区△△ ○-○-○

パック詰めされたものは、上記に加えて、内容量、販売価格、消費期限、保存方法、加工所の所在地、加工者の氏名または名称が必要となる。

「和牛」の表示ができるのは、①黒毛和種、②褐毛和種、③日本短角種、④無角和種、⑤ ①～④の交雑種、⑥ ⑤と①～④の交雑種の場合のみである。(農水省ガイドラインより)

牛肉トレーサビリティ法により、国産牛肉は個体識別番号の表示が必要。検索(*)によって出生からの履歴がわかる。

岩手県産　若鶏もも肉

消費期限 16.7.30
保存温度 10℃以下

100g当たり(円) 158
内容量(g) 200

316
本体価格(円)

加工者 ○○スーパー株式会社△△店
東京都千代田区△△ ○-○-○

若鶏は、食用鶏のうち孵化《ふか》してから3か月未満のものをいう。また、通常のブロイラーに対して、地鶏などの国産銘柄種は、JAS法によって種や飼育方法の規格が定められている。

*牛の個体識別番号の検索は(独)家畜改良センターのウェブサイトで。
https://www.id.nlbc.go.jp/top.html

●合いびき肉・味付け肉（加工食品）

名　　称	牛豚合いびき肉（6：4）		
原材料名	牛肉（米国産）、豚肉		
内容量	300g	消費期限	16.7.30
保存方法	要冷蔵（10℃以下で保存）		
加 工 者	□□株式会社 ○○県○○市○○		

牛ひき肉、豚ひき肉の単品は生鮮食品としての扱いだが、合いびき肉は異種混合で加工食品の表示が必要。全体の50％以上の場合のみ原料原産地表示が必要となる。（第1章45ページ）

名　　称	牛肉味付け		
原材料名	牛肉（米国産）、砂糖・醤油（大豆・小麦を含む）、食酢、発酵調味料、香辛料／調味料（アミノ酸等）、酸味料		
内容量	300g	消費期限	16.7.30
保存方法	要冷蔵（10℃以下で保存）		
加 工 者	□□株式会社 ○○県○○市○○		
味付け等の処理をしており、十分に加熱してお召し上がりください。			

new

味付け肉は加工食品の表示となる。原材料名を見ると、／（スラッシュ）の後からが添加物の表示となる。（第1章35ページ）

タレをかけたり、金属の刃で筋切りをするなど下処理をした加工食肉は、肉の内部まで細菌に汚染されているおそれがあるので、注意表示が義務づけられている。表示のとおり、中心部までよく加熱すること。

●牛肉の生食の注意表示（外食にも必要）

焼肉屋●●メニュー

カルビ　○円
味付きカルビ　○円
⋮
ユッケ　○円

生食用牛肉に関する注意事項

肉を生で食べると食中毒になることがあります。小さなお子さんや、高齢のかた、抵抗力の弱いかたは肉を生で食べないようにしましょう。

2011年に発生した牛肉ユッケの食中毒事件を受けて、牛肉の生食はきびしい規格が定められ、注意表示が義務づけられた。外食のメニューブックにも注意表示が義務づけられた。

肉の生食は気をつけて

牛レバー、豚レバー、豚肉、豚内臓は、食品衛生法で生食用の販売が禁止されている。豚の生食はE型肝炎や重い食中毒の原因となるので十分な加熱が必要。また、鶏の生食は法律では禁止されていないが、カンピロバクター食中毒の発生が後をたたず、注意が必要である。

生鮮食品
加工食品

生鮮食品 ③水産物

魚は泳ぎ回るので原産地表示は水域名が原則となる。また、水産物に特有の「解凍」「養殖」の表示も定められている。

●対面販売の場合（パック詰めされていないもの）

原産地は水域名表示が原則だが、水揚げ港の都道府県名でも可。輸入品の場合は原産国名の表示が必要となり、水域名表示は任意表示となる。

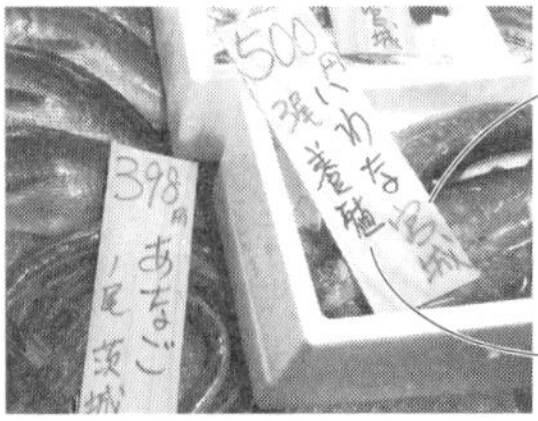

養殖されたものは「養殖」表示が、解凍したものは「解凍」表示が義務づけられている。「養殖」とは、エサを与えて育てたもの。わかめ、かきのように海水中に吊るして給餌せず育てるものは「養殖」の表示は不要。

●パック詰めされているもの

パック詰めされたものは、消費期限、保存方法、加工者の名称・住所が必要となる。また、刺身用（生食）の場合はその旨の表示も義務づけられる。保存方法に気をつけて、消費期限内に食べよう。

韓国産（インド洋）
メバチマグロ　赤身　刺身用
（解凍）
消費期限 16.7.30
保存方法 要冷蔵（10℃以下）
100g当たり（円） 300
内容量（g） 200
600
本体価格（円）
加工者 ○○スーパー株式会社△△店
東京都千代田区△△ ○-○-○

単に凍結しただけの冷凍えびは、加工食品としての表示ではなく生鮮食品の表示となる。

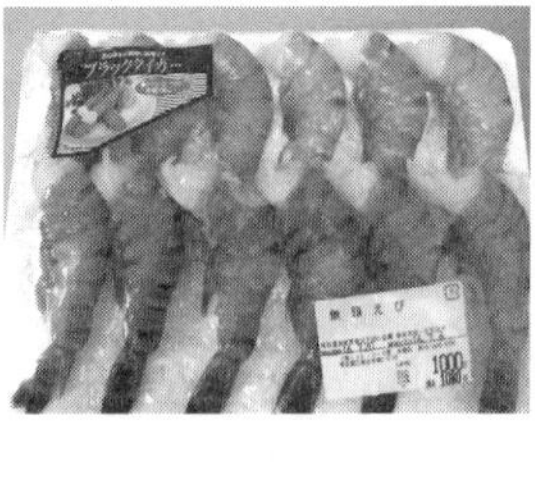

天然　大正えび（インド産）
賞味期限 16.12.30
冷凍（−5℃以下）で保存してください。
100g当たり（円） 400
内容量（g） 200
800
本体価格（円）
○○スーパー株式会社△△店
東京都千代田区△△ ○-○-○

●生かき（生食用・加熱用）の表示

名　　称	**生かき（生食用）**
採取海域	広島県海域広島湾
消費期限	16. 9. 30
保存方法	10℃以下で保存してください。
加 工 者	○○水産株式会社 広島県○○市○○

生かきは、「生食用」「加熱調理用」の区別がある。生食用は各都道府県等によって採取海域が指定され、その海域の表示が必要となる。生食用かきの規格基準は、食品衛生法で菌数、加工基準、保存基準等が定められ、この規格に合わないものが加熱調理用になる。

名　　称	**生かき（加熱調理用）**
原 産 地	広島県
消費期限	16. 10. 3
保存方法	10℃以下で保存してください。
加 工 者	△△水産株式会社 広島県△△市△△

加熱用は、「加熱調理用」「加熱加工用」等と表示される。生食用のように採取水域ではなく、都道府県名が表示される。

●水産物に見られるマーク

持続可能な漁業を目指した活動を示す認証マークがついた商品もある。

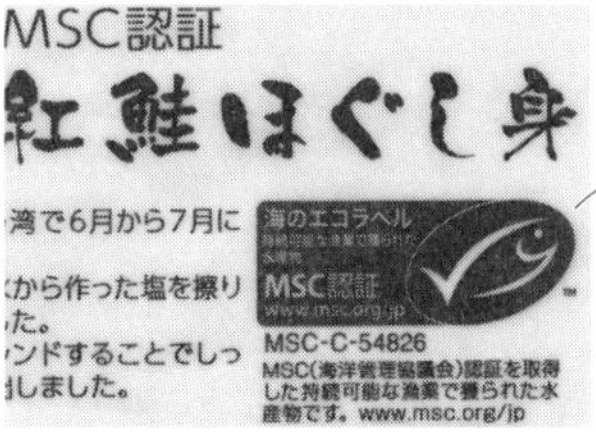
MSC認証
紅鮭ほぐし身
海のエコラベル
MSC認証
MSC-C-54826
MSC(海洋管理協議会)認証を取得した持続可能な漁業で獲られた水産物です。www.msc.org/jp

海のエコラベル
MSC（Marine Stewardship Council、海洋管理協議会：本部ロンドン）という国際的な団体が、水産資源を乱獲しないように漁獲した水産物（シーフード）に与える認証マーク。海洋の自然環境にも配慮している活動を応援したいときの目安にもなる。

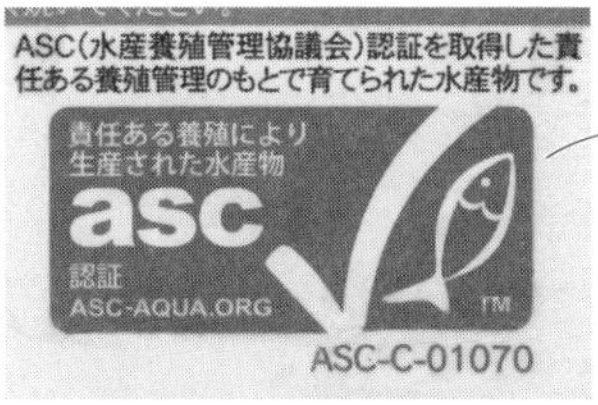
ASC（水産養殖管理協議会）認証を取得した責任ある養殖管理のもとで育てられた水産物です。
責任ある養殖により生産された水産物
asc
認証
ASC-AQUA.ORG
ASC-C-01070

ASC（水産養殖管理協議会）の認証マーク
環境や社会的責任に配慮して養殖された水産物であることを示す、養殖版海のエコラベル。

生鮮食品 ④卵

卵の表示は、食品表示法の義務表示のほか、公正競争規約などでさまざまな表示項目が定められている。

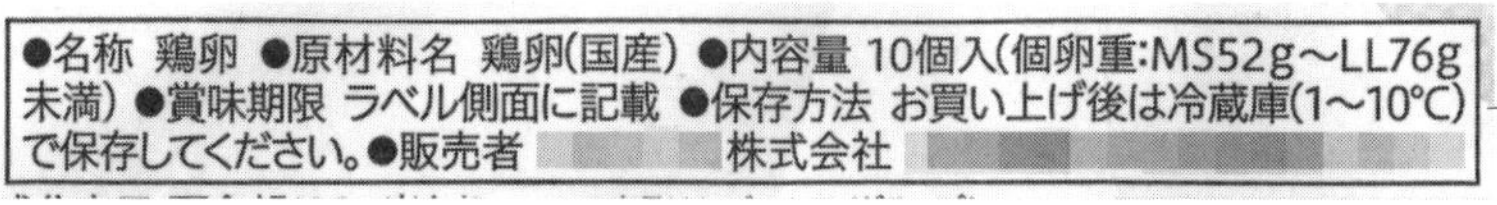
●名称 鶏卵 ●原材料名 鶏卵(国産) ●内容量 10個入(個卵重:MS52g～LL76g未満) ●賞味期限 ラベル側面に記載 ●保存方法 お買い上げ後は冷蔵庫(1～10℃)で保存してください。●販売者 株式会社

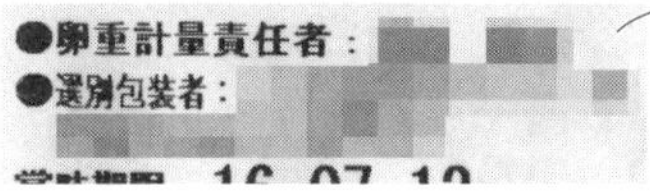
●卵重計量責任者:
●選別包装者:

パック詰めの場合は、名称、原産地、賞味期限、選別包装者(または採卵者)の氏名と住所、保存方法、使用方法(取り扱い上の注意)、卵重、卵重計量責任者が表示される。原産地は、国産(都道府県名でも可)か輸入かを表示。

賞味期限
16.07.12
16.06.28
採卵日

個々の卵に賞味期限が貼られているものもある。

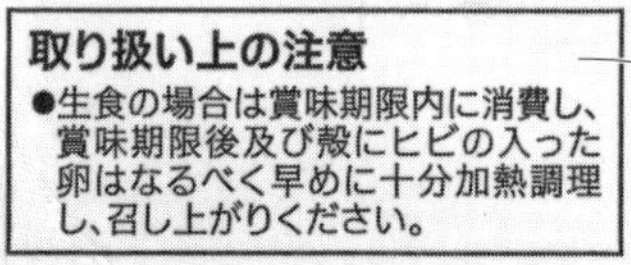
取り扱い上の注意
●生食の場合は賞味期限内に消費し、賞味期限後及び殻にヒビの入った卵はなるべく早めに十分加熱調理し、召し上がりください。

卵は10℃以下保存なので、自宅では必ず冷蔵庫で。冷蔵保存であれば賞味期限の間は生で食べられるが、ヒビの入ったものは生では食べないこと。

特殊卵など栄養成分を強調したものは栄養成分表示が必要となる(公正競争規約)

○○○たまごの栄養成分表示(可食部100g当たり)

	熱 量	たんぱく質	脂 質	炭水化物	食塩相当量	**ビタミン△**
○○○たまご	135kcal	12.5g	9.0g	1.1g	0.4g	**5.0mg**
普通卵	151kcal	12.3g	10.3g	0.3g	0.4g	**1.0mg**

※普通卵は「日本食品標準成分表2015年版」より　推定値

new

特殊卵

餌に脂溶性ビタミンを添加することで、ビタミンA、カロテノイド等の栄養成分を強化した卵のこと。ビタミン等強化した成分がわかるように、普通卵と比較して栄養成分名と可食部100gあたりの成分量が記される。新基準でナトリウムは食塩相当量になった。

卵のサイズ

農林水産省が定めた鶏卵規格がある。卵のサイズはSSが40g以上、LLが70g以上とかなり大きさが異なるが、卵の黄身重量はあまり違わない。LやLLの卵は卵白が多いのが特徴。用途に応じて使い分けよう。

生鮮食品 ⑤米

米は、食品表示法では生鮮食品に分類され、文字も大きく（12ポイント以上）わかりやすいように表示方法が定められている。

名　　称	精米		
原料玄米	産地	品種	産年
	単一原料米 ○○県	ヒノヒカリ	28年度
内　容　量	10kg		
精米年月日	平成28年10月10日		
販　売　者	○○米穀株式会社 茨城県○○市○○町○○ TEL.○○○（△△）○○		

「新米」と任意表示できるのは、生産された年の12月31日まで。

名称、原料玄米（産地、品種、産年、使用割合）、内容量、精米年月日、販売者の表示が義務づけられている。ブレンド米の場合は、「○○産△割」と使用割合の高い順に表示される。精米して1か月以上たつと味が落ちることもあるので、精米年月日を確認しよう。

●米の加工品

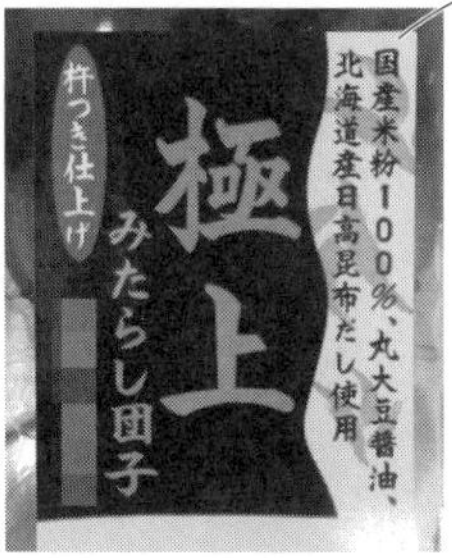

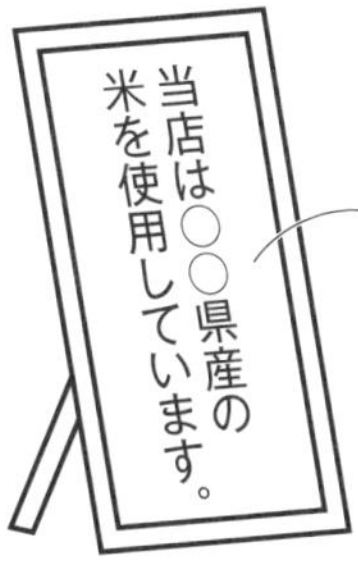

米の産地情報は、米トレーサビリティ法という法律によって、外食や加工品でも消費者に伝達することが義務づけられている。

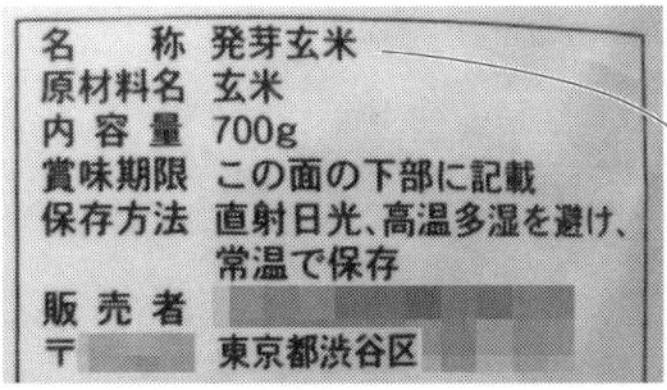

名　　称	発芽玄米
原材料名	玄米
内容量	700g
賞味期限	この面の下部に記載
保存方法	直射日光、高温多湿を避け、常温で保存
販売者	
〒	東京都渋谷区

米に混ぜて使う発芽玄米やハト麦などの雑穀は、加工食品の表示基準となる。産地は一括表示とは別に、表面などにわかりやすく表示される。

生鮮食品 ⑥しいたけ

しいたけは、名称、原産地のほか、「栽培方法」の表示が必要となる。

しいたけの栽培方法

原木栽培は、原木にしいたけの菌を植えつけて、林間地などの自然環境で約1年間かけて育てる昔ながらの栽培方法。味や香りが強く、しっかりした肉質が特徴だが、手間もかかるため価格が高い。菌床栽培はおがくずなどの菌床で育てるもので、短時間で栽培できる。最近は改良が進み、原木しいたけに負けないようなものもある。

名　称	しいたけ（原木）
原産地	大分県

原木栽培は「原木」、菌床栽培は「菌床」と表示される。

加工食品 ①乾しいたけ

乾しいたけは加工食品に分類され、名称・原材料名・原料原産地等の表示項目のほか、「どんこ」「こうしん」などの種類を表示することが定められている。

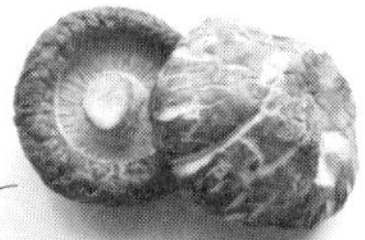

どんこ

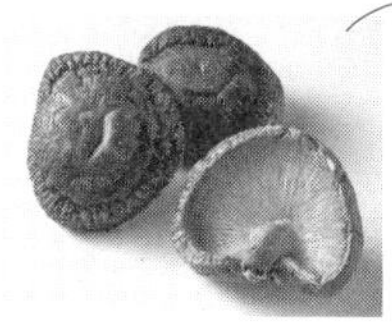

こうしん

「こうしん」は、かさが七分開きになってから採取されたもの。

「どんこ」は、かさが七分開きにならないうちに採取したもの。

名称の後は（どんこ）か（こうしん）が、原材料の後に（原木）か（菌床）が表示される。

名　称	乾しいたけ（どんこ）
原材料名	しいたけ（原木）
原料原産地	国産
内容量	100g
賞味期限	欄外上部記載
保存方法	直射日光、高温多湿を避けてください。
製造者	△△食品株式会社 ○○県○○市○○

乾しいたけの種類と特徴

「どんこ」は、こんもりとした形で肉厚なのが特徴で、歯ごたえがよい。「こうしん」は、薄くて湯戻ししやすいのが特徴。こちらはさまざまな料理に手軽に使えて、価格も手頃。

加工食品 ② 水産加工品

水産加工品は、干魚、魚卵類、魚肉練り製品（かまぼこ類）などがあり、食品表示基準のほか、公正競争規約、地方自治体条例などで表示項目が定められている。

●魚干物

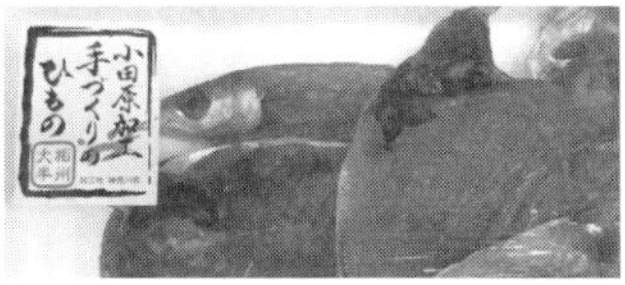

水産加工品のうち、アジの干物など生鮮食品に近いものは、原料原産地表示が義務づけられている。表面に「沼津加工」など加工地が強調されていても、原料原産地は外国の場合もある。

名　称	あじの開き
原材料名	真あじ（オランダ産）、食塩／酸化防止剤（V.C）
内容量	1尾
賞味期限	欄外上部記載
保存方法	10℃以下で保存してください。
製造者	△△食品株式会社 ○○県○○市○○

new

原材料名を見ると、食塩だけを使った干物もあれば、発酵調味料や添加物などを用いたものもある。添加物は／（スラッシュ）の後に表示されている。

低塩で日もちせず、消費期限の表示のものも多いので、期限内に使いきること。

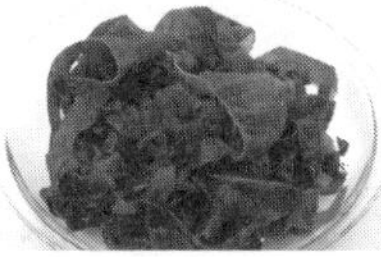

●わかめ

わかめの加工品には、「塩蔵わかめ」「乾燥わかめ」がある。塩蔵わかめは新基準の個別ルールで、「食塩含有率」「使用方法」もあわせて表示される。よく水洗いして塩抜きして使う。

塩蔵わかめ

名　称	湯通し 塩蔵わかめ
原材料名	わかめ（岩手県産）、食塩
食塩含有率	50%
内容量	100g
賞味期限	枠外上部記載
保存方法	直射日光を避けてください。
使用方法	水洗いしてご使用ください。
製造者	○○会社 ○○県○○市○○

乾燥わかめ

名　称	乾わかめ
原材料名	湯通し塩蔵わかめ
原料原産地	徳島県
内容量	100g
賞味期限	欄外上部記載
保存方法	直射日光を避けてください。
加工者	△△食品株式会社 ○○県○○市○○

new

「製造者」は、湯通しや乾燥など製造をしている事業者のこと。「加工者」は、ほぼ完成品になった製品を単に小分けをしたり、簡単な加工をする事業者のことをいう。（第1章62ページ）

●辛子めんたいこ

魚卵（塩たらこ、塩かずのこ、いくら、すじこ等）製品は、原料原産地表示が必要。辛子めんたいこなどで調味液等の味付けを外国で行なった場合は、原料原産地表示ではなく原産国表示が必要となる。

公正競争規約（業界団体で定めたルール）によって「辛子めんたいこ」と大きな文字で表示される。

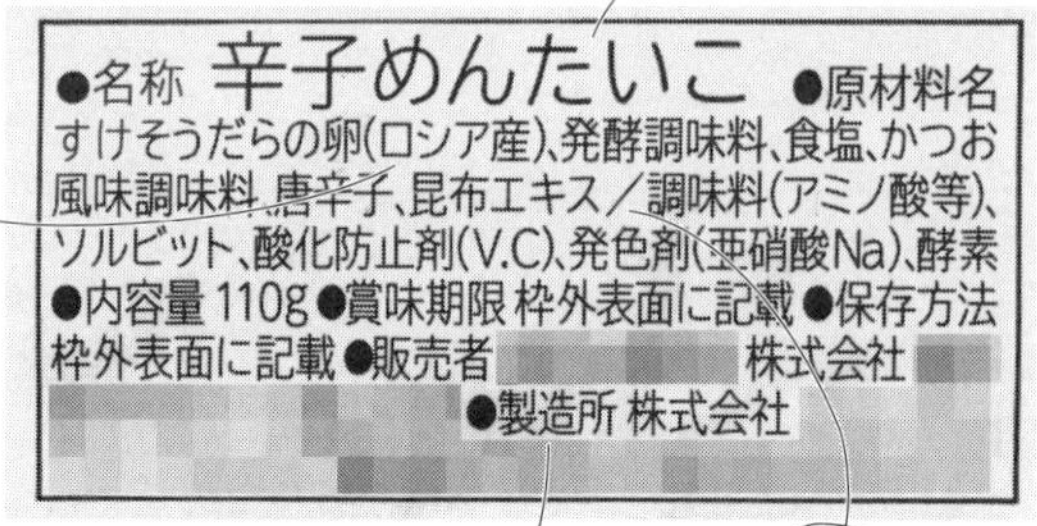
●名称 辛子めんたいこ ●原材料名 すけそうだらの卵(ロシア産)、発酵調味料、食塩、かつお風味調味料、唐辛子、昆布エキス／調味料(アミノ酸等)、ソルビット、酸化防止剤(V.C)、発色剤(亜硝酸Na)、酵素 ●内容量 110g ●賞味期限 枠外表面に記載 ●保存方法 枠外表面に記載 ●販売者 [redacted] 株式会社 [redacted] ●製造所 株式会社 [redacted]

new
製造所固有記号のルールがきびしくなり、製造所の所在地を表示することになった。

new
原材料名欄の／（スラッシュ）から後が食品添加物。発色剤として使われることが多い亜硝酸Na（ナトリウム）は着色料には分類されないため、パッケージ表面で「無着色」と強調している場合もある。原材料名表示から読みとることができる。

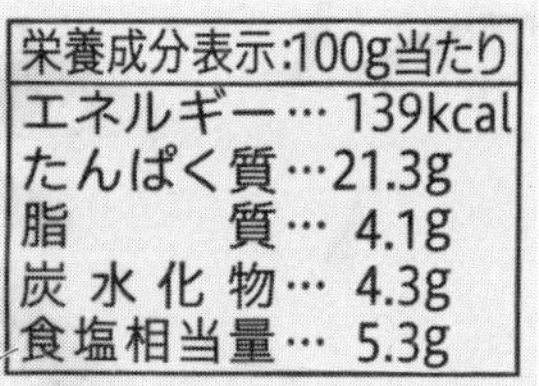

栄養成分表示:100g当たり	
エネルギー	139kcal
たんぱく質	21.3g
脂質	4.1g
炭水化物	4.3g
食塩相当量	5.3g

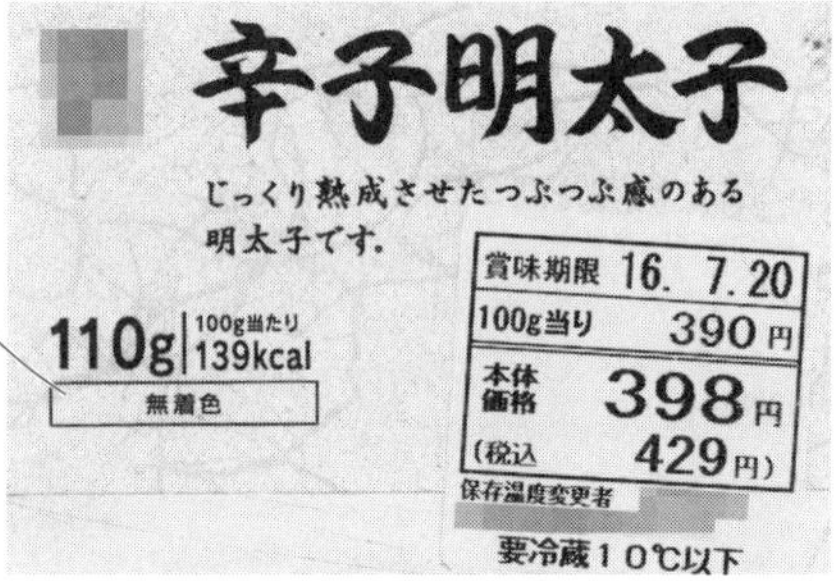
辛子明太子
じっくり熟成させたつぶつぶ感のある明太子です。
110g
100g当たり 139kcal
無着色
賞味期限 16. 7.20
100g当り 390円
本体価格 398円
(税込 429円)
保存温度変更者
要冷蔵10℃以下

new
新しい栄養成分表示では、食塩相当量がひと目でわかるようになった。食品単位は製品によってさまざまで、100gで表記されている場合は、1袋の内容量と照らし合わせて概算する。（第2章101ページ）

●魚肉練り製品（かまぼこなど）

原料の魚肉は、そのまま「魚肉」と表示される。魚種までは義務づけられていないが「魚肉（いとよりだい、ぐち、たら、その他）」などと任意表示も可能で、その場合は重量の多いもの順に表示される。

魚肉練り製品は、魚の皮が混ざって異物混入とまちがわれることがある。そのための注意喚起。

食物アレルギーの人への注意喚起。原材料にエビ、カニは使っていないが、魚肉にエビ、カニ由来のたんぱく質が含まれている可能性があることを示唆している。

new

／（スラッシュ）から後が食品添加物。この製品には保存料は用いられていないが、日もちをよくするために、pH調整剤が用いられている。

名称	魚肉ねり製品
原材料名	魚肉、卵白、でん粉、食塩、砂糖、発酵調味料／加工でん粉、調味料（アミノ酸等）、pH調整剤、ソルビトール、炭酸塩（Ca、K）、乳化剤、ビタミンC、（一部に卵を含む）
内容量	7枚
賞味期限	表面下部に記載
保存方法	要冷蔵（10℃以下）
製造者	[illegible]食品株式会社 [illegible]工場

●保存料は使用しておりません。
●本品の生地の中の黒い点は魚皮です。
●本品製造工場では、乳成分・小麦を含む製品を生産しています。
●主原料の魚はエビ・カニを食べています。

●でん粉含有率3.9%
栄養成分表示（100g当たり）

エネルギー	90 kcal
たんぱく質	10.8 g
脂質	0.4 g
炭水化物	10.7 g
食塩相当量	2.2 g

new

アレルギー表示の一括表示の方法が変わり、「原材料の一部に卵を含む」から「一部に卵を含む」になった。

でんぷん含有率や原材料配合割合の表示は、東京都など自治体条例によって定められている。魚肉にこだわりたい場合は、でんぷん含有率の少ないものを選ぶとよい。

③食肉加工品

食肉加工品は、製法によって「加熱食肉製品」など区分の表示が一括表示の上に表示される。

区分は以下の4種類がある。
- 非加熱食肉製品（生ハム等）
- 特定加熱食肉製品（ローストビーフ等）
- 乾燥食肉製品（サラミソーセージ等）
- 加熱食肉製品（ロースハム等）

加熱食肉製品・加熱後包装

名称	ロースハム（スライス）		
原材料名	豚ロース肉、水あめ、食塩、香辛料／調味料（アミノ酸等）、リン酸塩（Na）、酸化防止剤（ビタミンC）、発色剤（亜硝酸Na）		
内容量	100g	賞味期限	欄外上部記載
保存方法	10℃以下で保存してください。		
製造者	△△食品株式会社 ○○県○○市○○		

「加熱食肉製品」の場合は、区分の表示とともに、容器包装に入れた後に加熱殺菌をした「包装後加熱」か、加熱殺菌した後に容器包装に入れた「加熱後包装」かもあわせ、一括表示の上に表示される。

new

添加物は／（スラッシュ）から。ハムやソーセージのピンク色は、発色剤として亜硝酸Na（ナトリウム）等が使われているためであり、原料肉の色素を固定して色調を整えるほか、臭みを消す、ボツリヌス菌の増殖を抑制する効果がある。

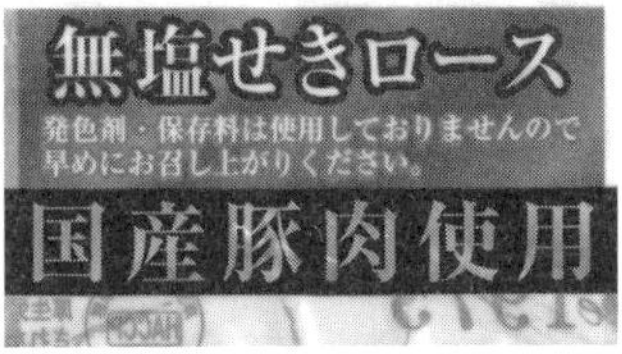

無塩せきロース
発色剤・保存料は使用しておりませんので早めにお召し上がりください。
国産豚肉使用

亜硝酸塩等の発色剤の使用を嫌う人には、塩せきのさいの調味液に発色剤を使用しない「無塩せき」製品がある。日もちがしないので、とり扱いには注意が必要。ただし、発色剤以外の添加物を使っていることもある。

加熱食肉製品・加熱後包装

名称	無塩せきロースハム（スライス）		
原材料名	豚ロース肉、水あめ、食塩、香辛料／リン酸塩（Na）、酸化防止剤（ビタミンC）		
内容量	100g	賞味期限	欄外上部記載
保存方法	10℃以下で保存してください。		
製造者	△△食品株式会社 ○○県○○市○○		

加熱食肉製品・加熱後包装

名　　称	ショルダーベーコン（スライス）
原材料名	豚肩肉、還元水あめ、植物性たん白（大豆を含む）、食塩、卵たん白、食用動物油脂（乳成分を含む）、酵母エキス／リン酸塩（Na）、調味料（アミノ酸等）、酸化防止剤（ビタミンC）、発色剤（亜硝酸Na）、コチニール色素
内 容 量	100g
賞味期限	欄外上部記載
保存方法	10℃以下で保存してください。
製 造 者	△△食品株式会社 ○○県○○市○○

new
新表示ではアレルギー表示は個別表示が原則となり、（大豆を含む）などと原材料ごとに表示する。一括表示にする場合は、原材料名の最後に、（一部に乳・卵・大豆・豚肉を含む）などと表記する。

栄養成分表示
（100g当たり）

エネルギー	250kcal
たんぱく質	13.8g
脂質	20.3g
炭水化物	3g
食塩相当量	3.2g

推定値

new
原料の食肉の脂身やたんぱく質にばらつきがあり、±20%の誤差範囲に収まらないことが多い製品では、「推定値」を表示することが認められている。（第2章121ページ）

●食肉加工品に見られるいろいろなマーク

特定JASマークは、熟成期間が通常よりも長く、品質などがよいことなどの規格を満たす製品につけられる。

JASマークは、JAS法（農林物資の規格化等に関する法律）のもと農林水産大臣が定めた品目について規格が定められ、要件を満たしたものにつけられる。しょうゆ、ジャム類、植物油脂などが指定されている。
食肉加工品のように、品質に応じて特級・上級・標準などに等級区分される品目もある。

この商品の衛生管理は、厚生労働大臣により承認されたHACCPシステムにより行われています。

厚生労働大臣により承認された「総合衛生管理製造過程（HACCP〈ハサップ〉システム）」により衛生管理が行なわれている工場等で製造された食品につけられる。「食肉製品」「乳及び乳製品・アイスクリーム」「魚肉練り製品」などの品目が定められ、承認の対象となる。

加工食品 ④牛乳、乳飲料

牛乳を含む飲用乳は、原材料や製法によって分類され、食品表示法と公正競争規約で表示項目が定められている。

●牛乳

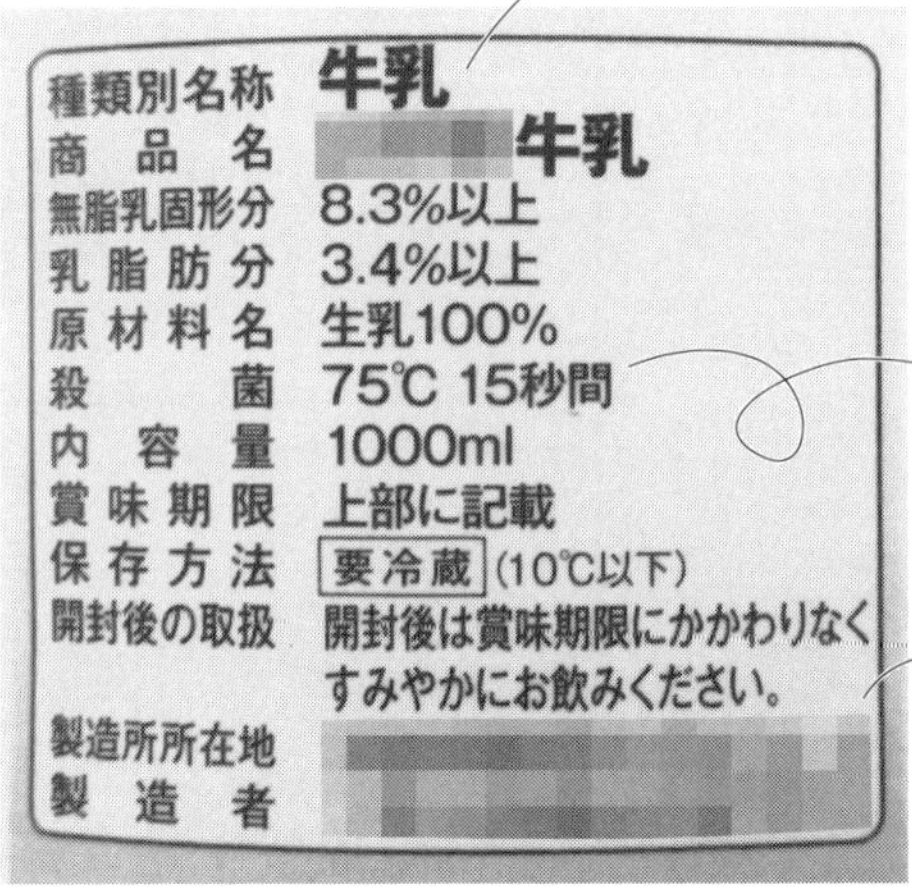
種類別名称 牛乳
商品名 牛乳
無脂乳固形分 8.3%以上
乳脂肪分 3.4%以上
原材料名 生乳100%
殺菌 75℃ 15秒間
内容量 1000ml
賞味期限 上部に記載
保存方法 要冷蔵 (10℃以下)
開封後の取扱 開封後は賞味期限にかかわりなくすみやかにお飲みください。
製造所所在地
製造者

まずは「種類別名称」をチェック。生乳100%で成分無調整なのは「牛乳」と「特別牛乳」だけ。

殺菌方法は、[超高温瞬間殺菌]130℃、2秒間、[高温長時間殺菌]75℃、15秒間、[低温殺菌]63～65℃、30分間などさまざま。低温殺菌牛乳は日もちがしないため、「消費期限」のものもある。

飲用乳は製造所固有記号による表示は認められない。

牛乳パックの切り欠き表示
目の不自由な人がさわっただけで牛乳と他の飲料を識別できるよう、上部についたへこみのこと。場所は注ぎ口の反対方向。

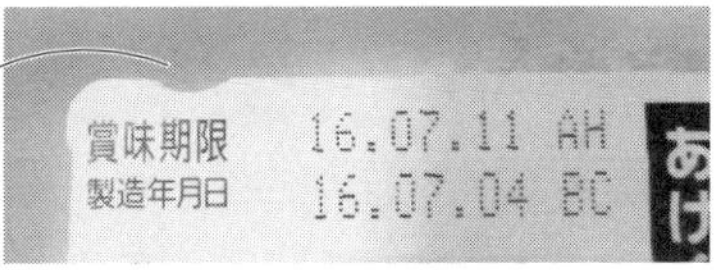
賞味期限 16.07.11 AH
製造年月日 16.07.04 BC

【飲用乳の種類】飲用乳は「牛乳」5種類と「加工乳」「乳飲料」に分類される

種類別名称	原材料	成分の調整	無脂乳固形分	乳脂肪分
牛乳	生乳のみ(生乳100%)	成分無調整	8.0%以上	3.0%以上
特別牛乳			8.5%以上	3.3%以上
成分調整牛乳		乳成分の一部を除いたもの	8.0%以上	—
低脂肪牛乳		乳脂肪分の一部を除いたもの		0.5～1.5%
無脂肪牛乳		乳脂肪分のほとんどを除いたもの		0.5%未満
加工乳	牛乳、乳製品の一部を原料とする			—
乳飲料	牛乳、乳製品等を原料とし乳以外の成分(コーヒー、果汁等)も使用している		乳固形分3.0%以上	

＊特別牛乳は、特別な処理施設が必要なため、流通量はごくわずかである。

●乳飲料

種類別名称	乳飲料
商品名	1日分カルシウム　公正
無脂乳固形分	9.0%以上
乳脂肪分	1.1%以上
原材料名	生乳（50%未満）、乳製品、乳たんぱく質／炭酸Ca、乳化剤、pH調整剤、ビタミンD
内容量	200ml
賞味期限	上部に記載
保存方法	10℃以下で保存してください。
開封後の取扱	開封後は、賞味期限にかかわらず、できるだけ早くお飲みください。
製造所所在地	北海道○○市○○町○-○
製造者	○○乳業株式会社 ○○工場

牛乳とまちがえないよう、「乳飲料」は14ポイント以上の大きな文字で表示が義務づけられている。

飲用乳の公正マーク。公正競争規約に従っていることを示す。

原材料では、生乳の使用割合の表示「生乳（50%以上）」「生乳（50%未満）」が必要。

new
添加物を使用した場合は、／（スラッシュ）などで区分して表示。

栄養成分表示
1本（200ml）当たり

エネルギー	91kcal
たんぱく質	6.9g
脂質	2.1g
炭水化物	11.0g
食塩相当量	0.25g
カルシウム	680mg
ビタミンD	2.75μg

1本で栄養素等表示基準値2015のカルシウムの100%、ビタミンDの50%が摂取できます。

new
栄養強調表示の基準値も新しくなっている。ビタミン・ミネラルの栄養成分は、食塩相当量の下に表記する。（第2章137ページ）

new
強調した成分が栄養素等表示基準値のどのくらいにあたるか、割合を表示している。（第2章145ページ）

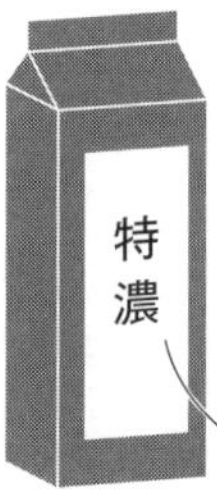

消費者を誤認させないために公正競争規約でルールが以下のとおり定められている。
- ●加工乳などで「特濃」「濃厚」の強調表示は、無脂乳固形分8.5%以上および乳脂肪分3.0%以上でなければできない。
- ●乳飲料は、無脂乳固形分8.0%以上、乳脂肪分3.0%以上の条件を満たせば、「ミルク」「乳」と表示できる。

●チーズ

チーズは製法によって、ナチュラルチーズとプロセスチーズに大きく分けられ、一括表示の「種類別（名称）」の項にどちらかが表示される。

種類別	ナチュラルチーズ
原材料名	生乳、食塩
内容量	50g
賞味期限	上部に記載
保存方法	要冷蔵6℃以下
製造者	○○乳業株式会社　○○工場 北海道○○市○○

種類別で「ナチュラルチーズ」か「プロセスチーズ」かが大きな文字で目立つように表示されている。

原材料が牛以外の動物の乳の場合は、「山羊」など動物の種類が記載される。

一般的に、ナチュラルチーズは加熱処理されていないもの、プロセスチーズはナチュラルチーズを粉砕し、加熱溶解し、乳化して、長期保存を可能としたものをいう。

ナチュラルチーズは保存方法、賞味期限を守って

欧米ではナチュラルチーズ、生ハム等を原因としたリステリアによる集団食中毒が発生している。リステリアは低温や高い塩分濃度でも増殖するが、適切な温度管理（6℃以下）で増殖が抑えられるので、チルド室などでの保存が望ましい。保存方法を守り、加熱用は生で食べない、など注意して。

種類別	プロセスチーズ
原材料名	ナチュラルチーズ、ホエイパウダー
添加物	乳化剤、加工デンプン
内容量	108g
賞味期限	上部に記載
保存方法	要冷蔵10℃以下
製造者	○○乳業株式会社　○○工場 北海道○○市○○

栄養成分表示
1個（18g）当たり

エネルギー	58kcal
たんぱく質	3.0g
脂質	5.0g
炭水化物	0.5g
食塩相当量	0.36g

new
添加物を使用した場合は、明確に区分して表示する（原材料名の中で／で区分しても可）。

new
チーズは、製品によってエネルギーも食塩相当量も多いことがあるので注意。ブルーチーズやパルメザンは多めで、クリームチーズやカッテージチーズは少なめの傾向がある。

生鮮食品
加工食品

●はっ酵乳（ヨーグルト）

乳酸菌や酵母で乳を発酵させたヨーグルトなどの「はっ酵乳」と、液状タイプの「乳酸菌飲料」は、牛乳と同じく無脂乳固形分などを表示することが定められている。

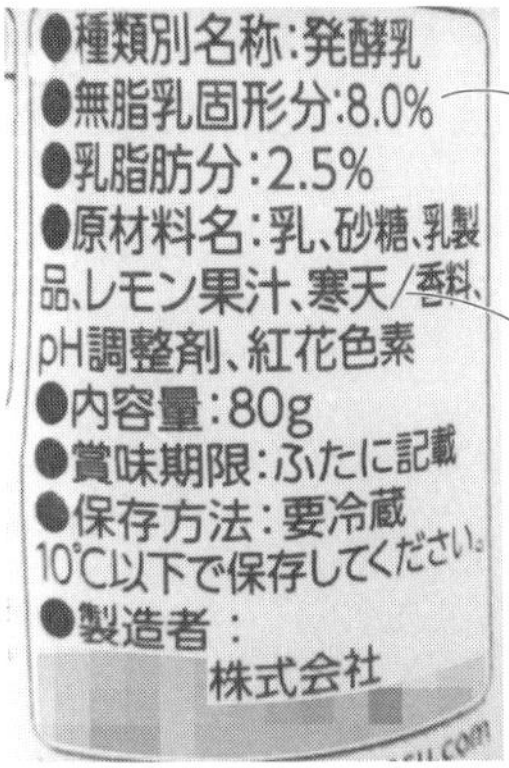
●種類別名称:発酵乳
●無脂乳固形分:8.0%
●乳脂肪分:2.5%
●原材料名:乳、砂糖、乳製品、レモン果汁、寒天/香料、pH調整剤、紅花色素
●内容量:80g
●賞味期限:ふたに記載
●保存方法:要冷蔵
10℃以下で保存してください。
●製造者:
株式会社

ヨーグルトなどのはっ酵乳は、「乳またはこれと同等以上の無脂乳固形分を含む乳等」を発酵させたもので、無脂乳固形分が8.0%以上と定められている。

new
添加物はここから。

new
栄養成分表示はナトリウムから食塩相当量になった。

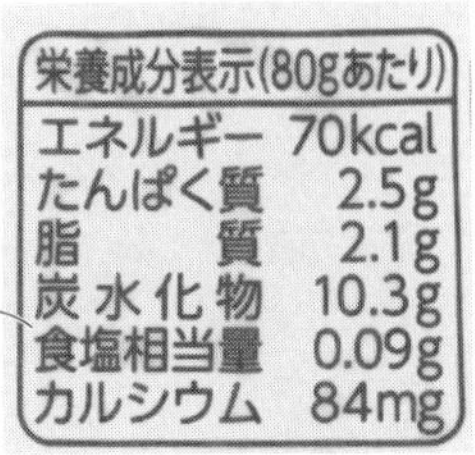

栄養成分表示(80gあたり)	
エネルギー	70kcal
たんぱく質	2.5g
脂質	2.1g
炭水化物	10.3g
食塩相当量	0.09g
カルシウム	84mg

●乳酸菌飲料

種類別	乳製品乳酸菌飲料
無脂乳固形分	3.1%
乳固形分	0.1%
原材料名	ぶどう糖果糖液糖、砂糖、脱脂粉乳／安定剤（大豆多糖類）、香料
内容量	65ml
賞味期限	上部に記載
保存方法	10℃以下
製造者	株式会社○○　工場 ○○県○○市○○

乳酸菌飲料は、無脂乳固形分が3.0%以上の「乳製品乳酸菌飲料」と、3.0%未満の「乳酸菌飲料」に分けられる。

大豆多糖類が安定剤として使われているので、添加物の用途名表示がされている。（第1章37ページ）

乳酸菌の種類によって、健康効果が違う？

はっ酵乳、乳酸菌飲料で、トクホや機能性表示食品として販売されているものは、乳酸菌の整腸作用や内臓脂肪低減作用などが確認されたもの。商品によって有効性は異なり、許可表示、届出表示が目安となる。一方、「いわゆる健康食品」の中には、効果が確認されていないにもかかわらず健康効果をにおわせた高価な商品も多いので、表示をよく読んで利用しよう。

加工食品 ⑥アイスクリーム類

「アイスクリーム」や「氷菓」などのいわゆる「アイス」は、アイスクリーム類(乳製品)と氷菓に大きく分けられる。

「アイスクリーム類」は、乳固形分等の含有割合によって、「アイスクリーム」「アイスミルク」「ラクトアイス」に分けるよう個別に規格が定められている。

【アイスクリーム類（乳製品）の種類】

種類別名称	乳固形分	うち乳脂肪分
アイスクリーム	15.0%以上	8.0%以上
アイスミルク	10.0%以上	3.0%以上
ラクトアイス	3.0%以上	—
氷菓	—	

●アイスクリーム類

アイスクリーム

種類別	アイスクリーム
無脂乳固形分	10%
乳脂肪分	11%
卵脂肪分	0.8%
原材料名	牛乳、生クリーム、脱脂粉乳、卵黄（卵を含む）、砂糖／乳化剤（大豆由来）、香料
内容量	120ml
製造者	○○乳業株式会社 ○○県○○市○○

種類別の「アイスクリーム」と書かれた大きな文字が目印。

アイスクリーム類は、乳脂肪分などの表示が義務づけられている。こってりした味がお好みのかたは参考に。

new
アレルギー表示は原材料ごとに表示される個別表示が基本。新基準では卵黄でも卵白成分と完全に分離されないことから、（卵を含む）と表示。

new
添加物のアレルギー表示は、（○○由来）と表示。（第1章28ページ）

アイスミルク

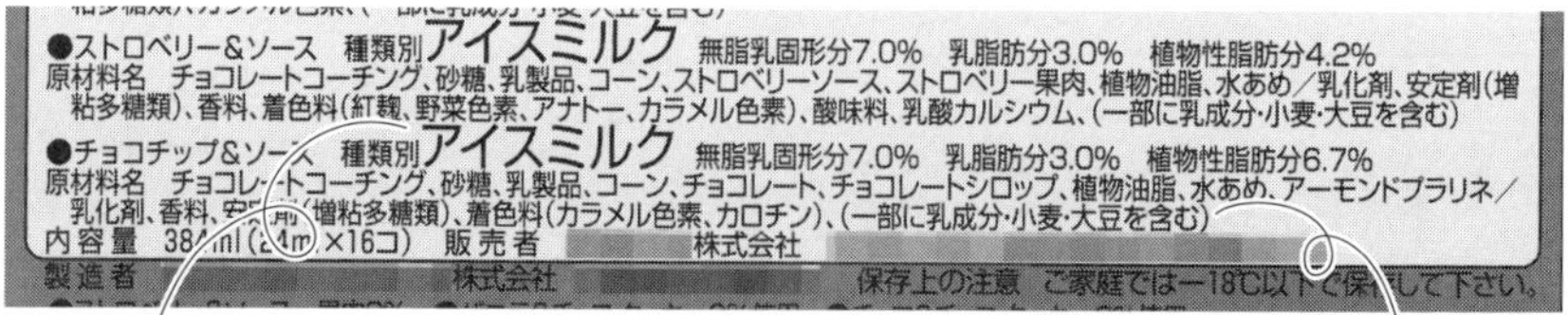

●ストロベリー&ソース　種類別アイスミルク　無脂乳固形分7.0%　乳脂肪分3.0%　植物性脂肪分4.2%
原材料名　チョコレートコーチング、砂糖、乳製品、コーン、ストロベリーソース、ストロベリー果肉、植物油脂、水あめ／乳化剤、安定剤(増粘多糖類)、香料、着色料(紅麹、野菜色素、アナトー、カラメル色素)、酸味料、乳酸カルシウム、(一部に乳成分・小麦・大豆を含む)
●チョコチップ&ソース　種類別アイスミルク　無脂乳固形分7.0%　乳脂肪分3.0%　植物性脂肪分6.7%
原材料名　チョコレートコーチング、砂糖、乳製品、コーン、チョコレート、チョコレートシロップ、植物油脂、水あめ、アーモンドプラリネ／乳化剤、香料、安定剤(増粘多糖類)、着色料(カラメル色素、カロチン)、(一部に乳成分・小麦・大豆を含む)
内容量　384ml(24ml×16コ)　販売者　株式会社
製造者　株式会社
保存上の注意　ご家庭では−18℃以下で保存して下さい。

種類別「アイスミルク」の文字が目印。詰め合わせの場合は、それぞれに表示される。

new
アレルギー表示は一括表示も可能。（一部に乳成分・小麦・大豆を含む）と省略せずまとめて表記されている。

●氷菓

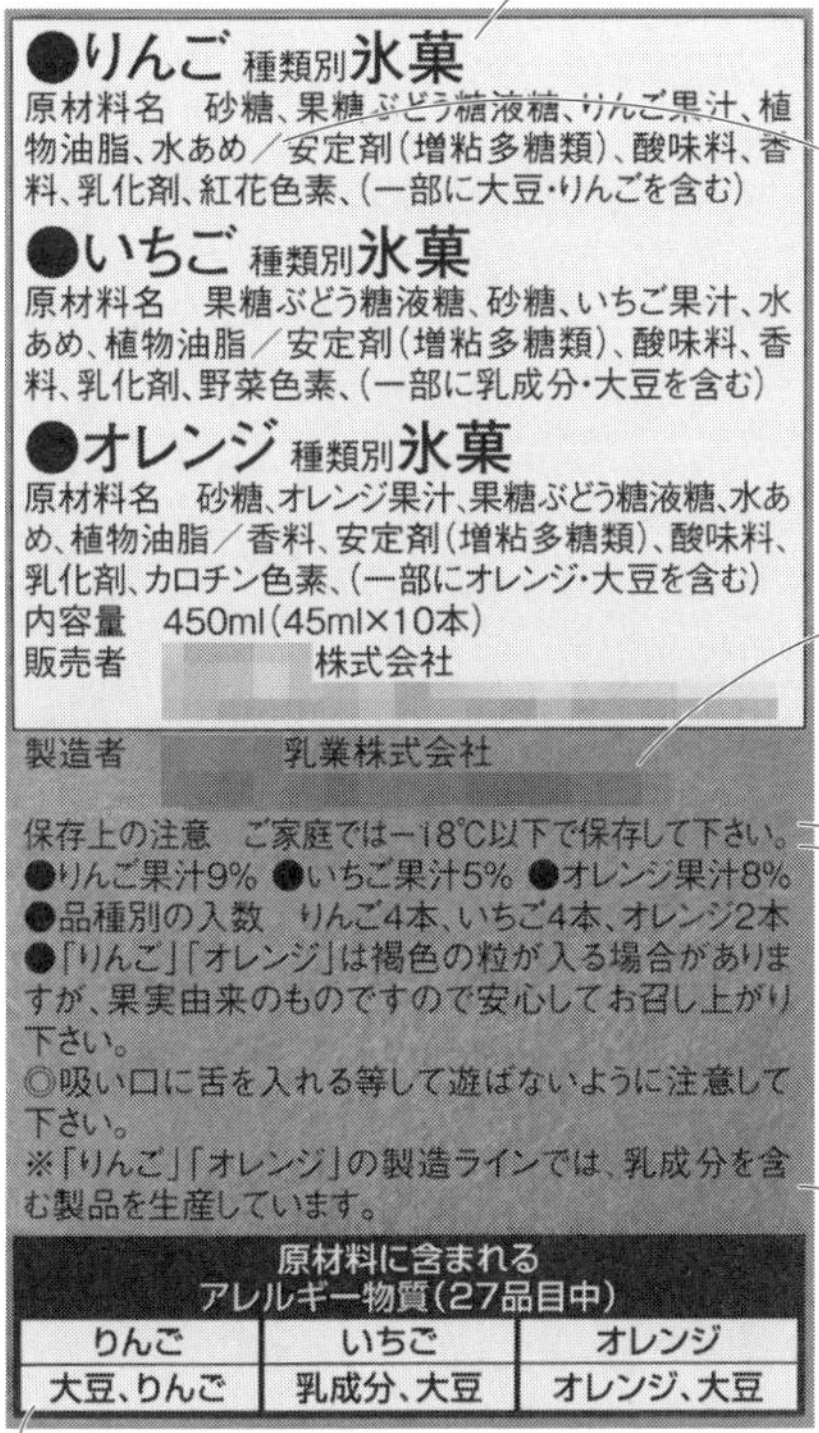
●りんご 種類別氷菓
原材料名　砂糖、果糖ぶどう糖液糖、りんご果汁、植物油脂、水あめ／安定剤（増粘多糖類）、酸味料、香料、乳化剤、紅花色素、（一部に大豆・りんごを含む）
●いちご 種類別氷菓
原材料名　果糖ぶどう糖液糖、砂糖、いちご果汁、水あめ、植物油脂／安定剤（増粘多糖類）、酸味料、香料、乳化剤、野菜色素、（一部に乳成分・大豆を含む）
●オレンジ 種類別氷菓
原材料名　砂糖、オレンジ果汁、果糖ぶどう糖液糖、水あめ、植物油脂／香料、安定剤（増粘多糖類）、酸味料、乳化剤、カロチン色素、（一部にオレンジ・大豆を含む）
内容量　450ml（45ml×10本）
販売者　[redacted]株式会社
[redacted]
製造者　[redacted]乳業株式会社
[redacted]
保存上の注意　ご家庭では−18℃以下で保存して下さい。
●りんご果汁9%　●いちご果汁5%　●オレンジ果汁8%
●品種別の入数　りんご4本、いちご4本、オレンジ2本
●「りんご」「オレンジ」は褐色の粒が入る場合がありますが、果実由来のものですので安心してお召し上がり下さい。
◎吸い口に舌を入れる等して遊ばないように注意して下さい。
※「りんご」「オレンジ」の製造ラインでは、乳成分を含む製品を生産しています。

原材料に含まれるアレルギー物質（27品目中）

りんご	いちご	オレンジ
大豆、りんご	乳成分、大豆	オレンジ、大豆

シャーベットなどの氷菓子は「氷菓」に分類される。アイスクリーム類と区別するために、文字が大きく表示される。

new
原材料名の／（スラッシュ）から後が添加物。この製品では増粘多糖類を安定剤の用途として使っている。（第1章37ページ）

new
製造所固有記号のルールがきびしくなり、記号が使えない場合は、製造者をあわせて表示することになった。（第1章54ページ）

アイスクリーム類と氷菓は、賞味期限が不要。

保存上の注意は、公正競争規約で定められている。

工場の同じラインにおいて、他製品で乳製品をとり扱っていることを枠外に表示し、注意喚起をしている。

欄外に品目ごとにアレルギー情報をわかりやすく表示している（任意表示）。

new
ナトリウムは、新基準では食塩相当量で表示される。異なる商品の詰め合わせの食品で、中身が見えない場合、栄養成分表示は外箱にそれぞれ表示されている。

栄養成分表示／1本当たり

	りんご	いちご	オレンジ
エネルギー	42kcal	43kcal	44kcal
たんぱく質	0.0g	0.0g	0.0g
脂質	0.9g	0.9g	0.8g
炭水化物	8.5g	8.7g	9.2g
食塩相当量	0.008g	0.008g	0.007g

加工食品 ⑦バター、マーガリン類

バターとマーガリンは似て非なるもの。バターは牛乳と食塩だけで作られるが、マーガリン類は食用油脂に水素添加した硬化油脂を原料とするもので、油脂の量によってマーガリンとファットスプレッドに分類される。

●バター

種類別	バター
原材料名	生乳、食塩
内容量	200g
賞味期限	右側面に記載
保存方法	要冷蔵10℃以下
製造者	○○乳業株式会社 ○○県○○市○○

バターは、牛乳の乳脂肪分を固めて練り上げたもの。食塩を添加しないバター、製造過程で乳酸菌によって発酵させた発酵バターもある。

バターに植物油脂、乳化剤などを加えてホイップしたタイプのバター入り製品は、名称に「乳等を主要原料とする食品」と表示される。

〔乳等を主要原料とする食品とは〕
「乳製品」は、バター、クリーム、チーズ、飲用乳など、食品衛生法に基づく「乳等省令」という省令で、個別に規格が定められている。これらの乳製品を主原料として加工した製品は、「乳等を主要原料とする食品」に分類され、乳脂肪分等の表示が必要となる。

●バター入り製品

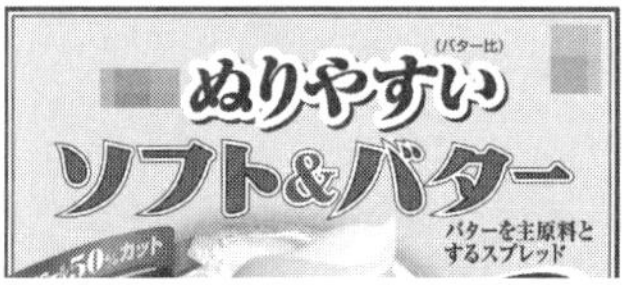

名称	乳等を主要原料とする食品
無脂乳固形分	1.2%
乳脂肪分	31.5%
植物性脂肪分	29.1%
原材料名	バター、食用精製加工油脂、食用植物油脂、食塩、粉乳／乳化剤、香料、着色料（β-カロチン）、（一部に乳・大豆を含む）
内容量	90g
賞味期限	右側面に記載
保存方法	要冷蔵10℃以下
製造者	○○乳業株式会社 ○○県○○市○○

無脂乳固形分または乳脂肪分、植物性脂肪分の割合が%表示される。乳脂肪分の多いものほど、バターが含まれる割合が多い。

new
アレルギー表示は原材料名の最後に省略せずまとめて表示されている。

new
乳化剤など食品添加物が使われており、／（スラッシュ）で区分されて表示される。

●マーガリン

マーガリン類は食用油脂を原料とするもので、油脂含有率が80%以上のものを「マーガリン」、80%未満のものを「ファットスプレッド」とする。

名　　称	マーガリン
原材料名	食用植物油脂、食用精製加工油脂、粉乳、食塩／乳化剤、香料、着色料（β-カロチン）、（一部に乳・大豆を含む）
内 容 量	280g
賞味期限	右側面に記載
保存方法	要冷蔵10℃以下
製 造 者	○○油脂株式会社 ○○県○○市○○

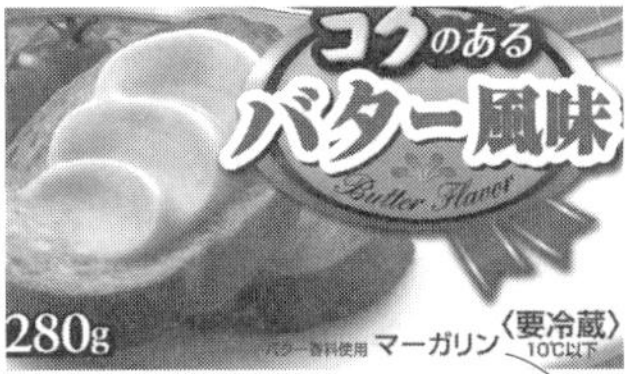

表面の商品名の近くに「マーガリン」と表示しなければならない。この商品は、バター風味とあるが、バターは含まれていない。

食用精製加工油脂とは、植物油に水素添加した硬化油脂のこと。

●ファットスプレッド

名　　称	ファットスプレッド
油脂含有率	31%
原材料名	食用植物油脂、食用精製加工油脂、食塩、粉乳／乳化剤、香料、着色料（β-カロチン）、（一部に乳・大豆を含む）
内 容 量	280g
賞味期限	右側面に記載
保存方法	要冷蔵10℃以下
製 造 者	○○油脂株式会社 ○○県○○市○○

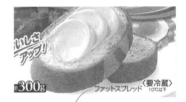

ファットスプレッドは油脂分が少なく、カロリーも低め。果実やチョコレート、ピーナッツなどが入る場合もあり、バラエティが豊富で商品数も多い。
表面の商品名の近くに「ファットスプレッド」と表示しなければならない。

ファットスプレッドは油脂含有率が必要となる。マーガリンに比べてカロリーも低めである。

マーガリン類に含まれるトランス脂肪酸は？

マーガリンやファットスプレッドに含まれる硬化油脂のトランス脂肪酸が心配、という声をよく聞くが、この10年で食品会社は加工方法に工夫を加えて、トランス脂肪酸の量を大幅に削減してきた。食品会社によっては、ウェブサイトで製品ごとにトランス脂肪酸の含有量を表示しているところもある。（第2章119ページ）

加工食品 ⑧大豆製品

豆腐、納豆などの大豆製品は、現在は原料原産地表示は義務づけられていないが、自主的に表示をしている製品が多い。遺伝子組換え大豆を原料に用いている場合は義務表示だが、ほとんどの商品に「遺伝子組換えでない」と任意で表示されている。(第1章64ページ)

●豆腐

名称／充填豆腐　原材料名／丸大豆(国産)(遺伝子組換えでない)　添加物／凝固剤[粗製海水塩化マグネシウム(にがり)]　内容量／400g(200g×2個)　賞味期限／表面に記載　保存方法／要冷蔵(10℃以下)　製造者／[redacted]
●容器の側面を2〜3回軽くたたき、取り出してください。●消泡剤を使用していないため気泡が残ることがありますが、品質には問題ありません。●開封後はお早めにお召し上がりください。

原材料の大豆について、「国産」「遺伝子組換えではない」は任意表示で、原材料名欄に表示している。

new
添加物を、項目を分けて表示している。豆腐の製造には、にがりや消泡剤が使われるが、この豆腐は消泡剤不使用のため気泡が残ることを説明している。

栄養成分表示(100gあたり)			
エネルギー	68kcal	炭水化物	2.5g
たんぱく質	5.5g	食塩相当量	0.0g
脂質	4.0g		

この表示値は、目安です。

new
枠外の「この表示値は、目安です」とは、原材料にばらつきがあり、栄養成分表示の数値の±20%以内に収まらないことを示している。(第2章121ページ)

●油揚げ

名称	油揚げ
原材料名	丸大豆(国産)(遺伝子組換えでない)、食用米油／塩化マグネシウム(にがり)
内容量	2枚入
賞味期限	表面に記載
保存方法	要冷蔵(10℃以下)
製造者	[redacted]株式会社[redacted]
製造所	[redacted]株式会社[redacted]工場[redacted]

new
製造者と製造所が異なる場合は、原則として製造所の名称と所在地の表示がされる。(第1章54ページ)

栄養成分表示:100g当たり	
エネルギー	243kcal
たんぱく質	16.9g
脂質	18.7g
炭水化物	1.7g
食塩相当量	0g

この表示値は、目安です。

●納豆

名　　称	納豆
原材料名	丸大豆（アメリカまたはカナダ）、納豆菌　【たれ】しょうゆ、加糖ぶどう糖液糖、食塩、酵母エキス／調味料（アミノ酸等）、（一部に大豆・小麦を含む）
内 容 量	納豆（100g）、たれ（4.8g）
賞味期限	容器上部上段に記載
保存方法	10℃以下で保存してください。
製 造 者	○○株式会社 ○○県○○市○○

「有機栽培丸大豆使用」「ふくゆたか使用」など、こだわりの大豆を用いていることをうたっているときは、100%使われていなければ、割合表示が必要となる。

複数原産国の大豆が使用される可能性があるときは、前年度の実績から「または」で表示をすることができる。

new

納豆は、たれ、からしと組み合わせて1つの食品として販売されている。この場合は、各商品のすべての内容が外から確認できるよう、それぞれの原材料と使用された添加物が区分されて表示される。

●豆乳類

名　　称	豆乳飲料
大豆固形分	2%以上
原 材 料 名	大豆（カナダ）、砂糖、リンゴ果汁、米油／糊料（カラギナン）、香料
内　容　量	200ml
賞 味 期 限	容器上部上段に記載
保 存 方 法	要冷蔵10℃以下
製　造　者	○○株式会社 ○○県○○市○○

豆乳類は、「豆乳」大豆固形分8%以上、「調整豆乳」同6%以上、「豆乳飲料」同4%以上（果汁入りのものは2%以上）の3つに分類される。豆乳と呼べるのは原材料が大豆だけのもので、食品添加物の使用は認められていない。豆乳鍋のときは大豆固形分の多い「豆乳」がおすすめ。

調整豆乳、豆乳飲料は、消費者が豆乳とまちがえないよう、表面に表示しなければならない。

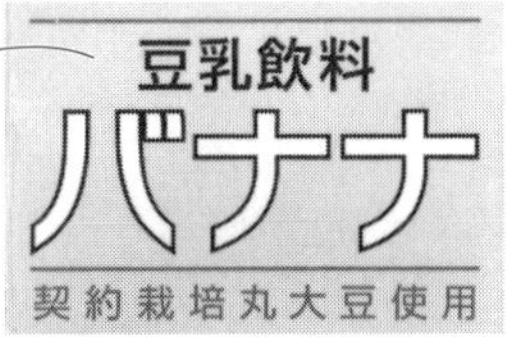

加工食品 ⑨カット野菜ミックス、ドライフルーツ

カット野菜ミックス、カットフルーツミックスなど生鮮食品の異種混合や、ドライフルーツなど生鮮食品に簡単な加工を施したものは、「加工食品」に分類される。

●カット野菜ミックス

名　称	カット野菜ミックス
原材料名	キャベツ、レタス、人参
原料原産地名	愛知県（キャベツ）
内容量	200g
消費期限	○○.○○.○○
保存方法	10℃以下で保存してください。
加工者	○○株式会社 ○○県○○市○○

異なる生鮮食品が混合されたものは、加工食品の表示が必要。（第1章59ページ）

new
加工食品なので栄養成分表示が必要だが、混合割合が変更されるもの等は例外となり、書かなくてもよい。（第2章134ページ）

加工食品の原料原産地は、原材料に占める割合が50%以上のものだけが義務表示となる。

インストア加工した商品は、原材料名、原産地表示などは不要。（第1章81ページ）

●ドライフルーツ

new
旧基準では簡単な加工（砂糖などを加えず、単に生干ししたもの）の場合は生鮮食品とされていたが、新基準では加工食品として整理された。（第1章59ページ）

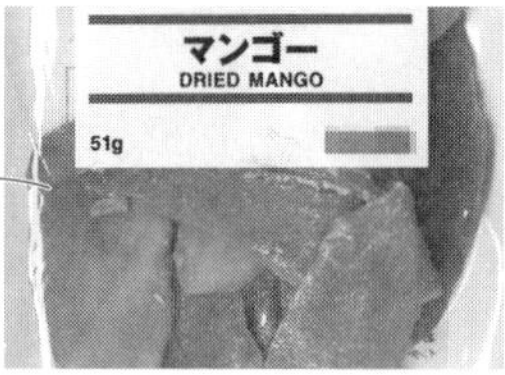

ドライフルーツの製法には、味や見た目をよくするため、砂糖や食品添加物を用いるものもある。なにが使われているかは、原材料名で確認できる。

名　称	ドライフルーツ
原材料名	マンゴー
内容量	100g
賞味期限	○○.○○.○○
保存方法	直射日光、高温多湿を避けてください。
原産国名	タイ
輸入者	○○株式会社 ○○県○○市○○

輸入品は原産国名の表示が必要。この場合の原産国は、実質的に加工したタイで、マンゴーの原料原産地とは異なる場合もある。（第1章43ページ）

加工食品 ⑩ 漬物類

漬物は、「らっきょう酢漬け」「梅漬け」「梅干し」「調味梅干し」「たくあん漬け」「キムチ」などたくさんの種類があり、食品表示基準で定義や表示方法が定められている。

漬物は、食品表示基準で、たくあん漬け、キムチなど、細かく規定されている。その他は「塩漬」「酢漬」等一般的な名称を表示し、「薄切り」「刻み」などは名称の次にかっこで表示する。

漬物の原料原産地名は、重量の多いもの上位4位以内で、かつ、原材料の重量に占める割合が5%以上のものまで表示が義務づけられている。福神漬けのように多種類の材料が使われる場合も、細かく表示されている。

new 添加物は、ここから。

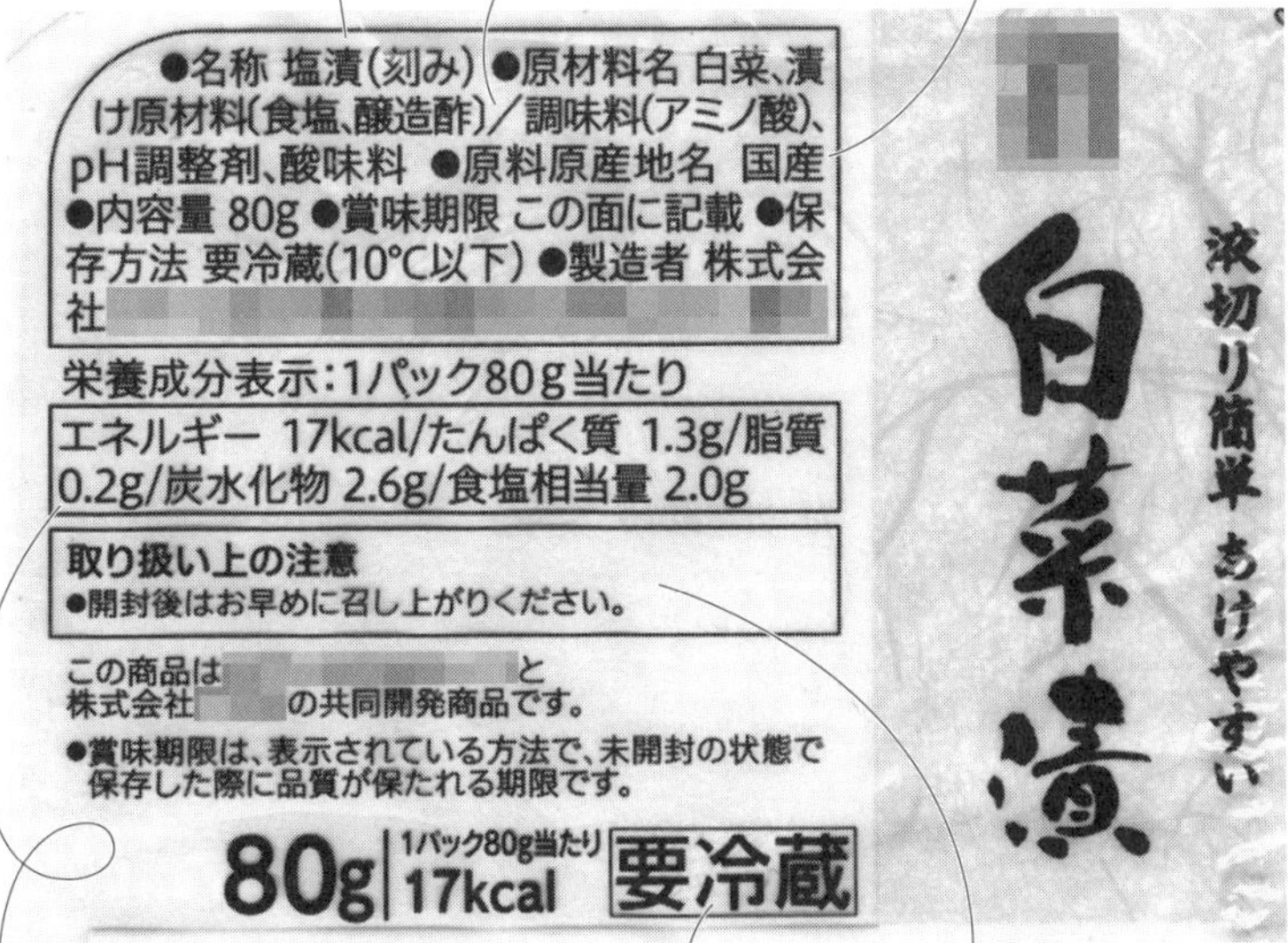
●名称 塩漬(刻み) ●原材料名 白菜、漬け原材料(食塩、醸造酢)/調味料(アミノ酸)、pH調整剤、酸味料 ●原料原産地名 国産 ●内容量 80g ●賞味期限 この面に記載 ●保存方法 要冷蔵(10℃以下) ●製造者 株式会社
栄養成分表示:1パック80g当たり
エネルギー 17kcal/たんぱく質 1.3g/脂質 0.2g/炭水化物 2.6g/食塩相当量 2.0g
取り扱い上の注意
●開封後はお早めに召し上がりください。
この商品は と
株式会社 の共同開発商品です。
●賞味期限は、表示されている方法で、未開封の状態で保存した際に品質が保たれる期限です。
80g
1パック80g当たり 17kcal
要冷蔵
白菜漬
液切り簡単 あけやすい

new 栄養成分表示は、漬け汁も含めた1パックすべてに含まれる量となる。(第2章130ページ)

最近の浅漬けはサラダ感覚のものも多いので、とり扱いに注意する。必ず冷蔵すること、開封後は早く食べるように、など注意喚起表示をよく読んで。

加工食品 ⑪煮豆、佃煮類

煮豆、佃煮類は味の濃いものが多いが、最近は健康志向に対応した商品も増えており、栄養成分表示が参考になる。

●煮豆

名称	にまめ
原材料名	大白花芸豆、砂糖、還元水あめ、食塩/乳酸カルシウム
原料原産地名	中国(大白花芸豆)
内容量	145g
賞味期限	表面下部に表示
保存方法	直射日光・高温を避け、常温で保存してください。
製造者	株式会社
製造所	株式会社 工場

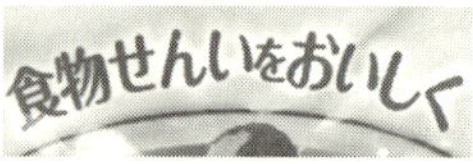
食物せんいをおいしく

栄養成分表示（100g当り）	
エネルギー	163kcal
たんぱく質	5.4g
脂質	0.7g
炭水化物	36.7g
糖質	30.9g
食物繊維	5.8g
食塩相当量	0.3g

new

新表示では、炭水化物が糖質＋食物繊維とわかるような内訳表記方法となった。（第2章99ページ）

煮豆類はスーパーの冷蔵ケースで販売されていることが多いが、表示を見ると常温保存のことが多い。

●佃煮

酵母エキスなどはうま味を出すために用いられるが、添加物には分類されないため、この商品は表側に「無添加」と表示をしている。

名称	塩こんぶ
原材料名	昆布（北海道産）、乳糖、しょうゆ（大豆、小麦を含む）、砂糖、たんぱく加水分解物（大豆を含む）、食塩、でんぷん、酵母エキス、かつおエキス
内容量	32g
賞味期限	○○.○○.○○
保存方法	直射日光・高温多湿を避けて保存してください。
製造者	○○株式会社 ○○県○○市○○

栄養成分表示（1袋32g当たり）

エネルギー	85kcal
たんぱく質	3.6g
脂質	0.2g
炭水化物	15.1g
食塩相当量	4.1g

同社製品○○に対して40%減塩

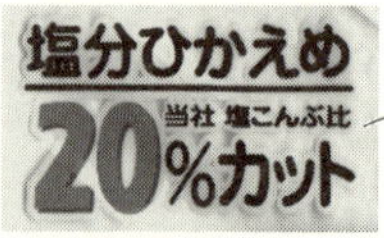
塩分ひかえめ
当社 塩こんぶ比
20%カット

new

相対表示で強調表示する場合は、25%以上でなければならず、20%カットは認められなくなった。（第2章141ページ）

加工食品 ⑫ パン類

パン類は食品表示基準の定義で「パン類」「食パン」「菓子パン」「その他のパン」と分類される。包装されたものは表示が必要だが、対面販売のパン屋では表示は不要。

●食パン

名　　称	食パン
原材料名	小麦粉、砂糖、ショートニング、脱脂粉乳、イースト、食塩／乳化剤（大豆由来）、イーストフード、カゼインNa（乳由来）、ビタミンC
内容量	6枚
消費期限	○○.○○.○○
保存方法	直射日光・高温多湿を避けて保存してください。
製造者	○○株式会社 ○○県○○市○○

1斤（1斤は340g以上です）

計量法によって、食パンは○枚切という個数表示でよいとされている。

公正競争規約で、1斤340gを基準としており、その旨を表示する。

栄養成分表示
（製品1枚当たり）

エネルギー	161kcal
たんぱく質	5.4g
脂質	2.0g
炭水化物	30.3g
食塩相当量	0.7g

この表示値は目安です。

new
容器包装に入ったパン類は、栄養成分表示が義務化された。食塩相当量が意外に多いこともあるので、必ず確認を。

食パンに使われる添加物

乳化剤は水分を保持してやわらかく保つため、イーストフードはイースト菌の栄養分として、ビタミンCは品質を改良し、やわらかさを与えるために使われる添加物。また、臭素酸カリウムは品質改善や風味向上のために使用されるが、安全性の観点から欧州では使われておらず、日本でも現在はほとんど使われていない。

new
原材料名には、原材料と添加物がスラッシュ（／）で区分されている。惣菜パンなどは原材料の種類が多いので、アレルギー表示が一括で最後にまとめて書いてあると見落とすことはないというメリットがある。

●惣菜パン

名　称	惣菜パン				
原材料名	小麦粉、カレーフィリング、黒胡椒入りチョップドハム、マーガリン、パン酵母、ブドウ糖、チーズ、砂糖、食塩、乳等を主要原料とする食品、カレー風味パン粉、モルトエキス、卵／増粘剤（加工デンプン）、加工デンプン、調味料（アミノ酸等）、pH調整剤、酢酸Na、着色料（カラメル、アナトー、コチニール、紅麹）、リン酸塩（Na）、グリシン、イーストフード、酸化防止剤（V.C）、くん液、V.C、発色剤（亜硝酸Na、硝酸K）、香辛料、酸味料、香料、（一部に卵・乳成分・小麦・オレンジ・牛肉・大豆・鶏肉・豚肉・りんごを含む）				
内容量	1個	消費期限	表面に記載	保存方法	直射日光、高温多湿を避けて保存してください。
製造者	[redacted]株式会社[redacted] ★製造所固有記号は消費期限の下に記載				

加工食品 ⑬冷凍食品

「冷凍品」は冷凍したすべての食品を指すが、このうち「冷凍食品」は食品衛生法で規格などが定められている。食品表示基準では「加熱調理の必要性の有無」など、個別の表示が義務づけられている。(第1章75ページ)

(冷凍食品)

名　　称	冷凍えびフライ
原材料名	えび(タイ)、衣(パン粉、小麦粉、鶏卵、でん粉、砂糖、食塩、粉末状植物性たんぱく(大豆を含む)、脱脂粉乳)／調味料(アミノ酸等)、加工でん粉、膨張剤、アナトー色素
内 容 量	150g
賞味期限	○○.○○.○○
保存方法	−18℃以下で保存してください。
凍結前加熱の有無	加熱してありません。
加熱調理の必要性	加熱してお召し上がりください。
製 造 者	○○株式会社 ○○県○○市○○

(使用方法)天ぷら鍋にたっぷりの油を入れて、約170℃で4分間程度揚げてください。

冷凍食品であることが、一括表示の上に表示される。

東京都条例では、おもな原材料には原料原産地表示が必要になる。

new
アレルギー表示は個別表示が原則。添加物は、原材料と区分して／(スラッシュ)の後に表示される。

凍結させる直前に加熱されたものかどうか、飲食するさいに加熱を要するかどうかが、義務表示となっている。

使用方法は、一括表示の枠外の見やすい箇所に表示される。

栄養成分表示
(1尾平均15g当たり)

エネルギー	24kcal
たんぱく質	1.5g
脂質	0.4g
炭水化物	3.7g
食塩相当量	0.1g

この表示値は、目安です。

new
数値にばらつきがあり±20%以内に収まらない場合は「この表示値は目安です」が必要。
栄養成分表示は、油で揚げる前の状態の値。栄養成分表示は販売時の状態における数値と定められている。実際に食べるときは異なるので注意が必要。(第2章121ページ)

●冷凍加熱食肉製品

食肉の重量割合が50%以上の場合は、「食肉製品(冷凍食肉製品)」に分類される。冷凍加熱食肉製品の場合は、一括表示の上に(加熱後包装)と表示するので、「凍結前加熱の有無」「加熱調理の必要性の有無」の表示は省略されることがある。

冷凍加熱食肉製品 (加熱後包装)

名　　称	冷凍ハンバーグ
原材料名	食肉 (牛肉、豚肉)、たまねぎ、つなぎ (卵白 (卵を含む)、小麦粉、パン粉)、豚脂、食塩、砂糖、植物油脂 (大豆を含む)、香辛料／調味料 (アミノ酸等)
内 容 量	150g
賞味期限	枠外右下に記載
保存方法	−18℃以下で保存してください。
原産国名	タイ
輸 入 者	○○株式会社 ○○県○○市○○

new
アレルギー表示がより詳しくなり、卵白も(卵を含む)と表示される。

new
ここからが添加物。

輸入品の場合は原産国名が表示される。(第1章44ページ)

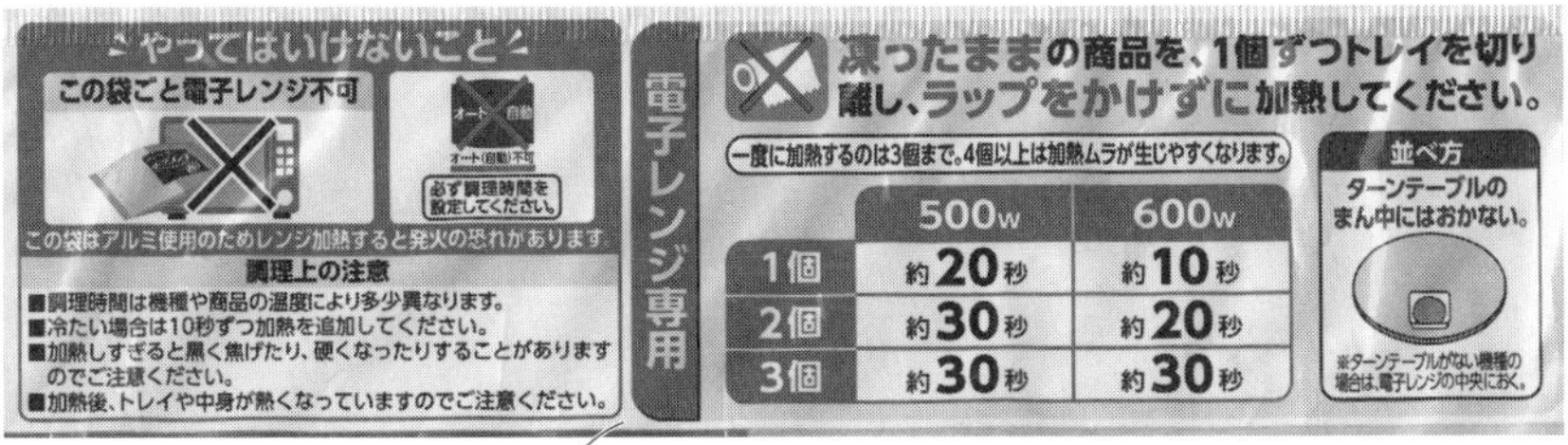
やってはいけないこと
この袋ごと電子レンジ不可
必ず調理時間を設定してください。
この袋はアルミ使用のためレンジ加熱すると発火の恐れがあります
調理上の注意
■調理時間は機種や商品の温度により多少異なります。
■冷たい場合は10秒ずつ加熱を追加してください。
■加熱しすぎると黒く焦げたり、硬くなったりすることがありますのでご注意ください。
■加熱後、トレイや中身が熱くなっていますのでご注意ください。
電子レンジ専用
凍ったままの商品を、1個ずつトレイを切り離し、ラップをかけずに加熱してください。
一度に加熱するのは3個まで。4個以上は加熱ムラが生じやすくなります。
500w 600w
1個 約20秒 約10秒
2個 約30秒 約20秒
3個 約30秒 約30秒
並べ方
ターンテーブルのまん中にはおかない。

冷凍食品は義務表示以外にも、調理方法や使用上の注意など、たくさんの情報が任意で記されている。電子レンジ調理の場合は、ワット数や時間が示され、置く位置、袋の開け方など細かく図解されていることもある。加熱ムラや袋の破裂などを引き起こさないよう、よく表示を読んで利用したい。

加工食品 ⑭弁当、サンドイッチ

コンビニ弁当のように、販売する場所と異なる場所で製造された場合は、加工食品と同様の表示が義務づけられる。わかりやすく表示すれば、表示様式を変えてもよく、たとえば消費期限と保存方法は重要なので、上位に目立つように記載されることが多い。保存方法は商品によって常温の場合と冷蔵の場合があるので必ず確認しよう。

●弁当

弁当類の消費期限は、併記された保存方法を守った場合の期限なので、とり扱いに注意すること。消費期限とともに、製造日等の日時が任意で表示されることがある。

内容量の表示は、1人前、1食などと表示するが、外見上容易に判断できる場合は省略可能となる。

new
原則として栄養成分表示が必要だが、日がわり弁当など内容が頻繁に変わるものは免除される。

スーパーのようにインストア加工(同じ店内で加工)した弁当類は、原材料名は不要。(第1章81ページ)

new
弁当のようにおかずが分離しているもののアレルギー表示は、原則の個別表示で表示されることが多い。(第1章28ページ)

名称 フライ弁当
レンジ500W使用時の加熱目安は1分以内。
保存温度 10℃以下
消費期限 16.02.23PM9:00
製 造 日 16.02.23AM11:00
正味量(g) 1食
498
価格(円)税込
トレー ラップ

栄養成分表示(1包装当たり)
熱量786kcal、たん白質26g、脂質25g、炭水化物114g、食塩相当量3.6g

原材料名:ご飯(国内産)、豚ロースかつ(小麦・乳成分を含む)、魚フライ(卵を含む)、煮物(さといも、人参、椎茸、その他.大豆を含む)、レタス、ごま/調味料(アミノ酸等)、pH調整剤、酸化防止剤(V.E)、増粘剤(キサンタンガム)、甘味料(スクラロース)、ソルビトール、膨張剤、リン酸Na、酸味料

製造者 株式会社○○
○○県○○市○○

ご飯、おにぎり、おこわなどは、米トレーサビリティ法に従い、原料米の産地情報を消費者に伝達する。国産の場合は「ご飯(国内産)」などと表示する。

生鮮食品

加工食品

●サンドイッチ

new
マヨネーズを使っている場合のアレルギー表示は、旧基準では特定加工食品として（卵を含む）が省略できたが、新基準では省略できない。（第1章30ページ）

new
添加物は、ここから。

サンドイッチ類は、保存方法が要冷蔵の商品も多いので、すぐに食べない場合は冷蔵庫へ。

ポテト＆ハム
サンドイッチ
消費期限 ○○.○○.○○ 午前5時
¥334
（税込 ¥360）

1包装当たり：熱量248Kcal、たん白質9.7g、脂質13.6g、炭水化物21.9g、食塩相当量1.8g

名称　調理パン
原材料名　パン（小麦・乳成分を含む）、ポテトサラダ（ばれいしょ、半固形状ドレッシング（りんご・大豆を含む）、きゅうり、たまねぎ、その他）、卵サラダ（鶏卵、マヨネーズ（卵を含む）、植物油脂、その他）、ハム（豚肉を含む）、レタス／調味料（アミノ酸等）、加工デンプン、pH調整剤、グリシン、酢酸Na、酸化防止剤（V.C）、増粘剤（アルギン酸Na）、リン酸塩（Na）、乳化剤、着色料（カロテノイド、コチニール色素）、香辛料、イーストフード、発色剤（亜硝酸Na）、酵素
消費期限　商品名下部に記載
保存方法　10℃以下
製造者　○○（株）　○○工場
　　　　○○県○○市○○

2種類以上の原材料からなるものを複合原材料といい、かっこ書きで原料を多いもの順に表示する。3種類以上の場合は「その他」としてよい。また、「鶏から揚げ」など名称から原材料が推察できる場合はかっこ内を省略できる。

弁当・サンドイッチに使われる添加物

新基準では添加物は原材料と区分して表示されるようになり、どこからが添加物かひと目でわかるようになった。弁当類は、日もちを向上させるためなど、さまざまな目的で添加物が使われており、原材料名の表記も多い。いずれも安全性は確認されているので過剰な心配はいらない。むしろ添加物を使わない商品は日もちが悪いことなどもあるので、とり扱いに注意しよう。（第1章39ページ）

加工食品 ⑮レトルト食品

レトルト食品は、プラスチックフィルムや金属箔《はく》を合わせた袋に入れて加圧加熱殺菌された食品で、常温で長期保存が可能である。殺菌方法が必ず表示される。

名　　称	カレー
原材料名	じゃがいも、にんじん、ソテーオニオン、小麦粉、牛肉、食用油脂、砂糖、ブイヨン（ビーフ、ポーク）、カレー粉、食塩、りんごペースト、乳製品、香辛料／調味料（アミノ酸等）、増粘剤（加工デンプン）、カラメル色素、香料、（一部に小麦・乳成分・牛肉・大豆・鶏肉・豚肉・りんごを含む）
殺菌方法	気密性容器に密封し加圧加熱殺菌
内 容 量	180g
賞味期限	○○.○○.○○
保存方法	常温で保存してください。
製 造 者	○○株式会社 ○○県○○市○○

本品はレトルトパウチ食品です。

レトルトパウチ食品には個別の基準があり、殺菌方法の表示が義務づけられている。また、レトルトパウチ食品である旨の表示や調理方法も必要。

栄養成分表示 1人前（180g）当たり	
エネルギー	158kcal
たんぱく質	4.3g
脂　　質	7.0g
炭水化物	20.6g
糖　　質	18.4g
食物繊維	2.2g
食塩相当量	2.5g

eco ルト　電子レンジ調理でエコ
※当社従来品湯せん時との比較。※詳細は　　ホームページをご覧ください。

new
糖質への関心が高まっていることから、炭水化物は糖質＋食物繊維であるということが内訳表示でわかりやすく表示されている。

名　　称	さば調理品
原材料名	さば、オリーブ油、食塩、にんにく、香辛料、ばれいしょでん粉／　調味料（アミノ酸等）、増粘剤（グァルガム）
殺菌方法	気密性容器に密封し、加圧加熱殺菌
固 形 量	60g
内容総量	90g
賞味期限	枠外上部に記載
保存方法	直射日光を避け、常温で保存してください。
原産国名	タイ
輸 入 者	株式会社

固形物に液を加えて密封したものは、内容量の表示の代わりに固形量および内容総量が表示される。

加工食品 ⑯缶詰、びん詰

缶詰、びん詰は、缶またはびんに食品を詰めて密封した後、加熱殺菌して長期保存を可能にした食品。缶底に賞味期限が記載されていることが多い。

缶詰の中身の「形状」は、食品によって異なり、表示が必要となる場合がある。とうもろこし缶詰にはクリームスタイルとホールカーネル（全粒）があり、クリームスタイルはコーンスープ、ホールカーネルはサラダなどさまざまな料理の材料となる。

野菜の缶詰は原料原産地表示が義務づけられておらず、任意表示となっている。

名　　称	スイートコーン
形　　状	ホールカーネル
原材料名	とうもろこし（遺伝子組換えでない：アメリカ）、食塩　／　クエン酸
固 形 量	360g（120g×3缶）
内容総量	570g（190g×3缶）
賞味期限	かん底に記載
販 売 者	[redacted]株式会社 [redacted]
製 造 所	株式会社[redacted]

new 原材料と添加物がわかりやすく区分された表示に。

new これまでは製造所固有記号が缶底に表示されてきたが、製造所固有記号のルールが変更されて、製造所を明記する商品も増えている。

栄養成分表示（1缶当り・液汁除く）

エネルギー	95kcal	炭水化物	15.6g
たんぱく質	3.1g	糖類	5.6g
脂質	2.2g	食塩相当量	0.7g

シ ョ 糖…5.2g　食品環境検査協会分析

この製品に含まれるショ糖は
スイートコーン由来のものです。

new 炭水化物のうち、糖類だけを表示した事例。食物繊維は推奨表示としてあったほうが望ましい。ショ糖は対象成分ではないので、欄外に記載されている。（第2章98ページ）

缶詰によっては、缶底の最上段は原料の種類、調理方法、形状などがそれぞれ示され、2段目は賞味期限、3段目は製造所固有記号が記されることがある。

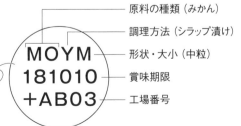

MOYM
181010
+AB03

- MO：原料の種類（みかん）
- Y：調理方法（シラップ漬け）
- M：形状・大小（中粒）
- 181010：賞味期限
- +AB03：工場番号

加工食品 ⑰ジャム類

ジャム類は、食品表示基準で「ジャム」「マーマレード」など用語の定義が定められている。糖度の低いものは注意表示するなどのルールがある。

ジャム類は、果実等を砂糖類などでゼリー化するまで加熱し、かんきつ類の果汁、ゲル化剤、酸味料等を加えたもので、以下の種類がある。
- ●「ジャム」 ジャム類のうち、マーマレードとゼリー以外のもの。
- ●「マーマレード」 かんきつ類の果実を原料としたもの。
- ●「ゼリー」 果実等の搾り汁を原料として煮詰めたもの。
- ●「プレザーブスタイル」 いちごその他ベリー類の果実を原料として果肉原型が残っているもの。

製造者と製造所が同じ名称で住所だけが違う場合は、製造所の名称を省略できる。

●名称:いちごジャム(プレザーブスタイル)●原材料名:いちご、砂糖類(砂糖、ぶどう糖(液状)、果糖)/ゲル化剤(ペクチン)、酸味料●内容量:150g●賞味期限:左下部に記載●製造者:[redacted]株式会社[redacted]●製造所:[redacted]

栄養成分表示 大さじ約1杯(20g)当たり(推定値)/エネルギー33kcal/たんぱく質0.1g/脂質0g/炭水化物8.1g/食塩相当量0.003g

市販のジャムには砂糖だけでなくさまざまな糖類が用いられており、原材料名に「砂糖類」としてまとめて表示される。食品添加物のゲル化剤は、とろりとした食感を出すために用いられる。

new

新しい栄養成分表示では、食塩相当量がひと目でわかる。この商品は食塩は用いられていないが、原料由来のナトリウムからの食塩相当量が記載されている。(第2章103ページ)
また、原料のばらつきがあるので推定値とされている。(第2章121ページ)

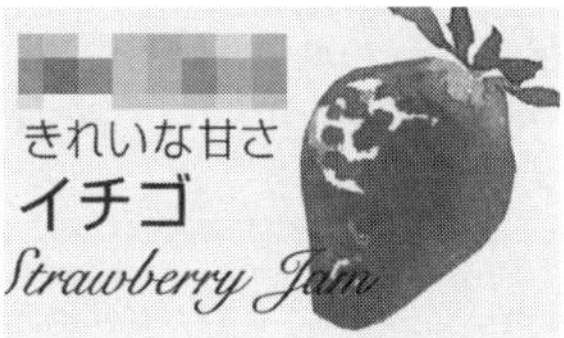
[redacted]
きれいな甘さ
イチゴ
Strawberry Jam

糖度の低いものは、日もちしない。このため、糖度60度以下のものは見やすい箇所に「開栓後は10℃以下で保存すること」などと表示することが定められている。

▲開栓後はカビが生えることがあります。使用後はすぐに冷蔵庫へ入れてください。【糖度42度】
[redacted] キャップ スチール
開栓後要冷蔵(10℃以下)
開栓後、保存目安は2週間です。
開栓日メモ /

この製品では、開栓後の保存目安も、わかりやすく表示されている(任意表示)。冷蔵のうえ、早めに食べきりたい。

加工食品 ⑱はちみつ

はちみつは、原産地(採蜜国)や製法によって価格が異なるため、消費者を誤認させないように公正競争規約で細かくルールが定められている。

名　　称	はちみつ
原材料名	れんげはちみつ（中国）
内 容 量	150g
賞味期限	○○.○○.○○
保存方法	直射日光を避け常温保存
加 工 者	○○株式会社 ○○県○○市○○

1歳未満の乳児には与えないでください。

はちみつは、公正競争規約では「はちみつ」「精製はちみつ」(はちみつからにおい、色素を除いたもの)、「加糖はちみつ」(異性化液糖や香料などを加えたもの)などに分類される。

公正競争規約によって採蜜国が表示される。

栄養成分表示
（10g当たり）

エネルギー	33kcal
たんぱく質	0g
脂質	0g
炭水化物	8.2g
食塩相当量	0.0g

この表示値は目安です。

new

栄養成分表示が義務化され、ばらつきのある値は「この表示値は目安です」が必要となる。

「純粋」と表示できるのは、糖、香料などが使われていない「はちみつ」のみ。精製はちみつ、加糖はちみつは「純粋」とは表示できない。

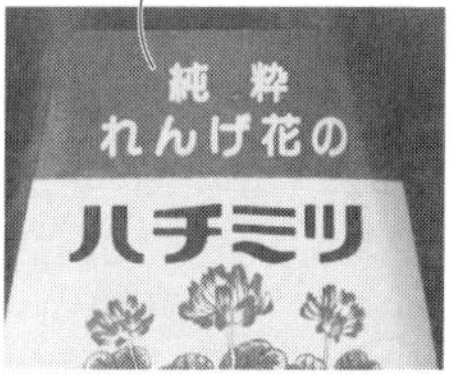

●加糖はちみつ

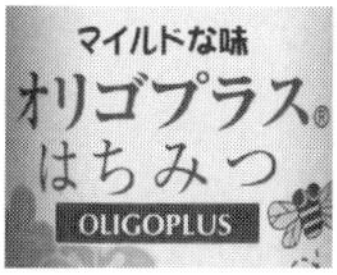

糖類を添加したはちみつは、原材料名に使用重量割合が示される。

名　　称	加糖はちみつ
原材料名	れんげはちみつ（中国）60%、ぶどう糖果糖液糖（30%）、水あめ10%
内 容 量	500g
賞味期限	○○.○○.○○
保存方法	直射日光を避け常温保存
販 売 者	○○株式会社　+A12 ○○県○○市○○

new

新しい製造所固有記号は、+から始まる。消費者庁のデータベースで検索すれば、製造所の名称と住所がわかる。

はちみつと偽装表示

「純粋はちみつ」と表示しているのに、液糖などが添加されている不当表示が2割もあるとして2007年に問題になった。再び意図的な偽装が起こることのないよう、農林水産省の研究機関などで定期的に買い取り調査が行なわれている。

加工食品 ⑲めん類

めん類は、ゆでめんなどの冷蔵品、半生製品、冷凍めん、長期常温保存できる乾めんなどの種類があり、それぞれ表示ルールが定められている。

●生めん

名称	生うどん	内容量	300g（め め
原材料名	【めん】小麦粉、食塩、小麦たん白、食用植物油脂／酒精、ソルビット、酸味料、加工でん粉、(一部に小麦・大豆を含む)【つゆ】しょうゆ（本醸造）、砂糖、食塩、みりん風調味料、砂糖混合ぶどう糖果糖液糖、かつお節、かつおエキス、宗田かつお節、たん白加水分解物、酵母エキス／調味料（アミノ酸等）、酒精、香料、カラメル色素、(一部に大豆・小麦を含む)	賞味期限	表面に記
		保存方法	直射日光 けて保存し
		使用上の注意	生ものです し上がりく
		製造者	

new
原材料名は「めん」「つゆ」ごとに原材料と添加物が区分され、アレルギー表示はそれぞれ一括で記載されている。

「使用上の注意」が必要である。

new
めん類は製造工程で食塩が使われるため食塩相当量が多いことが、栄養表示でわかるようになった。ゆでたり、流水で洗ったりすることで一部は減少する。

栄養成分表示
製品1食（150g）当たり

エネルギー	357 kcal
たんぱく質	11.4 g
脂質	1.4 g
炭水化物	74.8 g
食塩相当量	6.9 g

（推定値）

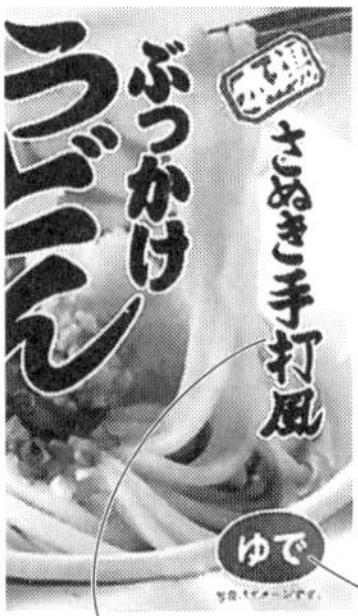

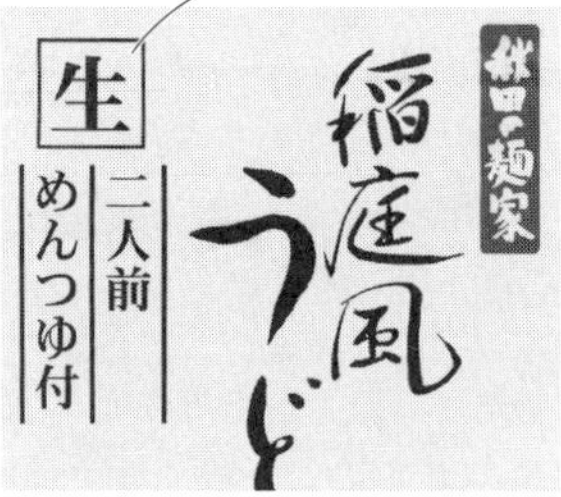

生めん類は、小麦粉などの粉を主原料としてめんを製造したもの、またはそれをゆでたり、蒸したりしたもので、公正競争規約で「なま」「ゆで」「蒸し」「半生」に分類される。購入時に消費者がまちがわないよう、商品名の近くに枠で囲んで大きな字で「生」「ゆで」などと表示される。

公正競争規約では、消費者に誤認させないよう「手打ち」「手打ち式」「手打ち風」について規定している。「手打ち」は、混ぜて練る工程以外はすべて手作業でなくてはならない。「手打ち風」「手打ち式」は、工程の一部について機械作業を認めている。

●乾めん

名　　称	干しそば
原材料名	めん（小麦粉、そば粉、食塩） 添付調味料（醤油（大豆・小麦を含む）、砂糖、発酵調味料／調味料（アミノ酸等） やくみ（七味とうがらし）
そば粉の配合割合	2割
内 容 量	278g（めん200g、添付調味料75g、やくみ3g）
賞味期限	○○.○○.○○
保存方法	直射日光を避け常温保存
調理方法	別記様式枠外に記載
製 造 者	○○株式会社 ○○県○○市○○

調理方法
①ゆでる　大きめの鍋でたっぷりのお湯で麺をほぐしながら入れ、軽くかきまぜる。吹きこぼれないよう火加減に注意して、ゆで時間は5～6分。
②もみ洗い　流水で丁寧にもみ洗いしてください。
③できあがり　ざるに上げ水をきってから盛りつけてください。

乾めんは、小麦粉、そば粉に食塩などを練り合わせて製めんし、乾燥させたもの。そば粉を用いたものを「干しそば」、それ以外のものは「うどん」「そうめん」「きしめん」等と表示される。

new
原材料名には、「めん」「添付調味料」「やくみ」等の文字の次に、カッコをつけて原材料と添加物が区分されて表示される。

干しそばは、そば粉よりも小麦粉の割合が多いものがかなりある。そば粉の割合が30%未満の製品は、「そば粉の配合割合」の表示が食品表示基準で義務づけられている。

調理方法の表示も食品表示基準で義務づけられている。一括表示内に書けない場合は枠外に表示される。

そば粉の原産地

「信州そば」など地名を強調している場合でも、そば粉は信州産とは限らない。長野県信州そば協同組合では、そば粉を40％以上配合して長野県で作られたそばを「信州そば」として商標登録し、ロゴマークの使用を許可しているが、そば粉の原産地は限定していない。めん類は現時点では原料原産地表示が義務づけられておらず、国産原料の商品を求めたい場合は「国産100％使用」「長野県産そば100％使用」などの任意表示が目印となる。

加工食品 ⑳即席めん

即席めんは、使われている原材料や添加物が多く、原材料名にぎっしりと文字が並ぶ。あわせて調理方法、使用上の注意も表示される。

new
原材料名に原材料と添加物を区分して記載。アレルギー表示は一括表示で、すべてのアレルゲンが省略せず表記されている。

めんは、油揚げのほか乾燥めん、レトルトめんなどさまざまなタイプがあるので、原材料名を確認しよう。

賞味期限が製造日より3か月以上の場合は、年月日表示ではなく年月で表示することも認められる。

調理方法と使用上の注意は記載が必要だが、一括表示欄以外に表示されることが多い。

名　　称	即席カップめん
原材料名	油揚げめん（小麦粉、植物油脂、でん粉、食塩、粉末卵）、植物油脂、ポークエキス、食塩、糖類、豚肉、ねぎ、たんぱく加水分解物、香辛料／調味料（アミノ酸等）、カラメル色素、かんすい、（一部に卵・小麦・乳成分・大豆・鶏肉・豚肉・りんご・ゼラチンを含む）
内 容 量	90g（めん63g）
賞味期限	○○.○○
保存方法	直射日光を避け常温保存
調理方法	別記様式枠外に記載
製 造 者	○○株式会社 ○○県○○市○○

調理方法
①熱湯を内側の線まで注ぎ、ふたをしてください。
②3分後、よくかき混ぜてお召し上がりください。
使用上の注意　やけどに注意してください。

new
栄養成分表示では、食塩相当量について、任意表示でスープとスープ以外に分けて表示されるケースが多い。スープを残した場合の塩分摂取量がわかる。

栄養成分表示（1食90g当たり）

エネルギー	559kcal
たんぱく質	11.5g
脂質	25.9g
炭水化物	70.2g
食塩相当量	6.1g （めん・かやく 3.3g） （スープ 2.8g）

やけどに注意
電子レンジ調理不可
移り香注意

使用上の注意は欄外にも記載される。わかりやすく伝わるよう、図解で表示される事例もある。

加工食品 ㉑菓子

食品表示基準で菓子は個別のルールが作られておらず、基本項目に沿って表示される。

new

添加物のアレルギー表示は個別表示の場合、(〇〇由来)と表示される。

一括表示の枠をスペースの都合で表示できない場合は、枠を省略してもよいとされている。

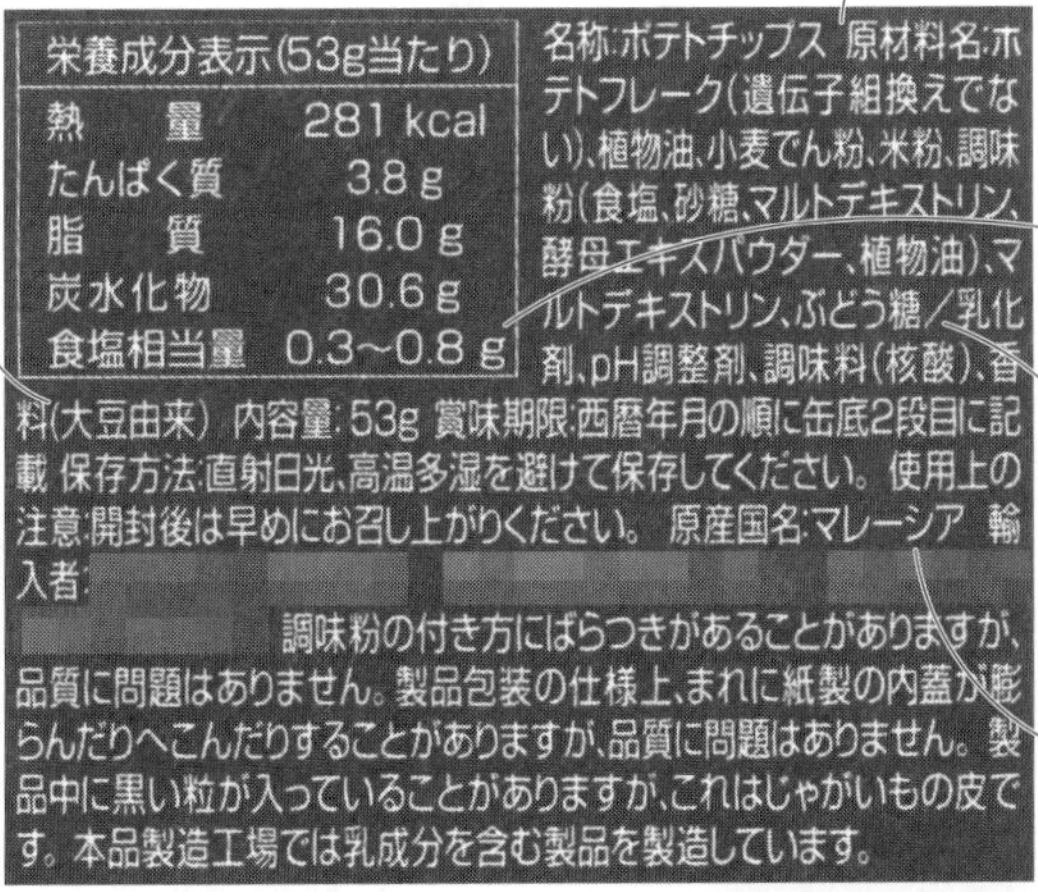

栄養成分表示(53g当たり)	
熱　量	281 kcal
たんぱく質	3.8 g
脂　質	16.0 g
炭水化物	30.6 g
食塩相当量	0.3~0.8 g

名称:ポテトチップス 原材料名:ポテトフレーク(遺伝子組換えでない)、植物油、小麦でん粉、米粉、調味粉(食塩、砂糖、マルトデキストリン、酵母エキスパウダー、植物油)、マルトデキストリン、ぶどう糖/乳化剤、pH調整剤、調味料(核酸)、香料(大豆由来) 内容量:53g 賞味期限:西暦年月の順に缶底2段目に記載 保存方法:直射日光、高温多湿を避けて保存してください。使用上の注意:開封後は早めにお召し上がりください。 原産国名:マレーシア 輸入者:[redacted] 調味粉の付き方にばらつきがあることがありますが、品質に問題はありません。製品包装の仕様上、まれに紙製の内蓋が膨らんだりへこんだりすることがありますが、品質に問題はありません。製品中に黒い粒が入っていることがありますが、これはじゃがいもの皮です。本品製造工場では乳成分を含む製品を製造しています。

new

栄養成分表示の項目のうち、成分によってばらつきがある項目は幅表示でもよい。この商品では食塩相当量が幅表示となっている。

new

添加物は、ここから。

原産国名と輸入者が記され、輸入品であることがわかる。

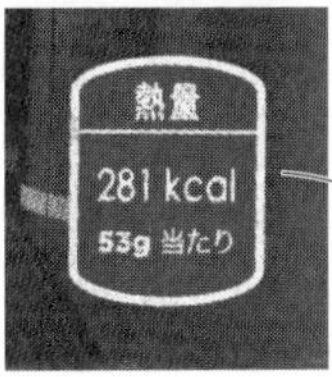

この商品は輸入品なので、表面には熱量の強調表示(欧州では一般的)が任意に表示されている。

菓子の詰め合わせ

ギフト用の菓子など、何種類もの菓子が袋や箱に「詰め合わせ」されている場合、外から中身の個々の表示が見えないときは、外箱に一括して表示される。たとえば名称は「洋菓子詰め合わせ」などとし、原材料名で「マドレーヌ」「シフォンケーキ」など製品ごとにそれぞれ原材料と添加物が表示されるため、相当の文字数になる。新法によってさらに栄養表示も個々に義務づけられたため、食品表示の面積はこれまで以上に大きくなった。

㉒植物油脂類

スーパーの食用油コーナーでは、さまざまな植物を原料とした油や、保健機能食品の植物油脂（第3章151ページ）が販売されている。いため物や揚げ物など通常の料理は、なたね、大豆、とうもろこしが原料のシンプルな植物油脂が使いやすい。

●植物油脂

食品表示基準の「食用植物油脂」では、食用なたね油、食用大豆油、食用オリーブ油などが定められ、名称と原材料名に表示される。これらの油をブレンドしている場合は、名称に「食用調合油」と表示される。

名　　称	食用調合油
原材料名	食用なたね油、食用大豆油
内 容 量	500g
賞味期限	○○.○○.○○
保存方法	直射日光を避け常温保存
製 造 者	○○株式会社 ○○県○○市○○

●オリーブ油

名　　称	食用オリーブ油
原材料名	食用オリーブ油
内 容 量	456g (500ml)
賞味期限	○○.○○.○○
保存方法	直射日光を避け常温保存
原産国名	イタリア
輸 入 者	○○株式会社 ○○県○○市○○

植物油の内容量は、液体だが「g」表示が計量法で義務づけられている。国際的には油は「ml」が一般的。

オリーブ油は輸入品が多く、輸入者と原産国名が表示される。

栄養成分表示　大さじ1杯 (14g) 当たり

エネルギー 126kcal　脂質 14g	
たんぱく質、炭水化物、食塩相当量 0.0g	

オレイン酸　10g

new
植物油はほとんどが脂質のため、たんぱく質などの栄養成分はまとめて表示されることが多い。オリーブ油の脂肪酸はオレイン酸が約8割で、個別の脂肪酸の表示は枠外に表記される。

【オリーブ油の種類】
国際オリーブ協会が定義を定めている。表面などに任意表示される。

バージンオリーブ油	オリーブ果実を搾ってろ過したもので、遊離脂肪酸の数値と官能試験によって3種類に分類される。	エクストラ・バージンオリーブ油（優れた風味の高級品）。サラダやマリネなどに適している。
		バージンオリーブ油
		オーディナリー・バージンオリーブ油
精製オリーブ油	バージンオリーブ油を精製した油	
オリーブ油	バージンオリーブ油と精製オリーブ油の混合品で加熱料理に合う。	

加工食品 ㉓ミックス粉類

小麦粉を原料としたプレミックス粉は、ケーキ、パン、総菜などが簡単に調理できるように、油脂や膨張剤、色素などを混ぜたもの。作り方や使用上の注意（任意表示）も確認しよう。

new

添加物は原材料名欄に原材料と区分して表示される。「加工でん粉」とは、化学物質を用いて化学処理を行なったでんぷんで、2008年から食品添加物として表示方法が定められている。

アレルギーの注意喚起表示は欄外に記載される。（第1章33ページ）

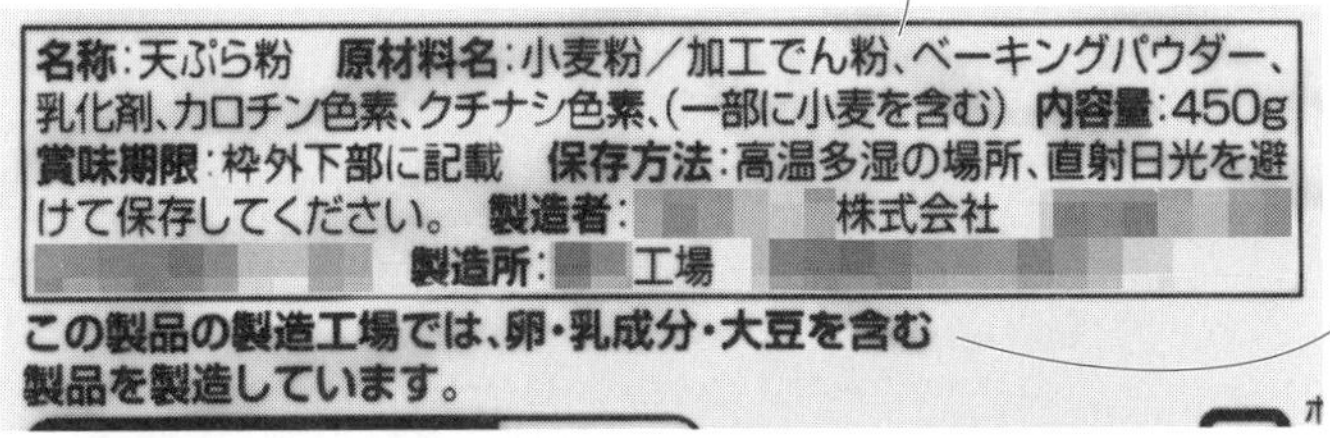
名称：天ぷら粉　原材料名：小麦粉／加工でん粉、ベーキングパウダー、乳化剤、カロチン色素、クチナシ色素、（一部に小麦を含む）　内容量：450g
賞味期限：枠外下部に記載　保存方法：高温多湿の場所、直射日光を避けて保存してください。　製造者：　株式会社
製造所：　工場
この製品の製造工場では、卵・乳成分・大豆を含む製品を製造しています。

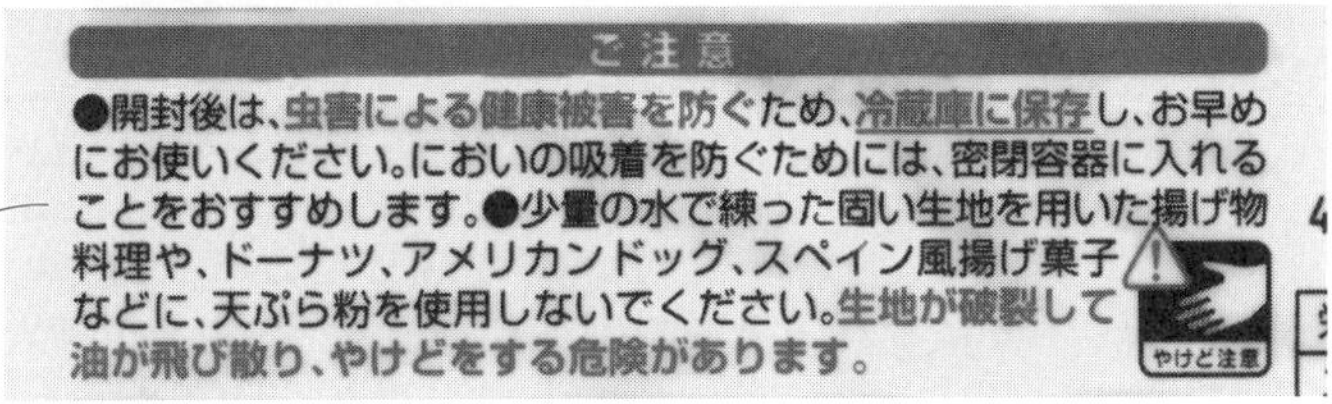
ご注意
●開封後は、虫害による健康被害を防ぐため、冷蔵庫に保存し、お早めにお使いください。においの吸着を防ぐためには、密閉容器に入れることをおすすめします。●少量の水で練った固い生地を用いた揚げ物料理や、ドーナツ、アメリカンドッグ、スペイン風揚げ菓子などに、天ぷら粉を使用しないでください。生地が破裂して油が飛び散り、やけどをする危険があります。
やけど注意

お好み焼き粉、天ぷら粉などのミックス粉は、開封後にダニなどが入って粉の中で増えてしまうことがあり、これを食べるとダニアレルギーの症状を発するケースが見られる。保存する場合は、密封容器に入れたり、冷蔵庫に入れるなど注意したい。

ミックス粉類においては、作り方も大事な情報になる。使う材料や作り方がこの製品特有のレシピなので、必ず確認したい。

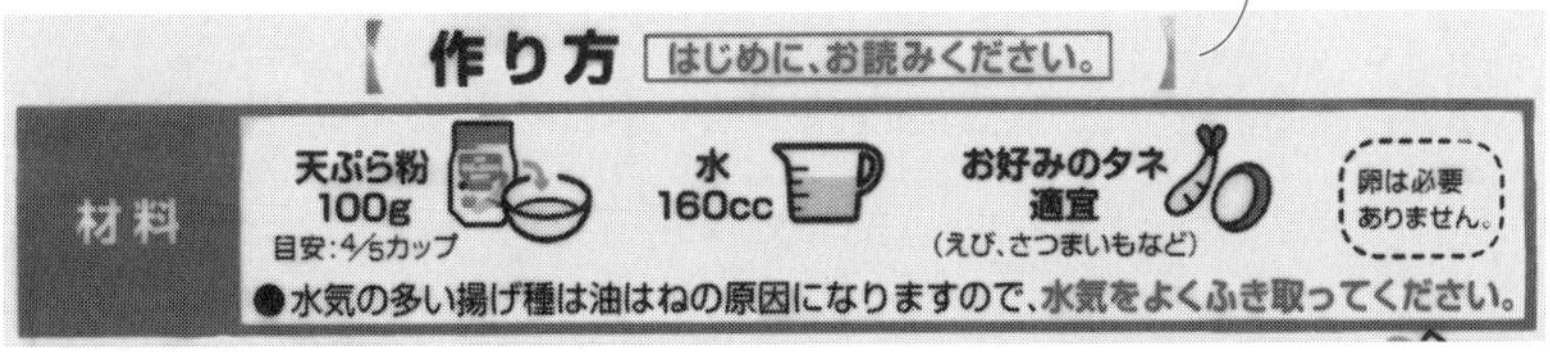
作り方　はじめに、お読みください。
材料
天ぷら粉 100g
目安：4/5カップ
水 160cc
お好みのタネ 適宜
（えび、さつまいもなど）
卵は必要ありません。
●水気の多い揚げ種は油はねの原因になりますので、水気をよくふき取ってください。

加工食品 ㉔しょうゆ、みそ

しょうゆ、みそは、原材料や製法によって、さまざまな種類が定められている。最近は減塩タイプの商品も増えているが、「減塩」といえる条件もそれぞれ決まっている。

●しょうゆ

名　　称　こいくちしょうゆ（本醸造）
原材料名　脱脂加工大豆、小麦、食塩／調味料（アミノ酸等）
内 容 量　1リットル
賞味期限　○○.○○.○○
保存方法　直射日光を避け常温保存
製 造 者　○○株式会社
　　　　　○○県○○市○○

new
原材料名欄に、原材料と食品添加物が区分されて表示されている。

しょうゆは、名称の後に製造方法として（本醸造）（混合醸造）（混合）のいずれかが表示される。「本醸造」は大豆、小麦にこうじを加えて培養したもろみを発酵させたもの、「混合醸造」はもろみにアミノ酸液などを加えて発酵させたもの、「混合」は本醸造または混合醸造のしょうゆにアミノ酸液を混ぜたもの。どれにあたるか、名称欄に表示される。

しょうゆは「しょうゆ」「こいくちしょうゆ」「うすくちしょうゆ」「たまりしょうゆ」「さいしこみしょうゆ」「しろしょうゆ」に分類され、食品表示基準で定義されている。

名　　称　うすくちしょうゆ（混合）
原材料名　アミノ酸液、脱脂加工大豆、小麦、食塩、ぶどう糖果糖液糖／調味料（アミノ酸等）、甘味料（甘草、サッカリンNa）
内 容 量　1リットル
賞味期限　○○.○○.○○
保存方法　直射日光を避け常温保存
製 造 者　○○株式会社
　　　　　○○県○○市○○

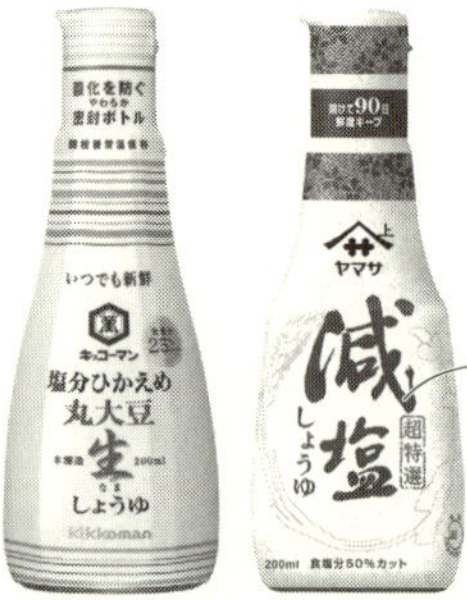

new
近年、健康志向に対応して、さまざまな減塩しょうゆが販売されており、減塩割合も20～50%とさまざまである。新基準では、相対表示の場合25%以上の食塩相当量の含有量の差があることが条件だが、しょうゆは20%以上（みそは15%以上）と特例が設けられている。（第2章141ページ）

●みそ

new

栄養成分表示のナトリウムが食塩相当量になった。みそ汁1人分は、みそ大さじ1杯（16g）160mlとすると、食塩相当量は約2gになる。

栄養成分表示（みそ100gあたり）

エネルギー	186 kcal	炭水化物	22.0g
たんぱく質	11.0g	食塩相当量	12.3g
脂　　質	6.0g		

名　　称	米みそ（だし入り）
原材料名	大豆（遺伝子組換えでない）、米、食塩、かつおエキス、かつお節粉末、昆布エキス/調味料（アミノ酸等）、酒精
内 容 量	750g
賞味期限	枠外左下部に記載
保存方法	直射日光を避け、涼しいところで保存してください。
製 造 者	[redacted]株式会社 [redacted]

みそは「米みそ」「麦みそ」「豆みそ」「調合みそ」に分類され、食品表示基準で定義が定められて名称欄に表示される。だし入りの場合は、かっこで表示する。

遺伝子組換え原料が使われていない場合は任意表示だが、多くの商品に表示されている。

new

添加物はここから。

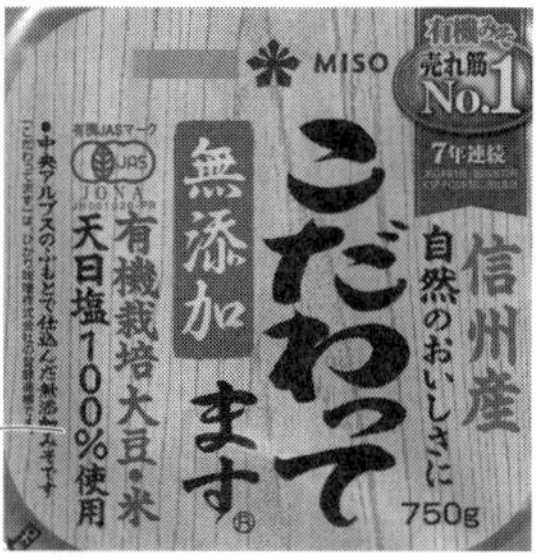

添加物に用いられている酒精はエチルアルコールのことで、みその酵母が発酵しすぎないように1～2%加えられる。酒精を加えない場合は自然に長期間熟成させる必要があり、「天然醸造」と表示される。

みそは、「生」「天然醸造」「手づくり」「吟醸」「長期熟成」などの表示をする場合、公正競争規約によって消費者が誤認しないよう用語の定義が定められている。酒精など食品添加物を用いていない場合は「無添加」と表示される商品が多い。
また、「有機米」「有機大豆」を用いる場合は、有機JAS規格を満たしたものでなくてはならない。

加工食品 ㉕マヨネーズ、ドレッシング類

ドレッシング類は、製法によって「マヨネーズ」「サラダクリーミードレッシング」「ドレッシング」「ドレッシングタイプ調味料」「乳化液状ドレッシング」などに分類され、名称欄に表示される。

●マヨネーズ

名　　称	マヨネーズ
原材料名	大豆油、卵黄（卵を含む）、醸造酢（りんご酢、米酢）、砂糖、食塩／調味料（アミノ酸等）、香辛料抽出物
内 容 量	300g
賞味期限	○○.○○
保存方法	直射日光を避け常温保存
製 造 者	○○株式会社 ○○県○○市○○

「マヨネーズ」は表示上はドレッシング類の一つに位置づけられる。使用できる原材料、添加物が限定されており、植物油脂の重量割合が65％以上のものと定められている。

new

新基準における卵黄のアレルギー表示は、卵白成分が完全に分離できずに微量に含まれることが伝わるよう、卵黄（卵を含む）と表示されることになった。（第1章30ページ）

参考）上記製品の旧表示の原材料名欄

原材料名	大豆油、卵黄、醸造酢（りんご酢、米酢）、砂糖、調味料（アミノ酸等）、食塩、香辛料抽出物

new

ドレッシング類はこれまで添加物と添加物以外の原材料を区分せず重量順に表示されていたが、新表示では他の加工食品と同様に、添加物と添加物以外の原材料を区分して表示されることに統一された。旧表示と比較すると、順番が異なっている。

●サラダクリーミードレッシング

マヨネーズの定義を満たさないマヨネーズタイプの商品は「サラダクリーミードレッシング」に分類される。

●名称＝サラダクリーミードレッシング
●原材料名＝食用植物油脂、卵、醸造酢、食塩、砂糖、香辛料、たん白加水分解物／増粘剤（キサンタンガム）、調味料（アミノ酸）、香辛料抽出物、（一部に卵・大豆・りんごを含む）
●内容量＝210g
●賞味期限＝枠外左部に記載
●保存方法＝直射日光を避け、なるべく涼しい場所に保存
●製造者＝
株式会社

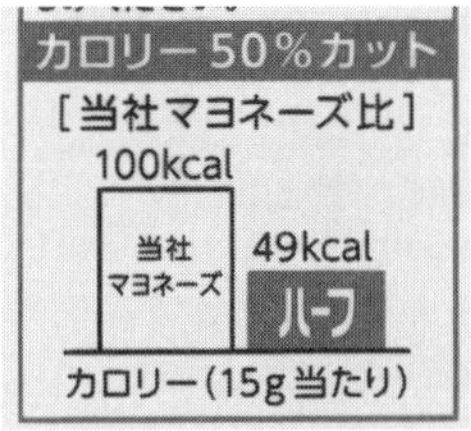
カロリー50％カット
［当社マヨネーズ比］
100kcal
当社マヨネーズ
49kcal
ハーフ
カロリー（15g当たり）

栄養成分表示
大さじ約1杯（15g）当たり

エネルギー	49kcal
たんぱく質	0.4g
脂質	5.1g
炭水化物	0.3g
食塩相当量	0.4g

●乳化液状ドレッシング

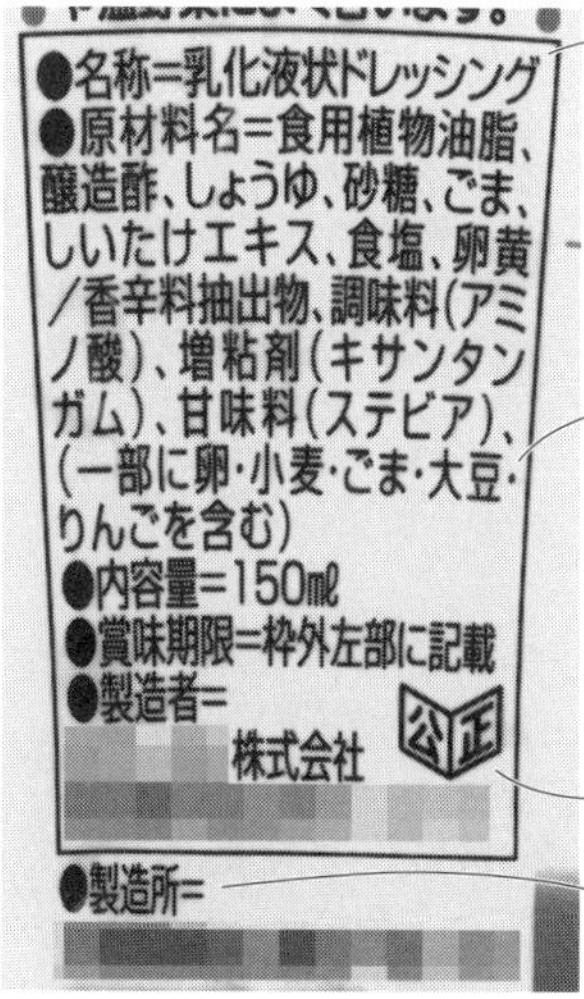
●名称=乳化液状ドレッシング
●原材料名=食用植物油脂、醸造酢、しょうゆ、砂糖、ごま、しいたけエキス、食塩、卵黄/香辛料抽出物、調味料(アミノ酸)、増粘剤(キサンタンガム)、甘味料(ステビア)、(一部に卵・小麦・ごま・大豆・りんごを含む)
●内容量=150㎖
●賞味期限=枠外左部に記載
●製造者=
株式会社
公正
●製造所=

乳化液状ドレッシングは、ドレッシングのうち乳化液状のものをいう。シーザーサラダタイプ、ごま液状ドレッシングなどがある。

new

アレルギー表示が一括表示の場合は、原材料名の最後にまとめて記載される。新表示では省略されず、(一部に卵・小麦・ごま…を含む)とまとめて表示される。

公正競争規約のマーク

new

旧表示では製造所固有記号が用いられていたが、新表示では製造所が明記されている。

●ノンオイルドレッシング

ノンオイルドレッシングは、植物油脂が用いられていないためドレッシングの定義を満たさず、「ドレッシングタイプ調味料」と表示される。

new

魚醤を用いている場合は、さまざまな魚介類が用いられていることからアレルギー表示として、魚醤(魚介類)と表示する。

new

添加物はここから。//(ダブルスラッシュ)でわかりやすい。

ノンオイルタイプは、食塩相当量が他のドレッシングに比べて多め。使う量に気をつけよう。

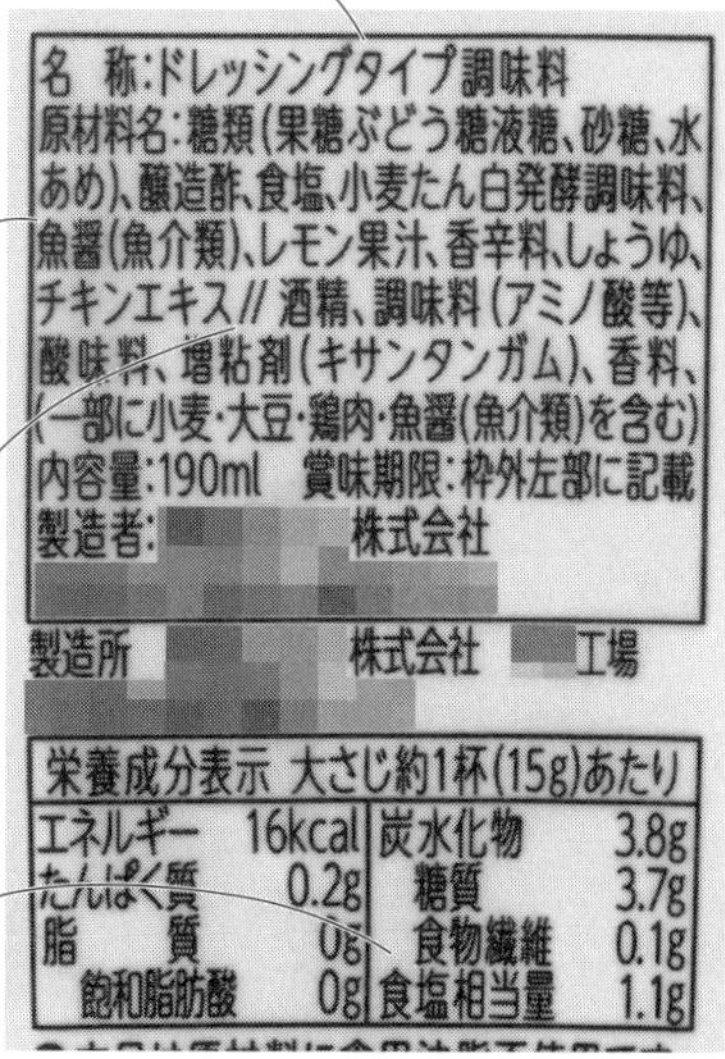
名　称:ドレッシングタイプ調味料
原材料名:糖類(果糖ぶどう糖液糖、砂糖、水あめ)、醸造酢、食塩、小麦たん白発酵調味料、魚醤(魚介類)、レモン果汁、香辛料、しょうゆ、チキンエキス//酒精、調味料(アミノ酸等)、酸味料、増粘剤(キサンタンガム)、香料、(一部に小麦・大豆・鶏肉・魚醤(魚介類)を含む)
内容量:190ml　賞味期限:枠外左部に記載
製造者:　株式会社
製造所　株式会社　工場
栄養成分表示 大さじ約1杯(15g)あたり
エネルギー 16kcal
たんぱく質 0.2g
脂質 0g
飽和脂肪酸 0g
炭水化物 3.8g
糖質 3.7g
食物繊維 0.1g
食塩相当量 1.1g

削りぶしは、原料の魚、製法(「ふし」または「かれぶし」)、削り方によって、食品表示基準で表示方法が定められている。パックの削りぶしも意味を知って使い分けよう。

●かつおかれぶし削りぶし

名称	かつおかれぶし削りぶし (薄削り)
原材料名	かつおのかれぶし
密封の方法	不活性ガス充填、気密容器入り
内容量	15g (1.5g×10袋)
賞味期限	○○.○○.○○
保存方法	直射日光を避け常温保存
製造者	○○株式会社 ○○県○○市○○

魚肉を煮て、いぶして乾燥させたものを「節(ふし)」、そこにカビつけ、乾燥して熟成させたものを「枯節(かれぶし)」という。どちらを用いたか、名称と原材料名に表示される。かれぶしのほうが香りがよいとされる。

名称には、原料の魚+「ふし」または「かれぶし」+削りぶしの順で表示される。また、かっこ書きで薄削り、荒削り、糸削りなど削り方が表示される。

空気中の酸素による酸化を防止する包装をした製品に「密封の方法」が表示される。

●かつお削りぶし

削りぶしの種類

「削りぶし」には、かつお、そうだかつお、さばなどの「ふし」「かれぶし」や、いわし、あじ等の「煮干し」を削ったものがある。上品な味と香りを求めるなら「かつおかれぶし削りぶし」が最適で、冷ややっこにのせたり吸い物のだしとして使う。かつお削りぶしは価格が手ごろで、かつおの風味を楽しみたい料理にたっぷり使える。さばやいわしの削りぶしは、みそ汁や煮物向き。

かつお削りぶしとは、かつおの「ふし」を原材料とした削りぶしで、その薄削りは、「花かつお」と表示される。

名称	かつお削りぶし (花かつお)
原材料名	かつおのふし (枕崎産)
密封の方法	不活性ガス充填、気密容器入り
内容量	100g
賞味期限	○○.○○.○○
保存方法	直射日光を避け常温保存
製造者	○○株式会社 ○○県○○市○○

かつお削りぶしの場合は、原料原産地表示(ふしを作った場所)が義務づけられる。

加工食品 ㉗ 風味調味料類

風味調味料は、風味原料（かつおぶし等のエキスなど）と添加物の調味料（アミノ酸等）に、砂糖類や食塩等を加えて乾燥し、粉末、顆粒状にしたもので、個別に表示方法が定められてきた。

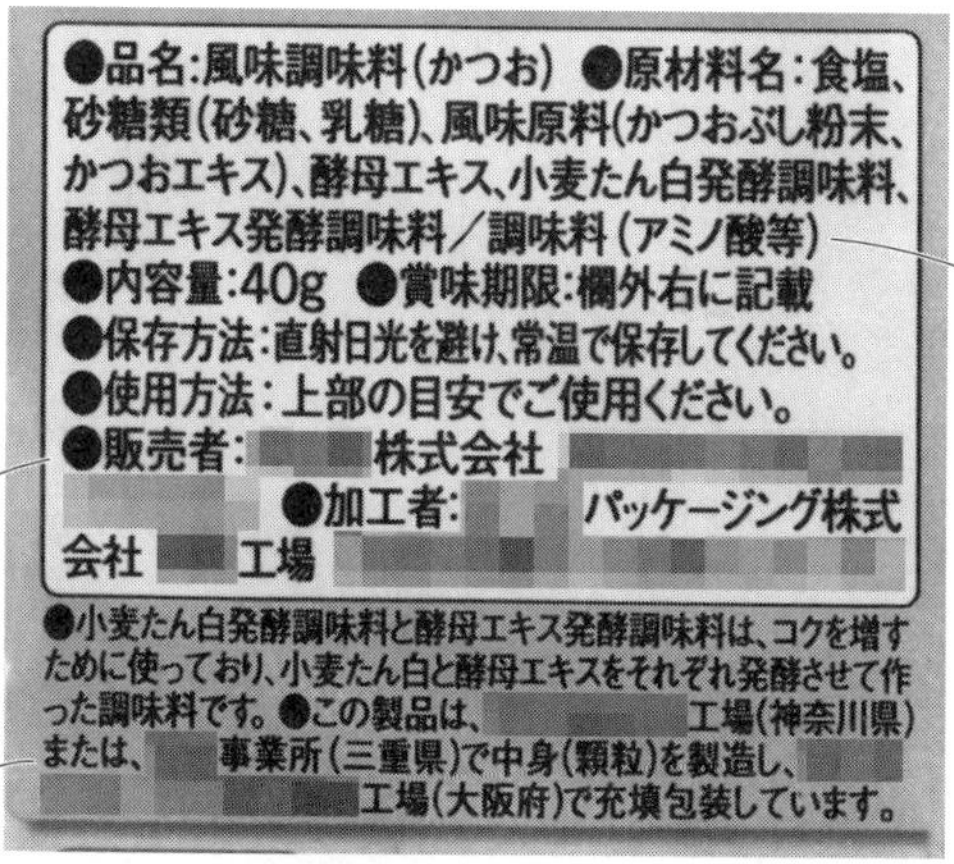
●品名：風味調味料（かつお）　●原材料名：食塩、砂糖類（砂糖、乳糖）、風味原料（かつおぶし粉末、かつおエキス）、酵母エキス、小麦たん白発酵調味料、酵母エキス発酵調味料／調味料（アミノ酸等）
●内容量：40g　●賞味期限：欄外右に記載
●保存方法：直射日光を避け、常温で保存してください。
●使用方法：上部の目安でご使用ください。
●販売者：[redacted]株式会社[redacted]
●加工者：[redacted]パッケージング株式会社[redacted]工場[redacted]
●小麦たん白発酵調味料と酵母エキス発酵調味料は、コクを増すために使っており、小麦たん白と酵母エキスをそれぞれ発酵させて作った調味料です。●この製品は、[redacted]工場（神奈川県）または、[redacted]事業所（三重県）で中身（顆粒）を製造し、[redacted]工場（大阪府）で充填包装しています。

new
この商品は、旧表示では販売者＋製造所固有記号だけだったが、新表示で販売者と加工者の表示に加えて、製造所の都道府県（任意表示）も表示している。旧表示と比較して、情報量が多くなった。

new
風味調味料はこれまで添加物と添加物以外の原材料を区分せず、重量順に表示されていた。このため、「調味料（アミノ酸等）」は旧表示では最初に表示されていたが、添加物が区分して表示される新表示では順番が最後になった。

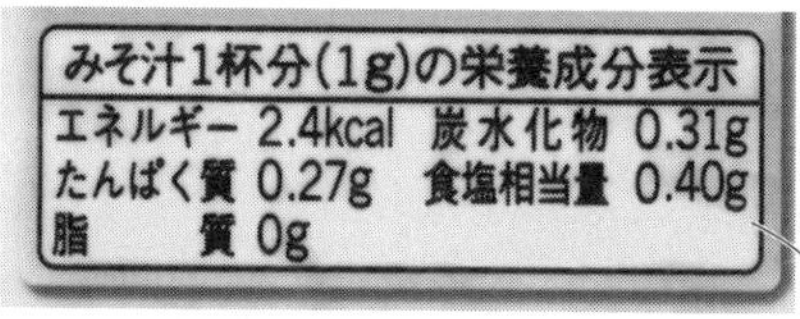
みそ汁1杯分（1g）の栄養成分表示
エネルギー 2.4kcal　炭水化物 0.31g
たんぱく質 0.27g　食塩相当量 0.40g
脂質 0g

new
風味調味料からとる塩分は意外と多く、新表示では、ひと目でわかるようになった。減塩志向を受けて、減塩タイプの商品も販売されている。

調味料と減塩

日本人の食塩摂取に占める食品の構成を見ると、しょうゆ、みそ、塩、その他調味料で過半数を占め、調味料からとる割合が大きい（２０１３年国民健康・栄養調査より）。標準品よりナトリウムを減らし、カリウムやうま味成分を増やしたさまざまな製品が開発されている。

㉘ ベビーフード

ベビーフードは、安全性のための規格や基準が定められており、そのことがわかるようにその旨の表示が義務づけられている。

○○ベビーフード

5か月頃から

野菜ペースト
（裏ごしタイプ）

乳児用規格適用食品

乳児用食品は1歳未満を対象として販売されるもので、乳児用調整粉乳やベビーフードなどがある。これらは「乳児用規格適用食品」の表示が義務づけられる。

日本ベビーフード協議会では、表示の自主規格を策定。「○○ベビーフード」（○○は社名など）といった乳幼児用食品を意味する文字や、製品の特徴を、一括表示とは別にわかりやすく表示するよう定めている。

new 添加物はここから。

名称	野菜ペースト
原材料名	にんじん、かぼちゃ、麦芽糖、小麦でん粉／酸化防止剤（V.C）
内容量	50g
賞味期限	○○.○○.○○
保存方法	直射日光を避け常温保存
製造者	○○株式会社 ○○県○○市○○

栄養成分表示
（1食（70g）当たり）

エネルギー	21kcal
たんぱく質	0.3g
脂質	0.1g
炭水化物	4.8g
食塩相当量	0g

new 赤ちゃんにはうす味が基本。自主規格で塩分濃度は0.5%以下と定められている。

放射性物質の基準値

2011年3月の福島第一原発の事故を受けて、放射性物資の新基準値が2012年4月に施行された。乳児用食品は通常の食品（100ベクレル／kg）よりも低い基準（50ベクレル／kg）が定められた。これを受けて、消費者が基準値以下のベビーフードかどうか判別できるよう、商品には「乳児用規格適用食品」の表示が義務づけられた。

加工食品 ㉙ミネラルウォーター

ミネラルウォーターは、農林水産省が定めたガイドラインに基づき表示方法が定められ、食品表示基準と併せて区分に沿って表示される。

ミネラルウォーターは4種類（下表）あり、品名に表示される。

品　　名　ナチュラルミネラルウォーター
原材料名　水（鉱泉水）
内 容 量　500ml
賞味期限　○○.○○.○○
保存方法　直射日光を避け常温保存
販 売 者　○○株式会社　＋ABC
　　　　　○○県○○市○○

採水地　○○県○○市

原水の種類は、「浅井戸水」「深井戸水」「湧水」「鉱泉水」「温泉水」「伏流水」「鉱水」などに分類される。原材料名欄に表示する。

採水地の表示が必要。

栄養成分表示
（100ml当たり）

エネルギー・たんぱく質、脂質、炭水化物	0
食塩相当量	0g
カルシウム	1.0mg
マグネシウム	2.6mg
カリウム	0.28mg

硬度　約30mg/ℓ　軟水
pH8.3

new
ナトリウム表示が食塩相当量になり、他のミネラルがその下に表示される。

カルシウム、マグネシウムを多く含む水を「硬水」、少ない水を「軟水」といい、硬度で分ける。

ミネラルの少ない軟水のほうが、香りや味を引き出す力がある。コーヒー、紅茶、ウイスキーなどには軟水を。

【ミネラルウォーターの種類】

ナチュラルウォーター	特定の水源から採水された地下水を原水として、沈殿、ろ過、加熱処理以外の物理的・化学的処理を行なわないもの
ナチュラルミネラルウォーター	ナチュラルウォーターのうち、鉱化された地下水を原水とするもの
ミネラルウォーター	ナチュラルミネラルウォーターを原水とし、品質を安定させるためにミネラルの調整、複数の水源からの混合等が行なわれているもの
飲用水またはボトルドウォーター	上記以外の容器入り飲用水

加工食品 ㉚清涼飲料水

清涼飲料水とは、「乳酸菌飲料、乳及び乳製品、アルコール飲料、粉末飲料を除くすべての飲料」のこと。炭酸飲料と非炭酸飲料に大別され、非炭酸飲料はさらに果実飲料、コーヒー飲料、緑茶飲料、スポーツドリンクなどに分類される。このうち果実飲料には果実ジュース、果実ミックスジュース、果実・野菜ミックスジュースなどがある。

●果実・野菜飲料

果汁・野菜汁100%
（果汁分51%）

果実・野菜ミックスジュースとして表示するためには、果汁と野菜汁の混合100%のもので、果汁の割合は50%を上まわらなければならない。

濃縮還元とは、絞った果汁・野菜汁から水分を飛ばして濃縮、冷凍保存したもの。製品化するさいに水が加えられる。

名　　称	にんじんミックスジュース
原材料名	濃縮にんじん、果実（りんご（濃縮還元））、たまねぎ（濃縮還元）／香料
内 容 量	500ml
賞味期限	○○.○○.○○
保存方法	冷蔵庫（10℃以下）で保存
製 造 者	○○株式会社 ○○県○○市○○

栄養成分表示
（コップ1杯（200ml）当たり）

エネルギー	88kcal
たんぱく質	0〜2g
脂質	0g
炭水化物	21g
食塩相当量	0〜0.32g
カリウム	160〜600mg

ショ糖　2.0〜6.2g

new
食塩は添加していないが、野菜由来のナトリウムからの食塩相当量が表示される。栄養成分にバラつきがある場合は、幅表示も認められる。

1日分の野菜がとれる?

野菜ジュースや野菜・果物ミックスジュースの商品名やキャッチコピーで、「1日分の緑黄色野菜」などの言葉を見かけることがある。原材料に1日分の野菜が用いられていても、濃縮や加熱の工程でビタミンや食物繊維の一部は減るため、1日分の野菜からの栄養成分は期待できない。なお、商品によっては、ビタミン・ミネラルが添加されているものもあり、原材料名に表示される添加物や栄養成分表示で確認できる。

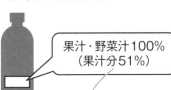

●清涼飲料水（無果汁）

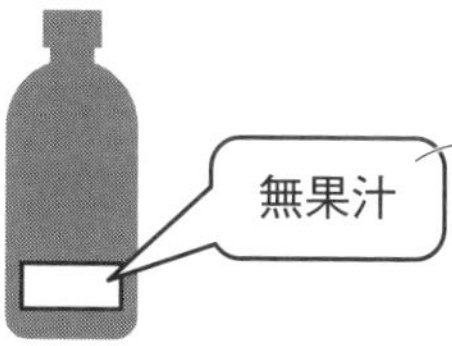

清涼飲料水の中には、原材料に果汁や果肉がまったく使われていないのに、果実の名前や写真がついた商品がある。これらは消費者を誤認させないよう「無果汁」という表示が必要と景品表示法で定められている。また、5%未満の果汁等が入っている場合でも「無果汁」か「果汁0%」の表示が必要。「無果汁」と書いてあるのに果物エキス入りと書いてある商品があるのは、このため。

名　　称	清涼飲料水
原材料名	ナチュラルミネラルウォーター、糖類（果糖、砂糖）／酸味料、香料、酸化防止剤（V.C）
内 容 量	500ml
賞味期限	○○.○○.○○
保存方法	直射日光を避け常温保存
製 造 者	○○株式会社 ○○県○○市○○

原材料に水の表示は不要だが、特徴のある水は表示できる。

●清涼飲料水（緑茶）

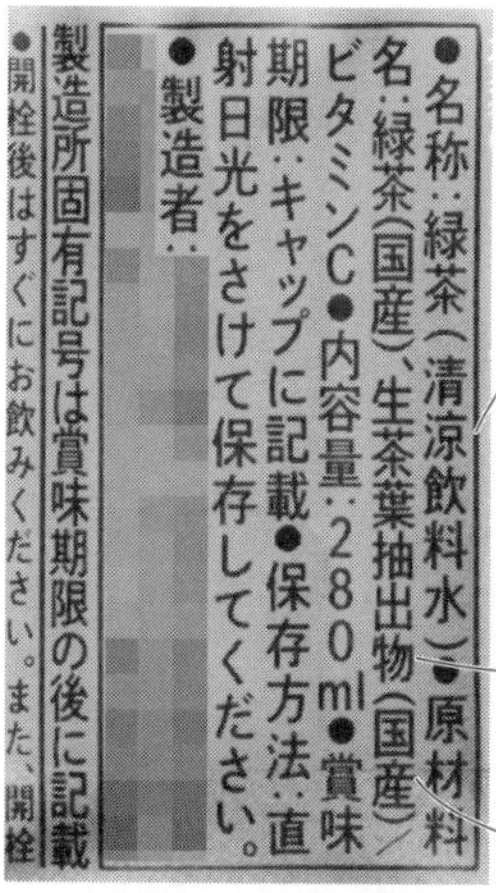
●名称：緑茶（清涼飲料水）●原材料名：緑茶（国産）、生茶葉抽出物（国産）／ビタミンC●内容量：280ml●賞味期限：キャップに記載●保存方法：直射日光をさけて保存してください。
●製造者：
製造所固有記号は賞味期限の後に記載
●開栓後はすぐにお飲みください。また、開栓

緑茶は、名称に清涼飲料水と明記される。

new
この商品は、茶葉だけでなく茶葉抽出物が用いられているが、ここまでが原材料に区分される。

緑茶は原料原産地表示が義務づけられている。

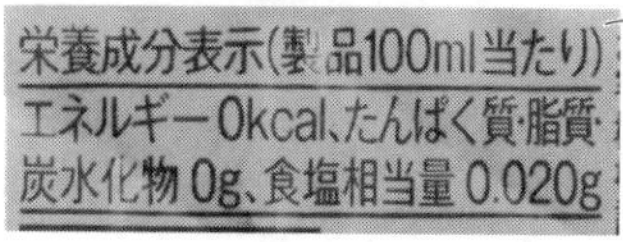
栄養成分表示（製品100ml当たり）
エネルギー0kcal、たんぱく質・脂質・
炭水化物0g、食塩相当量0.020g

new
緑茶や緑茶飲料は、栄養成分表示は省略できるが（第2章133ページ）、実際には表示されている事例が多い。

巻末資料集

第1章　食品表示法の関連資料

消費者向け

食品表示法全般について、国や都道府県が消費者向け啓発パンフレット等を作成している。

●知っておきたい食品表示（消費者庁）…生鮮・加工・遺伝子組換え食品の3章に分けて、旧法も含めた食品表示のルールを解説したパンフレット（14ページ）
http://www.caa.go.jp/foods/pdf/syoku_hyou_all.pdf

●大切な情報を消費者に伝える食品表示が変わります（政府インターネットテレビ）…食品表示法の目的と変更点をわかりやすくまとめた動画（約10分間）
http://nettv.gov-online.go.jp/prg/prg11553.html

●食品表示を見てみよう（東京都作成）…食品表示法の栄養表示、アレルギー表示の変更点とともに、原産地の考え方も解説した啓発パンフレット（6ページ）
http://www.fukushihoken.metro.tokyo.jp/shokuhin/hyouji/files/2015_shouhisha_leaflet.pdf

●ググッと役立つ食品表示ガイドWEB版（群馬県）…新しい食品表示の仕組みのほか、さまざまな食品（群馬県名産品など）について表示例を紹介している（43ページ）
http://www.pref.gunma.jp/contents/000342467.pdf

●加工食品のアレルギー表示　食物アレルギーでお悩みの皆さまへ!（消費者庁）…食物アレルギーを持つかたに表示を読み解くためのパンフレット（8ページ）
http://www.caa.go.jp/foods/pdf/syokuhin18_1.pdf

●製造所固有記号を検索したいかたは消費者庁データベースへ…製造所固有記号を入力すると、製造者の名称と所在地がわかる
https://www.fld.caa.go.jp/caaks/cksc01/

事業者向け

国や都道府県が、事業者向けに食品表示基準を解説した啓発を行っている。

●早わかり食品表示ガイド（消費者庁）…食品表示基準を生鮮食品、加工食品、業務用の3章に分けて解説している。内容が改訂されるので最新版を確認されたい（60ページ）
http://www.caa.go.jp/foods/pdf/jas_1606_all.pdf

●大切です! 食品表示　食品表示法食品表示基準手引き編（東京都）…食品表示基準を読み解くための解説書で、事業者向け研修テキストとして用いられている（66ページ）
http://www.fukushihoken.metro.tokyo.jp/shokuhin/hyouji/kyouzai/files/tebiki_tougouban.pdf

法律、基準、施行通知など

食品表示法や食品表示基準等の全文は、消費者庁のウェブサイトに、酒類の表示基準は国税庁のウェブサイトに掲載されている。

●食品表示法
http://www.caa.go.jp/foods/pdf/130628_houritsu.pdf

●食品表示基準（内閣府令十号）
http://www.caa.go.jp/foods/pdf/150320_kijyun.pdf

●食品表示基準について（2015年3月30日消食第139号）…基準の解説書

●食品表示基準Q&A（2015年3月30日消食第140号）…基準に沿ったQ&A
以上は都度改訂されるので、http://www.caa.go.jp/foods/index18.html を確認すること

●食品期限表示の設定のためのガイドライン…賞味期限、消費期限の設定を科学的根拠に基づいて定める考え方を示したもの
http://www.caa.go.jp/foods/pdf/guideline_a.pdf

●製造者固有記号を届出する事業者へ…届出マニュアルとデータベース
http://www.caa.go.jp/policies/policy/food_labeling/unique_code/

●酒類の表示（国税庁）…酒類は国税庁が表示基準を定めている
https://www.nta.go.jp/shiraberu/senmonjoho/sake/hyoji/mokuji.htm

●食品表示法における酒類の表示のQ&A（国税庁）…食品表示法との整合性をまとめている
https://www.nta.go.jp/shiraberu/senmonjoho/sake/hyoji/shokuhin/sakeqa/2804.pdf

第2章　栄養成分表示の関連資料

事業者向け

●栄養成分表示ハンドブック　食品表示基準に基づく栄養成分表示の方法等（東京都）…栄養成分表示のほか、誇大表示の禁止等も解説している（46ページ）
http://www.fukushihoken.metro.tokyo.jp/shokuhin/hyouji/kyouzai/files/eiyouseibun_handbook.pdf

●日本食品標準成分表2015年版（七訂）（文部科学省）…栄養成分表示の計算値を求めるさいに数値の根拠となる成分表（WEB上のデータベース）
http://fooddb.mext.go.jp/whats.html

●栄養計算ソフト『栄養PRO』（七訂）女子栄養大学出版部…栄養成分表示を計算で求めるさいの計算ソフト
http://www.eiyopro.jp/

通知・ガイドラインなど

●食品表示基準…栄養成分表示に関する基準は別表9～13に記載されている

●食品表示法に基づく栄養成分表示のためのガイドライン…栄養成分表示値の求め方の基本的な考え方が示されている
http://www.caa.go.jp/foods/pdf/150331_GL-nutrition.pdf

●食品表示基準について　別添栄養表示関連（2015年3月30日消食第139号）…栄養成分表示の成分ごとに国が定めた公定法（正式な分析法）
http://www.caa.go.jp/foods/pdf/160809_tuchi4-betu2.pdf

●食品表示基準Q&A　別添　食品の栄養成分データベースの構築ガイドライン（2015年3月30日消食第140号）…業界団体等が参照値を作成するさいの考え方をまとめたもの
http://www.caa.go.jp/foods/pdf/151224_qa10-betu2.pdf

●日本人の食事摂取基準（2015年版）（厚生労働省）…国民の健康の保持・増進を図るうえで摂取することが望ましいエネルギーおよび栄養素の量の基準
http://www.mhlw.go.jp/stf/seisakunitsuite/bunya/kenkou_iryou/kenkou/eiyou/syokuji_kijyun.html

●栄養表示に関する消費者読み取り調査事業（消費者庁）…消費者が栄養成分表示をどのように認知しているか、ナトリウムなどの成分ごとに詳細に調査している
http://www.caa.go.jp/foods/pdf/syokuhin1282.pdf

第3章　健康食品の関連資料

消費者向け

健康食品を利用するさいの注意点などについて、国、都道府県が啓発資料を作成している。

- 「健康食品」の安全性・有効性情報（国立健康・栄養研究所）…健康食品の科学的根拠を網羅する専用ウェブサイトで、素材情報データベースで成分ごとに検索できる
  https://hfnet.nih.go.jp/contents/index31.html
- 健康食品の正しい利用法（厚生労働省）…健康食品を使う前の注意点と、健康食品情報の冷静な受け止め方がまとめられている（24ページ）
  http://www.mhlw.go.jp/topics/bukyoku/iyaku/syoku-anzen/dl/kenkou_shokuhin00.pdf
- いわゆる「健康食品」に関するメッセージ（食品安全委員会）…食品安全委員会がまとめた19のメッセージ（14ページ）
  https://www.fsc.go.jp/osirase/kenkosyokuhin.data/kenkosyokuhin_message.pdf
- あなたは大丈夫？ 健康食品利用中の体の不調（東京都）…安全に利用するためのポイントをまとめたポスター（2ページ）
  http://www.fukushihoken.metro.tokyo.jp/anzen/supply/leaflet_supply.pdf
- 健康食品の正しい利用法（厚生労働省）…安全に活用するためのガイド（24ページ）
  http://www.mhlw.go.jp/file/06-Seisakujouhou-11130500-Shokuhinanzenbu/0000113706.pdf
- 消費者の皆様へ　「機能性表示食品」って何?（消費者庁）…機能性表示食品の位置づけ、利用のポイントについてまとめたパンフレット（5ページ）
  http://www.caa.go.jp/foods/pdf/150810_1.pdf
- 徳光・木佐の知りたいニッポン!～選べる広がる新制度　機能性表示食品を知ろう!（政府インターネットテレビ）…機能性表示食品の特徴をまとめた動画（20分）
  http://nettv.gov-online.go.jp/prg/prg11999.html
- 機能性表示食品の届出情報を知りたいかたは消費者庁データベースへ…機能性表示食品の届出番号を入力すると、詳細情報がわかる
  https://www.fld.caa.go.jp/caaks/cssc01/

事業者向け

- 食品関連事業者の方へ　「機能性表示食品が始まります!」（消費者庁）…制度の概要を簡単にまとめたパンフレット（5ページ）
  http://www.caa.go.jp/foods/pdf/150810_2.pdf
- 健康食品に関する景品表示法及び健康増進法等の留意事項について（消費者庁）…健康食品の誇大広告を禁止するために具体的な内容をまとめたもの（35ページ）
  http://www.caa.go.jp/policies/policy/representation/fair_labeling/pdf/160630premiums_8.pdf

通知・ガイドラインなど

- 機能性表示食品の届出等に関するガイドライン（消費者庁）…安全性、機能性、品質、表示など、事業者が国に届出する内容をまとめたもの
  http://www.caa.go.jp/foods/pdf/food_with_function_clains_guideline.pdf
- 機能性表示食品の届出作成に当たっての留意事項（消費者庁）
  http://www.caa.go.jp/foods/pdf/150511_haihu.pdf

●機能性表示食品制度における検証事業（消費者庁）…これまで届け出された事業者の届出情報が適正か消費者庁は事後検証を行っている
http://www.caa.go.jp/foods/pdf/food_with_function_report_0001.pdf

その他・食品表示の関連法令

●景品表示法（不当景品類及び不当表示防止法）…一般消費者に優良誤認、有利誤認を招く不当表示（広告・宣伝等を含む）を禁止する法律
http://www.caa.go.jp/policies/policy/representation/fair_labeling/

●公正競争規約…景品表示法のもとで事業者団体が表示ルールを自主的に設定する規約で、酒類を含めて44業種で認定されている
http://www.caa.go.jp/representation/keihyo/kiyaku/kiyaku.html

●計量法…食品ごとに計量法や単位を定めている
http://www.meti.go.jp/policy/economy/hyojun/techno_infra/14_gaiyou_ryoumoku.html

●健康増進法…健康食品の広告・表示について誇大表示を禁止している
http://law.e-gov.go.jp/htmldata/H14/H14HO103.html

●薬機法（医薬品、医療機器等の品質、有効性及び安全性の確保等に関する法律：旧薬事法）…健康食品に医薬品と誤認されるような効能効果を表示・広告することを禁止している。東京都のウェブサイトで表示禁止事例をわかりやすくまとめている
http://www.fukushihoken.metro.tokyo.jp/kenkou/kenko_shokuhin/ken_syoku/kanshi/kounou.html

●米トレーサビリティ法（農林水産省）…米・米加工品の産地情報の伝達を定めている
http://www.maff.go.jp/j/syouan/keikaku/kome_toresa/

●JAS規格制度（農林水産省）…食品ごとに一定の品質や特色を持ったJAS規格がある
http://www.maff.go.jp/j/jas/jas_kikaku/

●日本語版コーデックス規格（農林水産省）…コーデックス委員会が国際規格としてまとめた食品表示の一般規格、強調表示の一般規格の日本語版
http://www.maff.go.jp/j/syouan/kijun/codex/standard_list/

食品表示の相談窓口

●消費者庁　03-3507-8800（代表）
表示に関する相談は食品表示企画課、表示違反や不当表示の広告の申出は表示対策課食品表示対策室へ

●農林水産省食品表示110番　03-3502-7804（その他全国の地方農政局等）
原産地の偽装表示や不審な食品表示に関する情報を受け付けている

●各都道府県（保健所を含む）の問い合わせ先
http://www.caa.go.jp/foods/toiawase2.html（各都道府県の連絡先一覧）

●消費者ホットライン　188（いやや）全国共通の電話番号
健康危害などあらゆる消費者問題はこちら。最寄りの消費生活センター等につながる

ウェブサイト FOOCOM.NET

筆者が所属する消費者団体「一般社団法人 FOOD COMMUNICATION COMPASS」では食品安全、食品表示などの最新情報を発信しています。
http://www.foocom.net/

おわりに

食品表示のルールはとても複雑です。その背景には、食品の中身の情報ができるだけ多く正確に伝わるようにと、時代に応じて制度がつくられてきたいきさつがあります。本書では、その経緯とともに、一つ一つの表示項目の基本的な考え方を解説しました。こんな意味があったのかと、関心を持っていただけたでしょうか。食品表示をくわしく見ることで、食べることのたいせつさに気づくきっかけになれば、なによりうれしく思います。

ところで、食品表示法の第3条「基本理念」には、「消費者の権利を尊重」「消費者の自立の支援」の2つが書かれています。これまでは「消費者の知る権利」に重きがおかれ、表示項目が増えてきました。しかし、情報が増えるにつれて「わかりにくい」「見るのがめんどうになってしまう」という声も大きくなっています。あまりに情報が多いと活用されず、コストアップにもつながり「消費者の自立の支援」を妨げることになりかねません。これからは表示に優先順位をつけて、時代に合ったよりわかりやすい表示を目指してほしいと願っています。

この先10年後、30年後に食品表示はどうなっているだろうと、よく想像します。項目によってはQRコードなどで情報を伝えるなど伝達手段も変わっていくのかもしれません。子どものころ、容器包装に書かれている情報は少ないものでしたが、近い将来、大事な情報だけが表示されるようなシンプルな表示に戻っていくのではと、あれこれ考えたりしています。その行方を見守りつつ、これからも食品表示の情報提供をウェブサイト「ＦＯＯＣＯＭ（フーコム：適切な食情報を発信するため、筆者が２０１１年に仲間とともに立ち上げた消費者団体）」で続けたいと思います。こちらもどうぞご覧ください（※）。

本書は、２０１３年から女子栄養大学出版部の月刊誌『栄養と料理』で連載した内容をまとめたものです。このときの編集長・監物南美さんと担当の小林美佐子さん、スタッフの皆さんには、たくさんのアドバイスをいただきました。毎回、内容にあわせて山崎のぶこさんには素敵なイラストを描いていただきました。書籍化にあたってはパルテノス・クリエイティブセンターの野上幸徳さん、稲田志保さんはじめ、スタッフの皆さんにご協力をいただき、励ましていただきました。心よりお礼申し上げます。

２０１６年９月

森田満樹

※ウェブサイトＦＯＯＣＯＭ．ＮＥＴ（http://www.foocom.net）を無料で公開しています。
有料会員として応援してくださっている個人・法人の皆様には、原則として週１回、独自の情報・分析を盛り込んだメールマガジンをお届けしています。
年会費：個人１口１万円。法人１口10万円。

著者略歴
森田満樹　もりた・まき
消費生活コンサルタント、東京海洋大学非常勤講師。
九州大学農学部食糧化学工学科卒業。食品会社研究所、民間研究機構勤務等を経て、現在は科学的根拠に基づく情報を発信する消費者団体である一般社団法人FOOD COMMUNICATION COMPASS（フーコム）を運営し、食品安全、食品表示、消費者関連について講演・執筆活動を行なっている。農林水産省JAS調査会（農林物資規格調査会）部会委員、「外食における原産地等の表示に関する検討会」委員、消費者庁「食品表示一元化検討会」委員、「食品の新たな機能性表示制度に関する検討会」委員などを歴任。著書に『食品表示法ガイドブック』（ぎょうせい）など。

カバー・本文デザイン●野上幸徳（株式会社パルテノス・クリエイティブセンター）
編集・DTP●稲田志保（株式会社パルテノス・クリエイティブセンター）
イラスト●山崎のぶこ、有限会社 熊アート（p228、230）
校正●編集工房DAL

消費者と「食」にかかわる人のための
新しい食品表示がわかる本

2016年11月10日　初版第1刷発行

著　　者　森田満樹
発 行 者　香川明夫
発 行 所　女子栄養大学出版部
〒170-8481　東京都豊島区駒込3-24-3
電話　03-3918-5411（営業）
03-3918-5301（編集）
振　　替　00160-3-84647
印刷・製本　凸版印刷株式会社

ISBN978-4-7895-5448-0